医療通訳と保健医療福祉
―すべての人への安全と安心のために―

◆編著◆ 李　節子

（株）杏林書院

◆ 編著 ◆
　　李　　節子（長崎県立大学大学院人間健康科学研究科教授）

◆ 著（執筆順）◆
　　中村　安秀（大阪大学大学院人間科学研究科国際協力学教授）
　　丹羽　雅雄（たんぽぽ総合法律事務所弁護士）
　　濱田　篤郎（東京医科大学教授，東京医科大学病院渡航者医療センター部長）
　　遠藤　弘良（東京女子医科大学国際環境・熱帯医学講座教授・講座主任）
　　李　　節子（長崎県立大学大学院人間健康科学研究科教授）
　　沢田　貴志（神奈川県勤労者医療生活協同組合港町診療所所長）
　　李　　錦純（兵庫県立大学看護学部看護学科准教授）
　　山本　裕子（特定非営利活動法人シェア＝国際保健協力市民の会在日外国人支援事業担当）
　　大川　昭博（移住労働者と連帯する全国ネットワーク）
　　寺嶋　幸司（社会福祉法人交野市社会福祉協議会）
　　南谷かおり（地方独立行政法人りんくう総合医療センター国際診療科部長）
　　井田　　健（公立甲賀病院顧問）
　　戸上真由子（公益財団法人佐賀県国際交流協会主事）
　　峰　　修子（長与町国際交流協会事務局）
　　脇　　雅昭（神奈川県産業労働局観光部国際観光課長）
　　益田　　充（日本赤十字社和歌山医療センター外科医／国際医療救援登録要員）
　　新垣　　智（地方独立行政法人りんくう総合医療センター外来副看護師長兼国際診療科）
　　村松　紀子（医療通訳研究会（MEDINT）代表）
　　小笠原理恵（大阪大学大学院人間科学研究科博士後期課程）
　　伊藤　美保（Medical Interpreter Network Tokai 事務局長）
　　西上紀江子（認定NPO法人IVY 理事）
　　竹迫　和美（IMIA：International Medical Interpreters Association 本部理事，IMIA 日本代表）
　　李　　祥任（独立行政法人国際協力機構（JICA）人間開発部保健第二グループ特別嘱託，
　　　　　　　　日本グローバルヘルス研究センター）
　　新田　祥子（長崎県立大学看護栄養学部看護学科助教）

◆ Column（執筆順）◆
　　ワキモト隆子（三重大学病院医療福祉支援センター）
　　藤中　節子（ながさき医療通訳士研究会代表）
　　エレーラ・ルルデス（日本赤十字九州国際看護大学准教授）
　　蘇　　栄恵（長崎みなとメディカルセンター市民病院国際外来）
　　八木　浩光（熊本市国際交流振興事業団事務局長）
　　岡部　幸子（山形県国際交流センター外国人相談窓口統括相談員）

はしがき
二千年前の「訳の家」に想いを馳せながら

　この度，本書，「医療通訳と保健医療福祉－すべての人への安全と安心のために－」を，編集させていただきました．現在，私は，長崎の大学に務めておりますが，歴史的に長崎と「医療通訳」には，とても深い「縁」があるように思えます．

　長崎県壱岐市にある「原の辻遺跡（はるのつじいせき）」は紀元前3～4世紀初頭に栄えた弥生時代の環濠集落で，『魏志』倭人伝に記された「一支国（いきこく）」の王都に特定された遺跡です．日本最古の船着き場の跡や，交易によってもたらされたさまざまな国や地域の土器や貨幣などが発見されています．この遺跡には，「訳の家」という，今でいう「通訳」が滞在した家があり，「訳」の方々をお世話する人の家もあります．いかに，当時の「訳」が，社会の発展，世界の人々との交流に欠かせない，重要な存在であったか，偲ばれます．遠方から，はるばる船で「一支国」に辿り着いた人々の中には，病気にかかった方もいたはずです，きっと，「訳」が「医療通訳」もしていたことでしょう．

　日本に西洋医学を広めた，フィリップ・フランツ・バルタザール・フォン・シーボルト（Philipp Franz Balthasar von Siebold）は，1823年，長崎の出島にオランダ商館医として派遣され，「鳴滝塾」という医学教育のための学校を開いています．そこには，シーボルトさんと，患者，医学生，医師との間の，医療通訳を行った人が，必ず存在していたはずです．当時，長崎には，「通詞」といわれる通訳者が，専門職として働いていました．シーボルトさんが，西洋医学を伝授する際に，一緒に側で働いた「オランダ通詞」が，日本ではじめての「医療通訳士」ではないかと思っています．

　さて，それから2000年後，200年後のいま，日本では「医療通訳」に関心が，これまでになく高まってきています．しかし，残念ながら，保健医療福祉の専門家である，医師，看護師，薬剤師らであっても，「医療通訳」に関する専門的知識や経験がほとんどありません．

　そこで，本書では，まず，保健医療福祉の専門職者らが，「医療通訳の基本となるものを知ることができる」ことを本書のねらいとしました．また同時に，実際に医療通訳を実践している方，関連各部署で働く方には，医療通訳の役割とその重要性を再認識していただければと思っております．よって，本書は，「医療通訳実践技術テキスト」ではありません．医療通訳の理念，必要性，取り組みに重点を置きました．「医療通訳は，なぜ，必要なのか？」，「医療通訳は，どんなことをするのか？」，「いま，日本での医療通訳の取り組みはどうなっているか？」などの疑問に答えることができる内容となっています．

いま，この地球上にはグローバル化が著しく進んでいます．2014年，世界人口は72億人を超えました．1950年の世界人口は約25億人でした．この60年間で，約50億人増えました．また，世界の移住者人口は2億3,200万人，人口の約3％，30人に1人が国際移住者です．さらに，世界の観光客数（国際観光客到着数）は，11億人を超えました．このような，国際人流時代では，国境を超える人々の健康をどのように守るのかが，問われます．今後，ますます世界はグローバル化し，国際人流が活発化するでしょう．それは同時に，ますます国境を超える人々のための，保健医療福祉と，それを実現するための医療通訳が必要になってくるということです．

　最後に，本書が，日本の豊かな多文化共生社会の実現と，すべての人々への健康権を保障するための保健医療福祉の一助になることができれば，編者として最高に幸せです．

2015年7月7日
長崎県立大学シーボルト校教授　李　節子

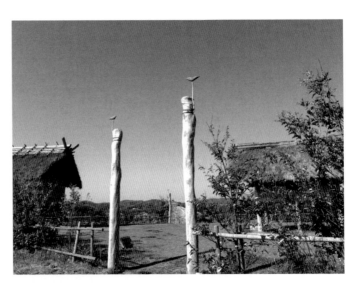

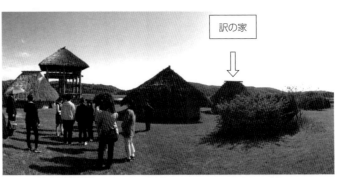

長崎県壱岐市「原の辻遺跡」（2015年4月　現地にて撮影）

Contents

Part 1　医療通訳概論 ... 1

1．医療通訳とは ... 中村　安秀 ... 1
　1）医療は文化である ... 1
　2）日本の外国人保健医療福祉に関する課題は多い ... 2
　3）欧米諸国の経験から学ぶことは多い ... 7
　4）医療通訳士という新しい職種がなぜ必要なのか ... 8
　5）医療通訳士協議会により倫理規程が策定された ... 11
　6）医療通訳士の未来像 ... 15
　Column　医療通訳士として ... ワキモト隆子 ... 18
2．外国人・民族的少数者の人権法と医療通訳 ... 丹羽　雅雄 ... 19
　1）外国人・民族的少数者の権利と国際人権基準 ... 19
　2）外国人・民族的少数者の社会保障と健康を享受する権利 ... 20
　3）提言とまとめ ... 22

Part 2　国際人流時代における健康と医療 ... 23

1．トラベルメディスン
　　　－国際間の移動による健康問題と医療対応－ ... 濱田　篤郎 ... 23
　1）渡航医学の歴史 ... 23
　2）日本における渡航医学 ... 24
　3）海外渡航者の健康問題の頻度 ... 26
　4）海外渡航者の健康問題の種類 ... 27
　5）日本における渡航医学の課題 ... 31
2．国際医療交流に対応する医療通訳 ... 遠藤　弘良 ... 32
　1）日本における国際医療交流発展の経緯 ... 32
　2）現　状 ... 33
　3）課　題 ... 35
　4）政府による取り組み ... 36
　5）医療機関による医療通訳の取り組みの実態と課題 ... 37

Part 3　在日外国人の保健医療福祉と医療通訳 ... 39

1．在日外国人の保健医療福祉と医療通訳 ... 李　　節子 ... 39
　1）グローバル化と国際移住が進む世界－医療通訳はすべての人々へ－ ... 39
　2）在日外国人の保健医療福祉と医療通訳 ... 40
　3）自治体における多文化共生と医療通訳 ... 45
　Column　ながさき医療通訳士研究会に携わって ... 藤中　節子 ... 52
2．母子保健と医療通訳 ... 李　　節子 ... 53
　1）世界の母子保健の理念 ... 53
　2）母子保健にかかわる外国人人口 ... 55
　3）母子保健分野と医療通訳 ... 56

4）外国人女性（移住者）への暴力被害者支援と医療通訳 …………………… 60
　　Column　なぜ医療通訳士になったのか ………… エレーラ・ルルデス … 63
　3．地域医療と医療通訳 …………………………………………… 沢田　貴志 … 64
　　1）「お父さんは死んじゃうのですか？」……………………………………… 64
　　2）差別されて悔しいと訴えてきた患者 ……………………………………… 64
　　3）医療通訳がいないことは社会全体の不利益 ……………………………… 65
　　4）地域医療のための医療通訳制度を育てよう ……………………………… 66
　　5）効果的治療に不可欠になってきた医療通訳 ……………………………… 67
　　6）世界で医療通訳の普及が進んだ理由 ……………………………………… 68
　　7）医療通訳の利用が税金の節約になるか？ ………………………………… 68
　4．高齢者と医療通訳 ……………………………………………… 李　　錦純 … 70
　　1）在日外国人の高齢者の現状 ………………………………………………… 70
　　2）高齢者に必要な医療・介護通訳 …………………………………………… 73
　5．保健師活動と医療通訳 ………………………………………… 山本　裕子 … 78
　　1）地域における保健師活動の概要と保健師の役割 ………………………… 78
　　2）外国籍住民にとっての保健師，保健所とは ……………………………… 79
　　3）保健師活動と行政，外国人支援 NPO との連携 ………………………… 79
　　4）保健師活動における医療通訳の果たす役割 ……………………………… 81
　6．福祉行政と通訳制度 …………………………………………… 大川　昭博 … 82
　　1）制度利用の現状 ……………………………………………………………… 82
　　2）外国籍住民の相談支援にあたり …………………………………………… 83
　　3）ソーシャルワークを実践するために ……………………………………… 84

Part 4　医療通訳の実際 …………………………………………… 86

　1．聴覚障害者と医療通訳 ………………………………………… 寺嶋　幸司 … 86
　　1）聴覚障害者と保健医療福祉 ………………………………………………… 86
　　2）聴覚障害者と医療通訳 ……………………………………………………… 87
　2．医療通訳の医療機関での役割 ………………………………… 南谷かおり … 91
　　1）りんくう総合医療センターの外国人診療 ………………………………… 91
　　2）当院の医療通訳システム …………………………………………………… 93
　　3）医療通訳者の教育 …………………………………………………………… 95
　　4）医療通訳者の役割 …………………………………………………………… 96
　3．多言語医療通訳ネットワークと医療通訳の活躍 …………… 井田　　健 … 97
　　1）多言語医療通訳ネットワークの構築過程 ………………………………… 98
　　2）医療通訳者介入の実績 ……………………………………………………… 98
　　3）医療関係者の課題 ………………………………………………………… 100
　4．医療通訳サポーターとコーディネーター役割
　　　－佐賀県における医療通訳サポーター養成の取り組み－戸上真由子　102
　　1）佐賀県の地域性の特徴 …………………………………………………… 102
　　2）協会での取り組みの経緯 ………………………………………………… 103
　　3）医療通訳サポーター養成講座 …………………………………………… 104
　　4）医療通訳サポーター派遣の仕組み ……………………………………… 105
　　5）依頼された際の派遣の手順 ……………………………………………… 105

6）佐賀県医療センター好生館との連携 ………………………………… 106
7）異文化理解の担い手として …………………………………………… 107
8）自主勉強会 ……………………………………………………………… 107
9）今後の課題－長期継続できるシステムづくりのために－ ………… 108

5．小さな町の大きな第一歩
　　－医療通訳サポーター養成講座開講－ ………………… 峰　　修子　110
1）長与町の地域性 ………………………………………………………… 110
2）医療通訳の現状 ………………………………………………………… 111
3）医療通訳サポーター養成講座 ………………………………………… 111
4）今後の取り組み ………………………………………………………… 114
Column　長崎みなとメディカルセンター市民病院通訳奮闘記 … 蘇　　栄恵　115

6．自治体の役割と取り組みの内容－かながわ医療通訳派遣システム事業
　　の概要と多文化共生施策における位置づけ－ ………… 脇　　雅昭　116
1）かながわ医療通訳派遣システムの事業概要 ………………………… 116
2）これまでの歩み ………………………………………………………… 116
3）実　績 …………………………………………………………………… 116
4）事業の流れ ……………………………………………………………… 117
5）事業の枠組み …………………………………………………………… 117
6）研修事業 ………………………………………………………………… 119
7）利用者の声 ……………………………………………………………… 119
8）事業の位置づけ ………………………………………………………… 120
9）事業の特長と意義 ……………………………………………………… 120
10）かながわ医療通訳派遣システム事業の課題と展望 ………………… 121

7．医師からみた医療通訳養成の必要性 …………………… 益田　　充　122
1）医療通訳養成に携わるようになった経緯 …………………………… 122
2）医療通訳養成を始めてから …………………………………………… 124
3）今後の医療通訳養成のあり方等について …………………………… 126
Column　赤ちゃん訪問事業と医療通訳 ……………………… 八木　浩光　130

8．看護専門職と医療通訳者との連携 ……………………… 新垣　智子　131
1）泉州広域母子医療センターの概要 …………………………………… 131
2）当センターでのケア実践 ……………………………………………… 131
3）退院時の他部門との連携 ……………………………………………… 136
4）医療通訳者とのコラボレーション事例から学んだこと …………… 136
5）「ことば」のツールの重要性 …………………………………………… 137

9．コミュニティ通訳としての医療通訳のあり方 ………… 村松　紀子　139
1）医療通訳における当事者は誰か ……………………………………… 139
2）コミュニティ通訳における医療通訳の守備範囲 …………………… 139
3）医療通訳の醍醐味 ……………………………………………………… 140
4）パターナリズムに気をつけて ………………………………………… 141
5）理解のための通訳作業 ………………………………………………… 142

10．中国帰国者の保健医療福祉と医療通訳 ………………… 小笠原理恵　143
1）中国帰国者とは ………………………………………………………… 143
2）帰国までの経緯 ………………………………………………………… 143
3）帰国後の生活と公的支援 ……………………………………………… 144

4）医療現場での問題 …………………………………………………… 144
　　5）事　例 ………………………………………………………………… 145
　　6）言語コミュニケーションを越える介入と医療通訳士倫理規程 ……… 146
　　7）歴史・社会的背景の理解 ……………………………………………… 146
　11．医療通訳とメンタルヘルス・セルフマネジメント ……… 伊藤　美保　147
　　1）医療通訳者養成 ……………………………………………………… 147
　　2）通訳管理者（通訳コーディネーター）……………………………… 148
　　3）自己認知 ……………………………………………………………… 149
　12．外国出身者の健康をサポートする医療通訳
　　　－ NPO と自治体の連携 － ……………………………… 西上紀江子　150
　　1）山形の医療通訳のはじまり ………………………………………… 152
　　2）患者の心理負担を軽くするための医療通訳 ……………………… 152
　　3）保健医療ネットワーク会議 －「国際結婚は予防が大事」－ …… 153
　　4）医療アンケートに寄せられた声 …………………………………… 153
　　5）20 年を経て ………………………………………………………… 154
　Column　山形での多文化共生社会をめざして
　　　　　　－心の健康と外国人相談員の役割－ …………… 岡部　幸子　156

Part 5　世界の医療訳 …………………………………………… 157

　1．米国における医療通訳と医療通訳者の職能団体 IMIA … 竹迫　和美　157
　　1）公民権運動と職能団体 ……………………………………………… 157
　　2）院内医療通訳サービスと職能団体 ………………………………… 158
　　3）職能団体の役割 ……………………………………………………… 159
　　4）認定試験制度と職能団体 …………………………………………… 160
　2．オーストラリアにおける医療通訳
　　　－多文化共生理念と医療通訳－ …………………………… 李　　祥任　164
　　1）オーストラリアの概況 ……………………………………………… 164
　　2）ニューサウスウェールズ州における医療通訳の取り組み ……… 164
　　3）多文化法と医療通訳の関係 ………………………………………… 167

Part 6　医療通訳に役立つウェブサイト ……………………… 169

　1．医療通訳に役立つ多言語情報サイトの実際 ……………… 新田　祥子　169
　　1）厚生労働省：医療通訳に関する資料・外国人向け多言語説明資料 …… 169
　　2）神奈川県：外国籍県民に関する取り組み ………………………… 170
　　3）群馬県：群馬健康ネット ………………………………………… 170
　　4）愛知県：あいち医療通訳システム ………………………………… 170
　　5）京都府：外国人のための医療ガイドブック 英語／やさしい日本語版 … 171
　　6）北九州市：メール配信サービス・ガイドブック配信 …………… 171

　索　引 ……………………………………………………………………… 172
　著者紹介 …………………………………………………………………… 175

医療通訳概論

1．医療通訳とは

1）医療は文化である

　2011年3月の東日本大震災において，日本は海外の120以上の国・地域，国際機関から，総額175億円以上にのぼる過去最大規模の支援を受けました．そして，特例として，外国人医師の被災地における医療行為が認められました[解説1]．2011年4月はじめに訪問した宮城県南三陸町ベイサイドアリーナでは，イスラエル医療チームが診療を開始し，内科，産科，小児科など，6棟のプレハブ診療棟が建てられていました（写真1-1）．

　医学は世界共通ですが，医療は文化です．緊急支援時に外国人医師が派遣され，医療行為を特例として認めただけでは不十分でした．日本人患者を相手に外国人医師が医療行為を行うためには，医師と患者双方のことばを正確に伝達し円滑なコミュニケーションを可能にする医療通訳士の存在が必要不可欠でした．そして，日本の医療システムや文化の違いに精通した日本の緊急援助NGOが，イスラエルと日本の間の調整役として機能する必要がありました（杉本ほか，2011）．

　筆者が，医療が文化であることを教えられたのは，四半世紀前のインドネシア北スマトラ州の農村でした．当時は電気も水道もなかった村で，2年間にわたり乳幼

解説1）
震災からわずか3日後の2011年3月14日に，厚生労働省医政局医事課は岩手県，宮城県，福島県の医療主管課あてに「外国の医師免許を有する者の医療行為の取扱いについて」という事務連絡を行った．その中で，緊急事態なので，外国人医師が「被災者に対し必要最小限の医療行為を行うこと」は違法ではないという見解が示された．

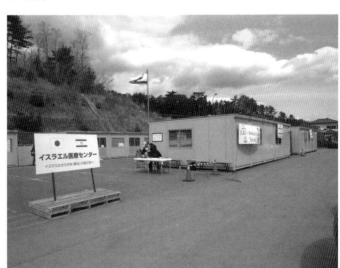

写真1-1　イスラエル医療チーム（宮城県南三陸町ベイサイドアリーナ）
「イスラエルから日本（東北）の皆さまへ」という看板のもと，医療活動を行った．（2011年4月撮影）

児健診活動にかかわらせてもらいました.

「今まで，このコミュニティでは多くの赤ちゃんが死んでいました．子どもが健康に育ち安心して暮らせるために，政府や行政を待つのではなく，まずコミュニティの人間が動き出そう！」村のヘルス・ボランティアたちが，保健センターの医師や看護師と一緒に，毎月1回子どもたちの体重測定を住民の手で行い，下痢症対策の経口補水塩を配布したり，栄養失調の乳幼児をもつ母親に栄養指導をしていました.

自分たちも決して経済的には豊かだとはいえないけれど，自分たちにできることから始めていこうというコミュニティの自助自立の精神でした．医療レベルでいえば日本とは比較にならない，高度医療とはまったく無縁の世界でした．しかし，自分たちが入手できる医療技術を最大限に活用して，自分たちの健康を守ろうという姿勢は，「健康をコミュニティで守る」というプライマリ・ヘルスケア（Primary Health Care：PHC）解説2) の真髄でした.

医療のモデルは欧米だけではありません．世界にはいろいろな文化があり，その国の歴史や宗教や社会経済背景をもとに，さまざまな医療のかたちがあることを教えられました.

グローバル時代において，多くの人や物や情報が国境を越え，瞬時に世界を駆けめぐっています．海外旅行で多くの日本人が観光地をパッケージ旅行で訪問するだけでなく，世界のどんな片田舎に行っても日本人の姿をみかけるようになりました．また，日本国内の地方都市においても，ありふれた食堂や売店で外国人の在住者や旅行者をみかけることは決してめずらしくありません．人や物の国際的な往来は，保健医療においても例外ではないのです．経済連携協定にもとづき外国人の看護師などを受け入れる一方で，中国や東南アジアで勤務する日本人の医療者も増えています．まさに，患者も医療者も国境を越えて移動する時代になったということができます（中村，2013）.

しかし，繰り返しになりますが，医療は文化です．自動車や電気製品の輸出入と同じ発想では，うまくいくはずがありません．どんなに経済的に貧しい国にもその国の文化や慣習を熟知した医師や看護師がおり，彼らが自国の人びとの健康を守る主役なのです．今まで国際保健医療協力としてアジアやアフリカの厳しい風土の中で地道に活動して学んだ経験と知恵を活かしながら，長期滞在や短期観光を問わず，日本に来てくれた遠来の客に対して，相手国の医療文化を最大限に尊重した保健医療サービスを提供する必要があると考えられます．まさに，「おもてなしの保健医療」が求められているといっても過言ではありません.

2）日本の外国人保健医療福祉に関する課題は多い

国民皆保険の達成からちょうど50年目にあたる2011年9月に，著名な医学雑誌であるランセット誌は，「Japan: Universal health care at 50 years」という特集号を出版しました．第二次世界大戦終了後の日本人の平均寿命は，男性で50歳，女性で54歳でしたが，1970年代後半までにはスウェーデンを抜いて世界一の平均寿命を誇るようになりました．日本の乳児死亡率（出生1,000人当たり）は，1947年の76.7から着実に減少し，1960年には30.7に減少し，高度成長前の1960年代には米国や英国を追い越し，先進諸国に肩を並べるに至りました．国民皆保険制度は1961年に導入され，すべての国民にさまざまな医療へのアクセスを保証していま

解説2)
1978年9月のアルマ・アタ宣言で，世界共通のゴールを目指すための戦略として取り上げられたのが，PHCである．保健医療サービスは専門職から与えられる一方通行のものではなく，住民や患者の主体的な参画のもとで実施されるべきだという，公平さと参加の理念にもとづいた革新的な思想が織り込まれていた.

す．20世紀後半に強固な保健医療体制を構築し，国民の健康状態を改善した日本の実績は，国際的にも高く評価されています（Llano et al, 2011）．

　この世界に誇るべき日本の保健医療システムの中で，外国人はどのように位置づけられてきたのでしょうか？　筆者がそのような疑問を抱いたのは，インドネシアの農村から帰国した直後の1989年でした．途上国でも外国人がアクセスできる医療環境は整備されており，インドネシアにおいても英語さえ使えば診療可能な医療機関は少なくありませんでした．しかし，当時の日本では，小児医療に関する最高峰の1つであった国立小児病院（現国立成育医療研究センター）でさえ，病院玄関に病院の英語名の表示すら見当たりませんでした．当然，院内の表示は日本語だけで，外国語のパンフレットもありませんでした（中村，2013）．日本の保健医療は，日本に住み日本語ができる日本人のためだけに存在しているのではないかと愕然としたことを，今でも鮮明に覚えています．

　ここでは，医療通訳士の課題と今後のあり方について論述します．しかし，その前に，外国人の保健医療福祉ケアの全体像についてもふれておくことにします．なお，ここでは主に外国人を中心に論考を進めますが，言語や文化に関する配慮を必要とするのは外国人だけではありません．日本国籍があっても，海外生活が長く日本語が苦手だという方も少なくありません．国籍だけでは割り切れない事情に配慮すると，英語で使われるLEP（Limited English Proficiency）に相当する概念が必要になってきます．すなわち，日本語ができない患者（Limited Japanese Proficiency：LJP）という発想です．外国人か日本人かで判断するのではなく，日本語ができるかどうか，通訳が必要かどうかを基準にして，医療対応を考えるべきだと思います．

（1）在住外国人の増加

　在住外国人は，2012年7月から新しい在留管理制度のもとで外国人登録証明書から「在留カード」に切り替えられました．2013年末には約206万人となり，国籍別にみると，中国（65万人），韓国・朝鮮（52万人），フィリピン（21万人），ブラジル（18万人），ベトナム（7.2万人），北米（6.2万人），ペルー（4.9万人）と続いています．

　訪日外国人数は，2013年には1千万人の大台に達し，日本政府観光局（JNTO）によれば，その国や地域は，韓国（246万人），台湾（221万人），中国（131万人），米国（80万人），香港（75万人）と続いています．

　このように，外国人が日本を訪れ，働き，暮らす，グローバルな時代において，保健医療福祉の分野における課題は大きく変容しています．外国人が激増した1990年代には，外国人の労働環境の劣悪さが問題となり，また外国人が持ち込む感染症の対策などが急がれました．もちろん，現在も感染症対策や労働環境の整備も重要な課題ですが，外国人が定住化するにつれ，出産や子育てが大きな課題になっています．2010年には全婚姻数の4.3％が国際結婚となり，これは23組に1組の割合です．また，総出生児の3.2％は両親のどちらかが外国人，言い換えると，日本で生まれる新生児の31人に1人は外国人の親をもつということになります．また，定住化に伴い，がんや心臓疾患，脳血管障害などの疾病に罹患する人も少なくありません．治療やケアが長期化し複雑になるにつれて，医療者と外国人の間で，正確で適切なコミュニケーションができることがますます重要になってきています．

このような現状をふまえながら，ことば・会話・情報の伝達という「言語・コミュニケーションの課題」，在留資格・保険・経済的側面などの「外国人の権利と経済の課題」，文化・宗教・習慣・習俗などを含む「異文化理解」の面から，考えていきます．

（2）言語・コミュニケーションの課題－きちんとした日本語の大切さ－

　日本に長期滞在している外国人を対象に，日本の母子保健医療に関するインタビュー調査をしたとき，多くの外国人は，話をよく聞いてくれ，やさしい日本語で説明してくれることを望んでいました．生活の中では，電車に乗ったり，コンビニで買い物をしたり，普段は日本語を使って暮らしています．しかし，少しくらい日本語が話せるからといって，病院で耳にする医学用語はとても難しいといいます．高血圧ではなくて「血圧が高い」といい，頭囲といわずに「頭の大きさ」という．簡単なことに気をつけるだけで，外国人はよく理解してくれるようになります．

　主語を省略しないで，きちんとした日本語を使うようにすることも重要です．小児科の診察室で，お母さんに向かって「歩けますか？」と質問したとき，日本人の母親なら間違いなく，自分の子どもが歩けるようになったかどうかという質問だと理解してくれます．これは，診察室という場面設定の中で，医師と患者の間に暗黙知が作用して，子どもに対する質問だと母親が即座に反応してくれるからです．ところが，外国人の母親の場合には，暗黙知や阿吽の呼吸は通用しません．「私が歩けるかどうかということを，どうしてお医者さんは聞くのだろう」と受け取られることもあります．筆者自身の失敗談ですが，問診の後，外国人のお母さんの顔を見ながら，「じゃあ，服を脱いでください！」と言ったら，お母さん自身が自分の服を脱ごうとしました．大慌てで「子どもの服をあなたが脱がしてあげてください」と言い直したことがありました．

　そのような失敗を経験した今では，「お名前はいえますか？」「歩けますか？」といった主語を省略した表現は避けて，「あなたのお子さん（○○ちゃん）は自分の名前がいえますか？」「あなたのお子さん（○○ちゃん）は歩くことができますか？」と，主語と述語が入ったきちんとした日本語の文章を話すようにしています．

　質問は必ず1つずつするようにします．一度に，あれもこれも聞くと，相手が混乱します．また，相手の答えが期待したものと異なっているときは，聞き違えている可能性があります．母語でない言語で，わざと質問をはぐらかして答えるというのは，かなり高度なテクニックなので，その可能性は非常に低いです．そのようなときには，もう一度聞き方を変えて質問した方がよいです．

　病院や診療所でつくっている案内文や病気の説明文には，漢字にルビを振るようにします．嘔吐，嚥下障害などの医学用語は，日本人でも読めない人が少なくありません．医学用語にルビを振ると，日本人の若いお母さん方からも非常に好評でした．外国人にとって読みやすい案内や説明文は，日本人にとっても役立つことがわかりました．

　診療場面では，きちんとした問診を取ることが非常に重要です．基本的な問診項目は，無理に会話で聞き出すよりも，あらかじめ作成しておいたチェックリストに記入してもらう方がお互いの負担が少なくて時間の節約にもなります．今では，多くの言語による問診票が，インターネット上で簡単に入手できるようになりました（表1-1）．とくに，「多言語医療問診票」は使いやすいと思います．予防接種の問診票としては，予防接種リサーチセンターのホームページが有用です．外国語版母

表1-1　外国語での診療に役立つ冊子・ウェブサイト

多言語医療問診票（国際交流ハーティ港南台，かながわ国際交流財団）
　http://www.kifjp.org/medical/
　内科，眼科，小児科など11の診療科に対応した問診票がダウンロードできる．英語はもとより，ポルトガル語，ロシア語，タイ語など18言語に対応．

多言語生活情報（自治体国際化協会）
　http://www.clair.or.jp/tagengo/index.html
　外国人住民の暮らしに関する情報を英語，中国語，ポルトガル語，タガログ語など14言語で説明．「医療」や「出産・育児」では，日本のシステムを上手に解説している．

予防接種予診票（予防接種リサーチセンター）
　http://www.yoboseshu-rc.com/index.php?id=8
　「予防接種と子どもの健康2014」と予診票がダウンロードできる．本文は，英語，韓国語，中国語，ポルトガル語，タガログ語の5言語．予診票は，それに加えて，タイ語，アラビア語，モンゴル語，ロシア語など14言語に対応している．

Medi Pass スペイン語・英語・日本語 医療用語辞書（メディカ出版）
　http://www2.medica.co.jp/topcontents/medipass/index.html
　海外で病気になったり，病院の受付や会計窓口で通訳者がいないときに使える．

外国語版母子健康手帳（母子衛生研究会）
　日本語と併記された母子健康手帳．有料で入手可能．（8カ国：英語，ハングル，中国語，タイ語，インドネシア語，タガログ語，ポルトガル語，スペイン語）

子健康手帳は，小児科では非常に有用なツールです^{解説3)}．日本語版の単なる翻訳ではなく，外国語と併記することにより，外国語がわからない保健医療関係者も記入でき，外国人と日本人の夫婦も共通に理解することが可能になりました．

　日本語のできない外国人に対して，日本人と同じ水準の医療を提供するためには，ひとりひとりの外国人の病歴，主訴，診断告知，治療方針の説明などに関して十分なコミュニケーションが必要不可欠になります．当然ですが，外国人に対するインフォームド・コンセントは十分な言語理解なしには成立しません．今後，医療現場における通訳者のニーズは急激に増大すると思われます（中村，2012）．

（3）外国人の権利と経済の課題－日本のシステムを丁寧に説明すること－

　基本的には在留カードに登録していれば，原則として，保健医療に関する種々のサービスは日本人と同様に適用されます．ただ，健康保険への加入資格があるにもかかわらず，実際に加入していない外国人は少なくありません．

　医療費に関して，明確な情報を提供することが重要です．外国人に対するインタビュー調査で，小児科を受診した母親が語っていました．

　「日本の病院を受診したとき，医者も看護師さんも親切にしてくれて，とてもよかった．でも，最後に会計の前で待っているときが一番緊張した．診察の間ずっと，医療費がどのくらいかかるのかということを誰も話してくれなかったから…」

　筆者は，「医療費はこれくらいかかるけれど，それでもいいですか」と診察中に医療費のことを率直に話すことにしていました．高価な抗生剤ではなく，安価な一般薬を選択する患者もいました．子どもに対する高額な検査は給料が出てからにしてほしいと申し出た父親もいました．入院を勧めるときも，大体の入院期間と費用を見積もり，その額を事前に伝えていました．このように，医療費に関する情報を率直に提供することによって，医療費にまつわるトラブルをかなり回避できたような気がします．

解説3)
1992年に，東京都母子保健サービスセンター（当時）が日本語と外国語を併記する形の外国語版母子健康手帳を日本で初めて開発した．現在は，母子衛生研究会が8カ国語で日本語併記の母子健康手帳を発行している．多くの自治体でも配布されているが，母子健康手帳の存在を知らない外国人妊婦に十分に周知されているとはいえない．自治体で配布していない地域では，直接，出版社から購入することも可能である．

表 1−2　外国人医療に関する医薬品の情報

日本医薬情報センター 　医薬品に関する医学・薬学の国内外における有用な情報を収集提供している． 　海外の医薬品の添付文書の情報は下記のホームページからリンクできる． 　http://www.japic.or.jp/di/navi.php?cid＝1
くすりの適正使用協議会（英語版「くすりのしおり」） 　日本で販売されている医薬品について，患者向けの英語版の服薬指導が入手できる． 　http://www.rad-ar.or.jp/siori/index.html

　また，民間の保険に加入している外国人も少なくありません．多くの民間会社の保険では，医療機関において患者が現金で支払い，後日，保険会社が本人に還付するというシステムをとっています．したがって，医療側とすれば，自費診療の患者を診察すると考えればいいわけです．ただ，高価な検査や治療については，保険でカバーできるかどうか確認しておく方がよいと思います（中村，2012）．

　日本で暮らす在住外国人にとって，日本の保健医療システムは複雑で理解しにくいようです．とくに，出身国に存在しない保健医療サービスについては，知らないというよりも，そのようなサービスが利用できるとまったく思っていないのが普通です．

　外国人に日本の保健医療システムを説明するときに，日本人用につくられたパンフレットやリーフレットを単に翻訳するだけでは十分ではありません．子どもがけいれん重積を起こしたときに，父親がお金を持って帰宅するのを待っていたフィリピン人のお母さんがいました．救急車を呼ぶには，お金がかかると思い込んでいたのでした．途上国では，救急車は民間病院が運用していることが多く，有料の地域が多いようです．ですから，外国人のための情報には，「日本では，救急車は無料です」と明記しておく必要があります（中村，2012）．

　外国人の受診者が多い医療機関では，「多言語生活情報」のような日本の保健医療サービスに関する外国語での説明文書を置いておくと重宝します（表 1−1）．自治体国際化協会が作成し，外国人住民の暮らしに関する情報を網羅したものですが，保健医療に関する手続きや行政サービスについて丁寧に説明しています．日本の病院や診療所を受診する外国人は，日本の複雑な保健医療システムを知らないのが当たり前です．医療関係者は，これらの外国人のための冊子などを活用して，日本の保健医療システムを，聞かれなくても説明してあげるという姿勢が求められています．個人的な経験則では，トラブルが起きてから時間を費やして解決に奔走するよりも，事前にきちんと説明しておきトラブルを未然に防いだ方が得策だと思います．

　翻訳アプリや音声通訳といった ICT ツールも増えてきました．ホテルや駅などで使うときは，想定される会話の内容が比較的単純ですが，医療用語に関しては，場面と用語が多岐にわたるので完成度の高いアプリの開発には，時間がかかります．

　外国人の診療機会が増加したことにより，医薬品に関する問い合わせが急増しています．外国人が本国から持参した医薬品の内容がわからないときは，「日本医薬情報センター」の海外医薬品添付文書を参照することができます．また，日本の医薬品について，英語の添付文書が必要なときは，「くすりのしおり」からダウンロードすることができます（表 1−2）．しかし，海外から持ち込んだ医薬品の名前がわからないときは，その成分を調べるには途方もない時間と労力を費やすことになります[解説4)]．

解説 4)
日本人が海外旅行するときの注意に通じるものがある．海外旅行する際に常用薬を服用しているときには，その商品名ではなく，ぜひ一般名のアルファベットをメモしておくことをお勧めしている．海外で医療機関を受診するときには，一般名ならば，世界のどこでも通用するからである．

（4）異文化理解－日本の医療文化を押しつけない謙虚な姿勢－

「乳幼児健診で医師がかわいいと思ってタイ人の子どもの頭をつい左手でなでたら，わが子を侮辱されたとお母さんが感じた」「風邪をひくからといって夏でも赤ちゃんをグルグル巻きにしている中国人のお母さんにどう保健指導したらいいのかわからない」といった体験談は少なくありません．

東南アジアや南アジアの人びとは，日常生活において，左手でものを渡したり，握手したりすることは，行っていません．左手は，不浄の手と考えられています．また，タイでは，子どもの頭には精霊が宿っているといわれ，子どもの頭をなでることはタブーです．採血のときに泣かなかった子どもに対して，「えらいね」といってタイ人の子どもの頭を左手でなでたら，きっと，その母親はすごい剣幕で医師をにらんでいるはずです．

保育所での調査では，日本人も中国人の母親もほとんどが同じように，子どもの健康に留意していると答えてくれました．ところが，日本人の母親は，活発に動けるようにできるだけ薄着にしているのに対して，中国人の母親は，風邪をひかないようにできるだけ厚着させていると回答したのでした．同じ保育所に通い，同じように子どものためにと思いながら，正反対の行動になるのです．

国や地域が異なれば，当然，文化や習慣も異なります．医療者は，民俗学者ではないので，それらのすべての文化に通暁しておく必要はありません．しかし，自分の行った行為が知らない間に相手を傷つけているかもしれないという感性はもっておきたいものです．異文化との接触の黎明期には，このような種々のコミュニケーションの齟齬が生じるのが当たり前と割り切って考えた方がいいと思います．

入浴や手洗い習慣などの衛生観念が違う，家族の見舞いが多く病床で騒ぐ，ピアスや飾りなどの身体装飾を外さない，など医療側からの苦情は少なくありません．しかし，外国人からみれば，日本もまた固有の文化と習慣をもった国です[解説5]．日本人と結婚した英国人の妊婦が，妊娠中期の腹帯だけは絶対にしたくないと強く主張し，ついに姑も巻き込んだ家庭争議にまで発展したこともありました．そのときは，初詣に神社にいっても改宗したわけではないように，日本の伝統文化だと思って一日だけ腹帯をしてもらう，という妙な妥協策に納得してもらいました．

こういう混乱の過程を経て，お互いの文化を尊重した相互理解が少しずつ成立していくのだと思います．実は，日本人においても，個人の信条や嗜好，宗教的信念によって，病気になったときの行動はひとりひとり異なっています．多くの医療機関では画一的な患者管理が行われ，病院内は規則ずくめといっても過言ではありません．その規則から逸脱した行為を行う個人が日本人であれば個人の問題として考えますが，外国人であれば「外国人の診療は大変である」という偏見につながっている面もあるかもしれません．日本人に対しても，ひとりひとりの個人の生活スタイルや信条を尊重した医療を実践すれば，外国人の患者との間で生じている異文化摩擦はもっと少なくなるのではないかと期待しています（中村，2012）．

3）欧米諸国の経験から学ぶことは多い

多文化多民族の共生をめざす欧米諸国において，医療通訳の重要性が認識されたのは20世紀後半のことでした．米国では1980年頃から，プロフェッショナルな医療通訳士が全国各地の病院で働くようになりました．当初は，全国的な認定基準がないまま，ワシントン州をはじめいくつかの州が独自に認定し，通訳養成校が

解説5）
日本人がもつ生命観や病気観の特徴を自覚しておくことは，外国人の医療に関する異文化理解に大いに役立つ．「いのちの文化人類学」（波平恵美子：新潮社，1996）や「日本人の病気観」（大貫恵美子：岩波書店，1985）といった文化人類学の古典的な著作から，学ぶものは少なくない．

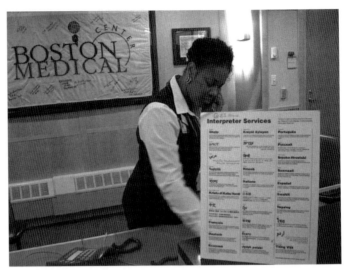

写真1-2　米国・Boston Medical Center（BMC）の外来受付
「医療通訳サービスが受けられます」と30カ国語で書いたボードが準備されていた.

解説6）
通訳者は，スペイン語とポルトガル語といったように，2カ国語以上の通訳ができる人も少なくない．ロシア語と手話といったように，1人の通訳者が医療通訳者と手話通訳者を兼任している場合もあった．

解説7）
UCSFの麻酔医は，医療通訳を使ったことによる訴訟は聞いたことがないが，通訳を使わなかったことにより十分な患者情報を得られなかったとして，誤診をした場合には訴えられる可能性があると指摘していた．英語で十分に意思疎通できないLEP患者には必ず医療通訳者を使い，医療通訳者の名前をカルテに記載することで，医師が自分を守っているそうである．また，医療通訳者は個人情報保護の観点から医療通訳時のメモはすべて廃棄するので，法廷において誤訳したという証拠がないということも，医療通訳者が訴えられない理由の1つかもしれない．

個別の基準で試験し修了証を与えていました．2000年にクリントン大統領が大統領令13166号を発令し，英語が不自由な患者（Limited English Proficiency：LEP）に対して，医療機関が無料で医療通訳サービスを提供することが義務付けられました．病院や医療提供者からは，LEP患者に対するケアの質の向上をめざすと同時に，言語コミュニケーションに起因する訴訟リスクを回避するために，医療通訳士の技術向上を求める声が一層強まりました．

2009年に見学した米国のマサチューセッツ州のBoston Medical Center（BMC）では，30カ国以上の主要言語に対応し，Person-to-person（面接形式）の通訳サービスを24時間提供していました（**写真1-2**）．スペイン語，ハイチ・フランス語，ポルトガル語などは常勤通訳者がいました．希少言語に関しては，外部の通訳翻訳会社と契約することにより，電話あるいは派遣の形で対応できるようになっていました．医療通訳サービス部には，手話通訳者も勤務しており，医療通訳サービスという活動には当然のように手話通訳も含まれていました[解説6]．

2014年に訪問したカリフォルニア大学サンフランシスコ校（UCSF）では，遠隔通訳（remote interpreting）が主体となり，コンピュータによるTV電話通訳システムを使って数十の言語に対応していました．かつては，医療通訳者が診察室に到着するのを待っていましたが，今はTV電話を使うので待ち時間が短縮され，診療がよりスムースになったということでした．模擬的にTV電話通訳システムを利用させていただきましたが，ほぼ瞬時に日本語通訳者とコンタクトすることができました．現在も中国語やスペイン語など，需要の高い言語については常勤の医療通訳者がいるということですが，今後はますますTV電話通訳システムの比重が高まるだろうと予測されていました[解説7]．

4）医療通訳士という新しい職種がなぜ必要なのか

(1) 医療通訳士導入の理念

今でも外国人の多い病院では，患者の親戚や友人で日本語のできる人が通訳する

ことは少なくありません．また，外国語に堪能な日本人がボランティアとして通訳を手伝うこともあります．しかし，日本で暮らす外国人の在住期間が長くなるにつれ，がんや心臓病といった専門知識が求められる疾患に罹患することが多くなりました．手術やがん告知といったインフォームド・コンセントが必要な場面を考えると，相手国のことばを話せる人に通訳をお願いするという通訳ボランティアの発想では対処できないことは自明のことだと思います．また，家庭の中でもっとも日本語に堪能な小学生や中学生の子どもが，学校を休んで父親や母親の通訳者として受診することも少なくありません．しかし，本業の勉学を休ませて，病院の方から通訳者として子どもに頼るという発想は言語道断です．実際にも，子どもが通訳をする場合には，母親の妊娠歴を聞けない，重篤な疾患の予後について真実を話せないといった問題がすでに生じています．

　医療通訳士導入の理念としては，日本人と同等水準の保健医療福祉サービスを提供するにはコミュニケーションの専門職としての医療通訳士が必要不可欠であり，それは，健康で文化的な生活を営むための基本的人権であると考えられます．

　また，外国人観光客が増加し，2013年には1千万人を突破しましたが，日本を訪問する観光客などに対する安全と安心の確保の点からも，医療通訳士の確保は必須です．2020年には東京オリンピック・パラリンピックを控え，成長産業としての外国人誘致の経済効果だけに目を奪われがちです．日本の医療水準は世界でもトップクラスですが，日本語も英語も話せない観光客が急病になったとき，正確に診断して治療方針を患者に伝え，多言語・多文化に対応できる医療を提供できる病院が日本にどれくらいあるでしょうか．韓国から北陸の温泉地にやってきた観光客が深夜に急性腹症で救急入院，北海道の漁港でインドネシア人の船員が骨折，奈良の世界遺産のお寺の門前で心筋梗塞で倒れたイタリア人，といったように，ことばが通じなかったために致命的な事件になる寸前のニアミス事例は枚挙にいとまがありません．安全と安心を合ことばに誘致した東京オリンピック・パラリンピックですが，外国人の医療を考えると，決して安全とはいえない現状です．少なくとも，東京オリンピック・パラリンピックが開催される2020年までには，日本の各都道府県の主要病院で医療通訳サービスが受けられるような態勢づくりが急務です．

　また，医療通訳士を必要としているのは，保健医療分野だけではありません．2010年に実施された全国の児童相談所に対する児童虐待事例の調査では，164施設から1,111例の事例があげられました．そのうち，52％が父日本人・母外国人であり，外国人の親が虐待者である場合に，通訳者サービスを十分に活用できていない児童相談所が少なくありませんでした（北野，2011）．児童虐待という深刻な事態にもかかわらず，身振り手振りや筆談という手段でしか意思疎通を図れない児童相談所というのは，先進国の福祉サービスの体制とは思えません．これは，児童相談所だけの責任ではなく，グローバル化の国際的な動向を読み切れずに，福祉サービスの国内体制の整備だけを図ってきた日本全体の課題であると認識して，早急に改善する必要があります．

（2）医療通訳士の必要性に関するエビデンス

　簡単な日常会話ができる外国人も，保健医療の場では医療関係者の言うことがわからないといいます．乳幼児健診を受診した外国人母親に関する調査では（伊藤，2004），会話ができる（21％）あるいは簡単な会話ならできる（65％）と答えていましたが，医師や保健師など医療者とコミュニケーションが取れなかったと答え

たものが40％にのぼりました．日本で暮らしている外国人は，日常会話ができるようになっていても，肝臓と腎臓の区別がつかない場合もあるので，注意が必要です．一方，医師の方からも通訳サービスの必要性を求める声が高まっています．医師会の小児科医，小児科標榜医（299人）を対象にした郵送による自記式質問票調査では，外国人診療においてことばで困ったときの対処方法として，「身振り手振りや筆談」または「通訳可能な知人を同伴してもらう」と65％以上が回答しました．そして，通訳士には，「診断，治療，投薬方針の通訳」（65.2％）や「患者の病歴聴取」（62.6％）の場面での活躍を望む声が多かったです（高橋，2010）．また，実際に医療文化の違いから，さまざまなコンフリクトが生じていることが報告されました解説8）．子どもが小学生の高学年の場合には，患者である子ども自身が医師と親との間に入って通訳してくれることがあるそうです．診察に立ち会った医師は，詳細な内容を指示するのは不可能だったと報告してくれました．

　実際に通訳士を導入した成果も報告されています．愛知県小牧市においては，ポルトガル語の通訳士が乳幼児健診に参加することにより外国人母親をもつ乳幼児の健診受診率が著明に向上しました（伊藤，2004）．通訳士の導入前は，在日ブラジル人の乳幼児健診受診率は約30％でしたが，導入後は80％近くまで上昇しました．ことばが通じない中での体重測定や保健指導には母親が仕事を休んでまで受診する気にならないけれども，通訳士が1人いるだけで外国人母親の健診に対するモチベーションは大いに高まったということができます．

（3）医療通訳サービスに関する取り組み

　全国各地では，医療機関，NGO，国際交流協会などにおいて，医療通訳に関するさまざまな取り組みが行われ，大きな成果をあげています．日本で最初に地域全体における医療通訳者の育成と派遣システムを構築したのは，2002年に設立された「NPO法人多言語社会リソースかながわ（MICかながわ）」でした．現在では，行政との協働事業として，神奈川県内の50近い医療機関に医療通訳スタッフを派遣しています．2003年から医療通訳に関する講座を実施してきた「多文化共生きょうと」は京都市医療通訳派遣事業を実施してきました．また，関西国際空港に近い大阪府泉佐野市のりんくう総合医療センターは2006年に国際診療科を開設し，来院時の受付から各科の診察，薬の説明，支払いまで付き添う形の医療通訳サービスを無料で提供しています．三重大学医学部附属病院では，2009年より全国の国立大学法人附属病院として初めてのフルタイムの医療通訳士（ポルトガル語）を採用しました解説9）．外来入院診療や医療費の説明などに関する通訳だけでなく，帝王切開などでは手術室内で通訳することもあります．

　このように，医療通訳サービスを提供している団体は，全国に広がっています．大都市および外国人集住地域の医療機関では，外国語を話す日本人医師や看護師を配置し，外国人医師や看護師などの外国人医療専門職のサポートを得ているところもあります．医療通訳士の背景としては，外国語に堪能な日本人あるいは日本語に堪能な外国人に大別することができます．外国人の中には，本国で医師や看護師，放射線技師などの医療資格をもっている人もいます．ただ，それらの医療資格は日本国内ではそのまま通用しないため，日本国内では領事館，NGO，企業などで相談業務をしている人もいるようです．しかし，外国人の医療通訳者で圧倒的に多いのは，来日した後に日本語を覚え，生活者としてバイリンガルになった移住者の人たちです解説10）．一方，日本人の中には，外国語大学卒業生や会議通訳者のように

解説8） 具体的には，土足で診察室に入ったり，靴を履いたままベッドに寝たりするので困ることがあったという報告もあった．母子手帳を携帯する習慣がないため，予防接種の接種有無の情報がわからずトラブルになることも起きているという．

解説9） 三重大学医学部附属病院のホームページは，日本語と英語だけでなく，ポルトガル語による簡単な病院案内もある．東京大学医学部附属病院は，50カ国以上の言語で病院案内をしている．最近は，病院内において多言語による掲示板や案内パンフレットをみかけるようになったが，多くの病院のホームページはまだ日本語だけの表示である．受診する前に病院に関する情報を入手できる手段であるホームページにおいても，今後は多言語による情報提供が進むことを期待したい．

表1-3 医療通訳士の背景

	医療職	非医療職
外国人	医師・看護師など	在住外国人 留学生
日本人	医師・看護師など	言語スペシャリスト 会議通訳者 国際協力経験者 在留経験者 通訳案内士[注1]

注1）通訳案内士：通訳関係の唯一の国家資格．通訳案内士法により，通訳案内士試験に合格し，都道府県知事の登録を受けた人をいう．2013年4月現在の登録者数は16,779人である．英語，フランス語，スペイン語，ドイツ語，中国語，イタリア語，ポルトガル語，ロシア語，韓国語，タイ語の10カ国語において登録されている．

解説10）
一例として，名古屋近郊の市民病院で通訳者をしている方の背景を紹介する．日系ブラジル人の女性．高校卒業後に夫のブラジル人とともに来日し，工場で勤務していた．日本語が堪能なので，病院からの依頼で通訳業務を始めた．ブラジルから看護の本を取り寄せたり，職員向けのセミナーに参加したりして，一生懸命に医療の知識を身につけた．今では，医師や看護師のことばをポルトガル語にし，患者の訴えを日本語にするだけでなく，日本の健康保険や予防接種の制度についても説明できるようになった．
このように黎明期には，現場で実地にノウハウを身につけた医療通訳者の方々が献身的に多文化医療の推進に貢献していた．

語学に精通したスペシャリスト以外に，青年海外協力隊（JOCV）の経験者や海外在住経験をもつ人も少なくありません．とくに，地方において医療通訳にかかわる人材として，すでに国家資格として存在する通訳案内士とともに，JOCV帰国隊員や商社やメーカーで海外勤務経験をもつ方々の存在は貴重です（**表1-3**）．

雇用形態としては常勤，非常勤，派遣，ボランティアなどさまざまです．日系人が集住する東海地域の私立病院やクリニックにおいては，複数の医療通訳士を常勤職員として雇用している医療機関も少なくありません（中村，2013）．

5）医療通訳士協議会により倫理規程が策定された

このような現状をふまえ，全国組織として2009年2月に医療通訳士協議会（Japan Association of Medical Interpreters：JAMI）が発足しました．日本語のできない外国人に対して，日本人と同水準の医療を提供するためには，保健医療分野に造詣の深いプロフェッショナルな医療通訳士に対する適正な報酬と身分を保障するための制度の整備と，医療通訳士の技術向上のための活動を目的としています．

この設立趣旨に多くの方々の賛同が得られ，総会には，日本医師会，日本薬剤師会，東京都福祉保健局などからも参加いただきました．医療通訳士協議会には，外国人の保健医療に関心をもつ全国の医療関係者，すでに実践を行っているNGO，保健医療通訳に関する研究者，自治体などの行政関係者など，分野や組織が異なる団体や個人が集う平らなプラットフォームです．1つの専門分野に特化するのではなく，いろいろな背景をもつ人びとが混じることから新しい何かが生まれるという役割が期待されていました．

2011年7月の長崎における医療通訳士協議会総会で，「医療通訳士倫理規程」が公表されました[解説11]（**資料1-1**）．前文では，「医療通訳士は，すべての人々がことばや文化の違いを超えて，必要とされる医療サービスを受けられるようにコミュニケーションの支援を行う専門職」であると，はじめて医療通訳士が専門職であることを定義しました．さまざまな文化や価値観が交錯する保健医療福祉の現場で仕事をすることを意識して，守秘義務，正確性，公平性に関する条文を策定しました．また，業務遂行能力の自覚と対応，知識・専門技術の維持・向上，医療通訳環境の

解説11）
医療通訳士協議会において，2010年7月に倫理規程作成実行委員会を設置した．医療通訳者に対する全国的な調査を行い，委員会で作成した草案に対して関係者から意見を聴取し，最終版を確定することができた．

資料1-1　医療通訳士倫理規程

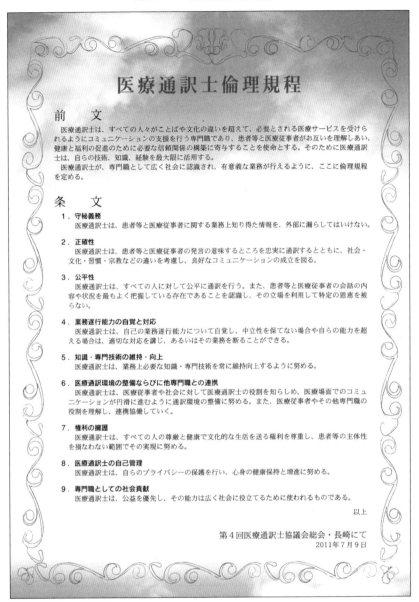

解説12)
2008年7月に岡山で開催された第12回日本渡航医学会において、医療通訳士に関する全国的な組織が必要ではないかという構想が話されたのが最初の契機であった。その後、関西地区を中心とした8人のメンバーが集まり、全国組織の構想を話し合った。

整備ならびに他専門職との連携、権利の擁護、医療通訳士の自己管理、専門職としての社会貢献といった条文では、医療通訳士に必要な技術と倫理を有し、能力向上に努めることを謳いました。なお、「医療通訳士」という用語は医療通訳士協議会が創造したものです。協議会の設立前のメンバー解説12)が集まって議論する中で、この新しい職種名が編み出されました。そして、この「医療通訳士」という用語を営利主義から保護するために、2011年に商標登録を済ませています。

医療通訳士をどのように育成するのかというのは大きな課題です。全国各地で、医療通訳士の養成に向けた研修や教育は、NGOや国際交流協会などを中心に活発に行われています。自治体と地域国際化協会、NPO等の民間団体、民間病院や大学などが協働する形で実施する医療通訳士の養成研修には、多くの市民が参加して

います^{解説13)}．その研修時間や研修の内容はまちまちであり，研修後に実際にどのように医療通訳の業務に携わっているのかという現状は，まさに地域の特性によって大きく異なっています．また，2014年から全国市町村国際文化研修所（JIAM）において，医療通訳や外国人医療に関する実務を担当する自治体の職員や国際交流協会のスタッフ，NPOの方を対象とした全国規模の「医療通訳基礎研修」が実施されています．このような機会を通じて，各地で行われている研修の相互交流が期待されています．

医療通訳に関する教育を行う大学も増えてきています．愛知県立大学では外国語学部および看護学部の教育研究の経験を活かし，「医療分野ポルトガル語スペイン語講座」を開講しています．この教育システムが，愛知県の医療通訳派遣システムを開始する際に大いに貢献したといえます．2010年に東京外国語大学は，経済産業省と協働し「国際医療通訳講座」を開講しました．また，神戸ユニティでは，神戸市看護大学と神戸市外国語大学が中心となって，市民向けの入門講座を開講するとともに，「医療通訳・コーディネーター入門」科目を提供しています．大阪大学では2003年から「保健医療通訳入門」の講義を行ってきましたが，2011年からは医学部や薬学部も巻き込んだ大学院高度副プログラム「医療通訳」コースを立ち上げ，大学院教育を開始しました．2014年度からは，医学系研究科が実施部局を担当することになり，学内に医療と言語と文化の専門家がいるという総合大学の強みを活かして，保健医療分野に造詣の深い通訳者の専門性を高めるために学際的な教育プログラムを提供しています．また，特筆すべきこととして，米国から豊富な経験をもつ医療通訳士を招き，倫理規程，行動規範，医療専門知識などに加え，患者の文化民族的背景に配慮したロールプレイやワークショップを交えた集中講義を実施していることがあげられます．

人材教育においては，まず，人材教育においてコアとなる到達目標を設定する必要があります．医療通訳士協議会では，2011年に作成された倫理規程をもとに，知識，技術，倫理，能力向上の4つの分野から構成される到達目標を設定しました（表1-4）．そして，そのコア到達目標にもとづき，研修総講義時間数40時間の研修モデル案を作成しました．具体的には，単なる座学にとどまらず，知識，技術，倫理，能力向上の多岐にわたる内容をグループワークやロールプレイを活用して，理論と実践を結び付けようというねらいがあります（表1-5）．

この研修時間を設定するには，さまざまな議論がありました．米国でも，入門編の医療通訳研修は，おおむね40時間くらいだという話もありました．日本の既存のNGOでは，もっと研修時間は少なく，インターン的な実務を重視しているという現実もありました．しかし，日本全国のすべての都道府県に医療通訳士の研修を受けた人が存在し，医療や保健福祉の現場からのニーズにある程度対応できることをめざすならば，最初から崇高な理想と高度な技術を追い求めてはいけないと思います．現在は，多くの地方の県庁所在地においても医療通訳の業務をしてくれる人を探すのは容易なことではありません．まず，医療通訳の基礎を学んだ人びとが全国レベルで活躍できる場をつくることが重要です．その後，医療通訳士の質を高め，活躍の場を広げることにより，医療通訳士を取り巻く環境が変わってくるはずです．

厚生労働省では「医療機関における外国人患者受入れ環境整備事業」により，2014年に「日本医療教育財団」が医療通訳育成カリキュラムを策定しました．しかし，残念ながら，医療通訳サービスの普及拡充と医療機関での臨床ニーズという量と質の両面の課題を追求し，双方の中間点を探ったような形になっています．あ

解説13)
2012年5月の自治体国際化フォーラムの報告によれば，少なくとも18県・7政令市において医療通訳に特化した研修が実施されている．その研修受講者は1,600人以上にのぼり，英語（37％），中国語（25％），その他（38％）となっている．その他の言語には，スペイン語，ポルトガル語，韓国語，タガログ語，タイ語，インドネシア語など，多くの言語が含まれている．

表1-4　医療通訳士の教育に関するコア到達目標

Ⅰ．医療通訳士に必要な知識を有する
　1）利用者の背景・多文化に関する知識があり，理解できる．
　2）保健・医療・福祉に関する一般的な知識がある．
　3）基礎的な医療用語と人体の構造・機能に関する知識がある．
　4）医療通訳士としての役割・業務範囲・派遣システム等について理解している．

Ⅱ．医療通訳士に必要な技術を有する
　1）医療通訳に必要な語学力を有している．
　2）医療通訳を適切に実践する技術がある．
　3）援助的関係を形成する能力（コミュニケーション・スキル）がある．
　4）保健医療福祉関係者と協働・連携する能力がある．
　5）医療通訳士として自己の業務遂行能力を自覚し，適切な対応ができる．

Ⅲ．医療通訳士に必要な倫理を有する
　1）医療通訳士として，守秘義務を遵守することができる．
　2）医療通訳士として，すべての人に対して公平・中立に通訳を行うことができる．
　3）利用者のプライバシーを尊重することができる．
　4）利用者との私的関係を回避することができる．
　5）医療通訳士倫理規定を遵守することができる．

Ⅳ．医療通訳士としての能力向上に努める
　1）医療通訳士として必要な知識・専門技術を維持向上する能力を有する．
　2）医療通訳士としての価値と専門性を発展させる能力を有する．
　3）自らの心身の健康保持と増進に努めることができる．

医療通訳士協議会　第6回総会にて発表，2013年7月13日，於：横浜

表1-5　医療通訳士協議会（JAMI）研修モデル案

実施主体：都道府県・市区町村・自治体国際交流協会など
研修総時間：40時間
到達目標：
　1　医療通訳士に必要な知識を有する
　2　医療通訳士に必要な技術を有する
　3　医療通訳士に必要な倫理を有する
　4　医療療通訳士としての能力向上に努める
評価：80％以上の出席．
　修了試験として筆記試験，口頭試験，レポート提出などを実施する

回（4時間）	テーマ	講座形式	内容
1	知識	講義	医療通訳総論，多文化理解，多文化共生
2	知識	講義	保健医療福祉システム，地域のニーズ
3	知識	講義	基礎的な医療用語，人体の構造機能
4	技術	講義・グループワーク	対人援助，コミュニケーションスキル
5	技術	ロールプレイ	医療機関での業務全般，遠隔医療通訳実習
6	技術	ロールプレイ	一般外来での対応
7	技術	ロールプレイ	入院患者への対応
8	技術	ロールプレイ	インフォームド・コンセント
9	倫理	講義・グループワーク	医療通訳士倫理規程，個人情報の保護
10	能力向上	講義・グループワーク	医療通訳士としての能力向上

　あくまでも個人的な印象ですが，将来的に日本においては，40時間くらいの医療通訳士入門のような形の研修と，臨床現場の実践に耐えうる300時間を超えるような高度の教育研修に分化していく必要があると思われます．

6）医療通訳士の未来像

（1）包括的な医療通訳システムの確立が喫緊の課題

　日本では，患者の社会的地位や貧富の差によって差別することなく，可能な限り公平な医療サービスを提供してきました．経済的格差が医療内容の格差につながることを前提とした医療システムではないのです．患者の社会的身分によって差別することなく，公平な医療サービスをめざして，課題を抱えながらも50年にわたり国民皆保険を維持してきた重みを十分に再認識する必要があると思います．医療ツーリズムが普及すると，医療や健診目的で外国人患者を受け入れた病院において，救急外来にことばが通じない在住外国人が運ばれてくることもあるでしょう．医療ツーリズムに特化した医療通訳士しかいない場合には，医療ツーリズムの受け入れ病院では，海外からの患者には医療通訳サービスを提供しつつ，同じ時間帯に救急外来ではことばの通じない患者の治療に悪戦苦闘するという事態が生じます．富裕層と貧困層は医療の内容が異なって当然だというような米国流の厳しい医療格差の事態に，患者も医療者も耐えられるでしょうか（中村，2014）．

　国民皆保険のもと，患者を階層化することなく公平な医療サービスを提供してきた理念を尊重し，まず全国の在住外国人が利用可能な医療通訳システムを確立すべきです．そして，増加する訪日外国人や医療ツーリズムにも，その医療通訳システムを活用できるように制度設計を工夫することが望ましいと考えられます．

　ただ，グローバル時代における国民皆保険の意義を評価するとき，外国人を含めたユニバーサルな保健医療ケアのあり方を再考する時機が到来していることも確かです．医療ツーリズムを単に新しい成長産業として位置づけるのではなく，人や物が国境を越える時代に即して日本の保健医療をどのように世界の中で位置づけるのかが問われているのです．このような文脈で考えると，医療ツーリズムのための医療通訳士と，在住外国人のための医療通訳士を区別して育成し配置するのではなく，在住外国人と医療ツーリズムの双方をカバーできる包括的な医療通訳システムを構築するのが自然の流れです．

（2）医療通訳の費用負担を患者だけに求めない

　厚生労働省の「医療機関における外国人患者受入れ環境整備事業」による拠点病院制度では，公衆衛生的視点が欠落してるように見受けられます．一方，行政主導による医療通訳者派遣事業は神奈川県や愛知県では機能していますが，なぜか全国的な広がりに乏しいことが指摘されています．現状の施策を徐々に拡充するという方向では，急速に多様化する医療通訳ニーズに対応できなくなっています．日本の保健医療制度の根幹である健康保険に，医療通訳サービスをどのように組み込むのかという課題に正面から取り組む時機が到来したといえます．健康保険法の診療報酬算定方法（診療報酬点数表）に医療通訳士加算などのかたちで医療通訳サービスを組み込むことにより，医療通訳士という存在を制度化することが可能になります．医師事務補助加算という方式が可能なのか，包括医療費支払い制度方式（DPC）における機能評価係数に包含するにはどうすればいいか，など具体的な方策を打ち出し，関係官庁に働きかける必要があります．

　すでに，東海地域では常勤の医療通訳士を雇用している病院もありますが，現状ではその費用は病院からの持ち出しとなっています．また，行政からの派遣の多くは，1時間当たり2,000円にも満たない低賃金労働となっています．いつまでも，

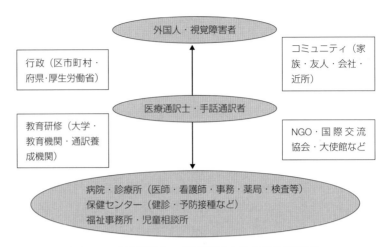

図1−1　医療通訳士・手話通訳者をめぐる利害関係者

慈善事業のような形で医療通訳サービスが提供されるには限界があります．早急に，全国で共通の基盤をもつ健康保険制度に組み込まれることにより，医療通訳士を雇用する体制は急速に広がることが期待されます．

(3) 聴覚障がい者を包摂するコミュニケーション支援の必要性

コミュニケーションの支援を必要とする患者という意味では，聴覚障がい者の患者と日本語のできない外国人患者は類似点が少なくありません．欧米の多くの病院では，医療通訳士と手話通訳者は同じセクションで仕事をしています．ところが，日本では，医療通訳士は病院管理部や多文化共生課（あるいは国際交流協会など）が管轄し，手話通訳者は障がい者福祉施策の一環として実績が積まれているために，連携が困難な場合も少なくありません．従来の行政の縦割りの障壁を超えて，保健医療における患者のコミュニケーション支援という大原則に立脚したシステムが求められています．

医療通訳士と聴覚障がい者をめぐるステークホルダー（利害関係者）には，多くの団体や個人がいます（図1−1）．外国人や聴覚障がい者と医療福祉関係者だけでなく，自治体や官庁を含む行政のかかわり，大学や通訳の養成にかかわる教育機関，家族や企業などのコミュニティの協力，NGO/NPO や国際交流協会などの役割といったように，多くの団体・機関や個人と医療通訳士の活動は密接につながっています．

(4) 医療通訳サービスのICT化

医療通訳サービスのICT（Information, Communication and Technology）化の必要性について強調しておきます．全国的にみてもっともニーズが高い外国語は，英語，中国語，ポルトガル語，スペイン語，韓国語です．しかし，日本には，191の国籍をもつ外国人が暮らしています．実際に，多くの医療現場から，ネパール語しか話せない妊婦，両親がトルコ語しか話せない低出生体重児など，いろいろな言語にかかわる相談が寄せられています．これらのすべての言語をカバーできるような多くの医療通訳士を病院に常駐することは，現実的には不可能です．しかし，TV電話を利用することにより，多数の言語による医療通訳サービスを提供することが

可能になります．この方式では，希少言語の医療通訳士が大都市に居住している必要はなく，場合によれば海外に居住していても構わないわけです．また，希少言語による医療通訳が可能な人材は限られているため，全国規模で利活用できるシステムを構築する必要があるといえます．

遠隔医療において日本は高い技術力を誇り，すでに多くの実績を積んでいます．そういうハード面での強みと経験を活かし，TV電話やスマートフォンなどICTを使った医療通訳サービスという新しい共生のソフトが花開くことを期待されています．とくに，全国展開できるビジネスモデルを早急につくる必要があると考えられます．

(5) 医療通訳士という専門職をつくる仕事

語学の堪能な通訳者に医療用語を教えるだけでは，医療通訳士の育成として十分ではないことを認識する必要があります．会議通訳者が医療用語を修得すれば，医学の国際会議では通用しますが，それだけでは医療通訳士としては十分ではありません．医療者と患者の思いが交錯する医療現場においては，医療通訳士は立場の異なる両者間の双方向コミュニケーションを支援する能力と経験が求められているからです．大阪大学では，大学院高度副プログラム「医療通訳」コースを2011年に立ち上げたばかりです．まだ，その効果を判断できる時期ではありませんが，日本人学生と留学生が机を並べ，医学部や薬学部の授業を選択できるメリットは非常に大きいという印象を持っています．医療通訳士には，医学や薬学という理系の知識と，言語やコミュニケーションという文系の能力を包含した教養が求められていることを実感しています（中村，2014）．今後は，医学系と言語系の学部をもつ総合大学において医療通訳士に関する教育が発展していくことが望まれます．

また，米国やイタリアなどでは，両国の文化と言語に精通している移民の方々が医療通訳士として活躍しています．日本においても，1990年代に急増した外国人移住者の子弟が職業を選択する時期になっています．外国人集住地区で中学校卒業を控えた日系ブラジル人にインタビューしたときに，将来は日本とブラジルの掛け橋になりたい，と目を輝かせていたことが思い出されます．彼らの期待に応えるためにも，外国人を受け入れることを決断した日本社会は，渡日してくれた外国人の子どもたちが架け橋として活躍できるような職業選択の道を用意する責務があります[解説14)]．

最後に，医療通訳士の課題は，日本の医療のあり方に関する問題提起につながっています．外国人患者が抱える問題を分析することを通して，患者が誰であるかということにかかわりなく，日本の医療のあり方全体を考え直すという視点が生じます．マージナルな集団にこそ，本質的な課題が集約されています．新しい成長産業として海外からの観光客の誘致や医療ツーリズムが注目を浴びている中で，それらを切り離して考えるのではなく，人や物が国境を越えるグローバル時代における日本の保健医療システムのあり方，言い換えれば日本人のために出発した国民皆保険制度をどのように再構築するかという難問に突きあたります．医療通訳士という1点に集中して保健医療問題を追及することは，まさに日本の保健医療のあり方そのものを問い直すことにつながるのではないでしょうか．

【中村　安秀】

解説14)
2015年2月に開催された外国人の受入れと社会統合のための国際ワークショップ「医療分野における外国人と外国人材〜コトバと文化の壁を越えて〜」では，外務省と国際移住機関（IOM）の主催のもと，医療通訳や外国人医療人材活用といったテーマで議論された．外国人の医療人材が活躍できるためには，多民族・多文化的医療システムの構築が鍵であること，歴史上も移民はむしろポジティブな役割を担ってきたことなどが指摘された．

Column　医療通訳士として

　私が三重大学医学部附属病院（以下，当院）に通訳として勤務し，現在で 6 年目を迎えます．

　私は，ブラジル北部に位置するパラー州ベレンに 6 年住んでいました．滞在中，2 度の出産と義母の心筋梗塞という体験を通し，外国で医療機関にかかることがいかに大変かを身を持って体験しました．当時，日常会話が何とかできる程度の私にとっては，医師や医療スタッフとのコミュニケーションは困難の連続で，この経験が日本に帰国後，医療通訳への興味となり，現職の道へとつながりました．

　当院で，通訳依頼件数が多い診療科は産婦人科で，年間約 300 件の依頼があります．ハイリスク妊婦が近隣の医療機関より紹介にて受診となるケースが多く，そのほとんどは妊娠糖尿病で，1 週間程の指導入院が必要となります．そのため，患者・患者家族への負担は，精神的・経済的なことにまで及び，諸手続きや費用の説明など，多岐にわたる通訳介入となり，必要に応じソーシャルワーカー，会計担当へとつなぎます．診察時の通訳も大切な仕事ですが，各担当者との調整も非常に重要な仕事となります．私が一番大切にしているのは，初診時に通訳介入する際です．それは，初診で良い関係をつくることができれば，今後のスムーズな受診，治療の受け入れが期待できるからです．出産を無事終え，愛おしそうに赤ちゃんに話しかけているお母さんの姿をみるとき，通訳としてかかわることの幸せを感じます．

　出産という生の部分にかかわれる反面，重篤な病気の告知や臨終の場での通訳介入もあり，精神的にダメージを受けることはたびたびあります．

　このようなとき，いつも支えられている存在が，私が所属している医療福祉支援センターのメンバーです．センター長（小児外科医）をはじめ，看護師長，小児看護専門看護師，医療ソーシャルワーカー，臨床心理士，医療事務というスペシャリストの集まりです．同時に年に 2 回，中萩エルザ氏（在名古屋ブラジル総領事館，Disque-Saude 医療プログラム医師）にスーパーバイズを受けており，こうした恵まれた環境で仕事ができることに心から感謝しています．今後も通訳スキルと人間性の向上に努め，患者と医療機関の確かな架け橋となっていきたいです．

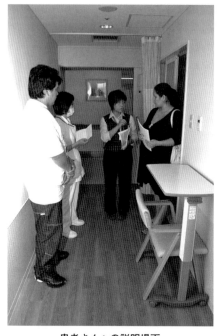
患者さんへの説明場面

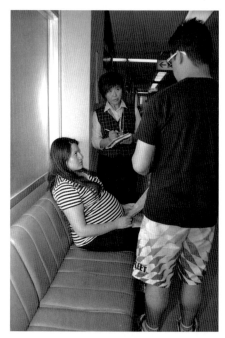
受診前の聞き取り

【ワキモト隆子】

2．外国人・民族的少数者の人権法と医療通訳

1）外国人・民族的少数者の権利と国際人権基準

（1）人権の国際的保障

20世紀において，二度に及ぶ悲惨な世界大戦を経験した国際社会は，人権の普遍的尊重を主目的とする戦後国際秩序の構築を目指しました．そして，人類史上はじめて国際人権基準として採択された世界人権宣言（1948年12月10日）において，「すべての人間は，生まれながらにして自由であり，かつ，尊厳と権利とにおいて平等である」として，自由権や生存権などの社会権を列挙し，これらがすべての国家と人民の「達成すべき共通の基準」であることを明らかにしました．この世界人権宣言は，現在においては，「国際慣習法」としての法的効力を有するに至っています．

（2）外国人・民族的少数者の権利保護を直接目的とする国際人権条約

市民的および政治的権利に関する国際規約（以下，自由権規約）は，経済的，社会的および文化的権利に関する国際規約（以下，社会権規約）とともに，「国際人権規約」（1966年12月16日国連採択）と称され，32の国際人権関連条約の中で基本的人権条約となるものです．

自由権規約第27条は，「種族的，宗教的又は言語的少数民族が存在する国において，当該少数民族に属する者は，その集団の他の構成員とともに自己の文化を享有し，自己の宗教を信仰しかつ実践し又は自己の言語を使用する権利を否定されない」と規定しています．この「自己の文化を享有し」，「自己の宗教を信仰しかつ実践し」そして「自己の言語を使用する」権利の享有主体について，自由権規約委員会の一般的意見23（条文解釈基準）は，「かかる個人は当該国の国民または市民である必要がないと同時に，永住者である必要もない．したがって，締約国内においてかかる少数者を構成する移住労働者または短期滞在者であっても，かかる権利の行使を否定されない権利を有する」としています．また，この権利の内容について，一般的意見23は，「締約国は権利の存在と行使につき，否定もしくは侵害からの保護を確保する義務を負っている．したがって，立法，司法または行政機関による積極的保護措置が，国家自身の行為だけでなく，当該国内の他の人びとの行為に対して求められる」として，国家機関とともに，保健医療福祉に関連する病院や施設，企業などの施策についても「積極的保護措置」が求められています．そして，この「保護措置」を充足するために，自己の文化および言語を享有し発展させ，また自己の宗教を実践する権利を保護するために，締約国による積極的充足措置の必要性を求めています．

このように，自由権規約第27条はこれらの権利の確保のために，締約国に対して，権利の「尊重」（権利を侵害しない），「保護」（国家機関や私人などから脅かされ又は侵害されることをから保護する），「充足」（権利を実現するための積極的な措置）のいずれの内容についても法的義務を課しています．

さらに，国際連合において，自由権規約第27条を具体化した「マイノリティ権利宣言」が採択（1992年12月18日）されました．この宣言の内容は，国家は，領域内において，マイノリティの存在とその民族的，文化的，宗教的，言語的アイデンティティを保護し，そのアイデンティティを促進するための条件を助長しなけ

ればならないこと（1条①），いかなる形態の差別もなく，これらの権利を有すること（②），全国的または地域的レベルにおける公的事項に参加する権利を有すること（③），マイノリティ間において，自由に接触し交流する権利をもつこと（④）などが明記されています．そして，国家は，「自らのあらゆる人権と基本的自由を，いかなる差別もなく，法の前において平等に，十分かつ効果的に行使できるよう確保する措置をとる義務があること」（4条）を謳っています．

自由権規約第27条の外国人・民族的少数者の特別かつ固有の権利は，子どもの権利条約30条（日本批准），すべての移住労働者及びその家族構成員の権利保護に関する国際条約31条（日本未批准）にも明記されています．

2）外国人・民族的少数者の社会保障と健康を享受する権利

(1) 社会権規約と社会保障，健康を享受する権利

社会権規約は，「締約国は，社会保険その他の社会保障についてのすべての者の権利を認める」（9条）と規定し，「締約国は，すべての者が到達可能な最高水準の身体及び精神の健康を享受する権利を有することを認める」（12条1項）と明記しています．そして，同2項において，「完全な実現を達成するためにとる措置」（2項）として，（a）死産率及び幼児の死亡率を低下させるための並びに児童の健全な発育のための対策，（b）環境衛生及び産業衛生のあらゆる状態の改善，（c）伝染病，風土病，職業病その他の疾病の予防，治療及び抑圧，（d）病気の場合に全ての者に医療及び看護を確保するような条件の創出を例示しています．

また，社会権規約委員会は，「到達可能な最高水準の健康を享受する権利」に関して，次のような一般的意見14を明らかにしています．

30　締約国は，健康に対する権利に関しては，権利がいかなる種類の差別もなく行使されること保障し（2条2項），また，12条の完全な実現に向けて措置をとる義務（2条1項）のような即時的義務を負う．

34　国家は特に，とりわけ次のことによって，健康に対する権利を尊重する義務を負う．それは，受刑者ないし被拘禁者，マイノリティ，庇護申請者及び不法移民を含めすべての人に対して，予防的，治療的保健サービス及び緩和的保健サービスへの平等なアクセスを拒否又は制限するのを控えること，また，女性の健康上の地位及び必要性に関して差別的行為を行うのを控えることである．

35　保護する義務は，とりわけ以下のことを含む．それは，第三者によって供給される医療及び保健関連のサービスに対する平等のアクセスを確保する立法を採択し又はその他の措置を取ること，保健分野の民営化が保健施設，物資及びサービスの利用可能性，アクセス可能性，受容可能性及び質を低下させる要因にならないことを確保すること，第三者による医療器具及び薬品の販売を管理すること，医療行為者及びその他の保健専門職員が適切な教育，技術及び倫理的行為準則に則ることを確保すること，である．また，社会のすべての弱い立場にある又は周縁に追いやられている集団，特に女性，子ども，青少年及び高齢者を保護するための措置を取る義務をも負う．

37　充足する義務は国家に対し，人々の健康を創り出し，維持しまた保持する行動をとることを要求する．そのような義務には，以下のものを含む．（ⅰ）調査や情報提供などによって，健康にとって良好な結果をもたらす要素についての認識を育成すること，（ⅱ）保健サービスが文化的に適切であり，また，医療に携わる職

員が，弱い立場にある又は周縁に追いやられている集団の具体的なニーズを認識しかつそれに対応するような訓練を受けることを確保すること，(iii) 国家が，健康的な生活習慣と栄養，有害な伝統的慣行，及びサービスの利用可能性に関する適切な情報の普及においてその義務を果たすのを確保すること，(iv) 人々が自らの健康について，情報を得た上での選択を行うのを支援すること，である．

52 充足の義務の違反は，個人又は集団，特に弱い立場にあるもしくは周縁に追いやられた人々にとっての健康に対する権利の不享受を結果としてもたらす，人的資源の不十分な支出又は配分の誤り，保健に関する指標又は目標値を認定することなどによって国内レベルで健康に対する権利の実現を監視することを怠ること，保健施設，物資及びサービスの不均衡な配分を軽減するための措置を取ることを怠ること，健康についてジェンダーに配慮した手法を取ることを怠ること，乳幼児及び出産時の死亡率を検証させるのを怠ること，が含まれる．

以上の内容を有する健康を享受する権利は，「すべての者の権利」であり，「人種，皮膚の色，性，言語，宗教，政治的意見その他の意見，国民的若しくは社会的出身，財産，出生又は他の地位によるいかなる差別もなしに行使されることを保障する」（社会権規約第2条2項）必要があります．この非差別・平等の保障は，日本国憲法に次ぐ裁判規範であり，この規範に矛盾する法律は無効であり，また条約に適合するように法律を改正したり解釈する必要があります．

社会保障や健康を享受する権利，医療を受ける権利は，子どもの権利条約（24条乃至26条）や移住労働者条約（27条，28条）などにも明記され，特に，移住労働者条約は，在留資格の有無を問わず，社会保障や緊急医療を受ける権利が保障されています．

（2）医療通訳を受ける権利

社会権規約が規定する社会保健その他の社会保障の権利（9条）や健康を享受する権利（12条）に関して「通訳を受ける権利」は明記されてはいません．国際人権規約の中で，「通訳を受ける権利」が明記されているのは，刑事司法に関する自由権規約第14条3項の（a）（f）です．（a）は「その理解する言語で速やかにかつ詳細にその罪の性質及び理由を告げられること，同（f）は「裁判所において使用される言語を理解すること又は話すことができない場合には，無料で通訳の援助を受けること」と記載されています．この間，日本の刑事司法においては，法廷通訳の制度化に向けて多言語マニュアルの作成や研修などが行われてきましたが，今だ「司法通訳に関する法律」は存在せず，異文化理解を含む専門的な司法通訳の育成など多くの課題が残されています．

健康を享受する権利を尊重，保護，充足するための中核となるものは「保健医療を受ける権利」です．そして，健康を享受する権利は「到達可能な最高水準」でなければならず，すべての人が平等に保障されなければならないものです．外国人・民族的少数者は，特別かつ固有の権利として「自己の言語を使用する権利」が保障され，同時に，非差別・平等に「保健医療を受ける権利」も保障されています．特に保健医療は，病歴，主訴，診断告知，治療方針などのインフォームド・コンセントや言語コミュニケーションが不可欠であり，異文化理解を含むすぐれて専門性を有する分野です．保険医療機関は，すべての人の健康を享受する権利を保護，充足するため，保健や治療内容の情報など適正に提供し，すべての利用者や患者に，これら情報や診断方針，治療結果を理解してもらい，利用者や患者が自己決定権を行

使する必要があります．

このような専門性を有する「保健医療」分野において，外国人・民族的少数者の「健康を享受する権利」を保護，充足するためには，「医療通訳」の存在は不可欠であり，「医療通訳を受ける」ことは，多民族・多文化社会に適応した一般的政策ではなく，「医療通訳を受ける権利」として確立される必要があります．

3）提言とまとめ

2004年10月に開催された日本弁護士連合会人権擁護大会において，「多民族・多文化の共生する社会の構築」に関するシンポジウムが開催されました．その際，「通訳」に関して，「国や地方自治体は，外国人及び民族的少数者への各種の行政手続・施策を行うにあたっては，通訳・翻訳を付するよう努めなければならない」との要綱試案が発表されました．

また，移住労働者と連帯する全国ネットワーク作成の「NGOからの政策提言（2006年）」では，「医療機関は，診療に当たって適切な通訳を確保するため，多言語スタッフの配置，通訳依頼の予算化に努める．自治体は，医療通訳の確保のため，公的な通訳派遣制度の整備，通訳ボランティアの組織化，必要経費の予算化等の措置を採る」との提言がなされています．

戦後日本社会は，外国人・民族的少数者に対して，人権基本法も人種差別禁止法も制定せず，出入国管理法制によって管理の対象としてきました．

人口減少化と多民族・多文化社会を迎えた日本社会において，「ことばの壁」「制度の壁」「心の壁」を取り払い，多民族・多文化のともに生きる社会を構築することは喫緊の課題です．国際人権基準にもとづいた「医療通訳を受ける権利」の確立は，共に生きる社会の構築にとって基礎となる重要な人権課題です．

【丹羽　雅雄】

文　献

伊藤美保，中村安秀，小林敦子：在日外国人の母子保健における通訳の役割．小児保健研究，63（2）：249-255，2004．

北野尚美：外国人親をもつ子どもの家庭内被虐待の発生頻度とその特性に関する横断調査研究．こども未来財団，2011．

Llano R, Kanamori S, Kunii O et al.: Re-invigorating Japan's commitment to global health: challenges and opportunities. Lancet, 378（9798）：1255-1264, 2011.

中村安秀：診療する前に-多文化診療入門-．pp.2-7，（中村安秀，中野貴司編：小児科外来医療英語，診断と治療社，2012．）

中村安秀：医療通訳士の必要性と重要性．pp.3-19，（中村安秀，南谷かおり編：医療通訳士という仕事-ことばと文化の壁をこえて-，大阪大学出版会，2013．）

中村安秀：医療通訳士の必要性と今後の課題．国際人流，27（7）：4-11, 2014．

杉本勝彦：東日本大震災におけるHuMAの活動．目で見るWHO「東日本震災特集」，46：14-16, 2011．

高橋謙造，重田政信，中村安秀ほか：臨床医からみた在日外国人に対する保健医療ニーズ-群馬県医師会，小児科医会における調査報告-．国際保健医療，24（3）：181-191, 2010．

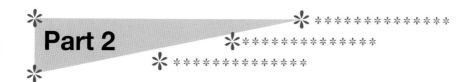

国際人流時代における健康と医療

1. トラベルメディスン
－国際間の移動による健康問題と医療対応－

　トラベルメディスンとは，海外渡航者の健康問題を扱う領域で，「国際間の人の移動にともなう健康問題や病気を扱う医学」と定義されています．日本語ではトラベルメディスンを渡航医学あるいは旅行医学と訳しますが，本書では渡航医学という標記を使用します．

　渡航医学の対象者には，自国から外国へ出発する「アウトバウンド渡航者」と，外国から自国を訪問する「インバウンド渡航者」の2つがあります（表2-1）．日本を中心に考えれば，日本から海外に向かう渡航者はアウトバウンド，海外から日本に来る外国人（訪日外国人や在日外国人）はインバンドという位置づけになります．医療通訳の仕事に従事する方は「インバウンド渡航者」への医療対応を担当することになり，その業務を円滑に進めるためには，渡航医学の知識を備えておくことが求められます．そこで，ここでは医療通訳に必要とされる渡航医学の知識について解説します．

　なお，ここで「訪日外国人」とは，旅行や仕事などで日本に短期間滞在する外国人，「在日外国人」とは，生活の場を日本におき長期間滞在する外国人と定義します．

1）渡航医学の歴史

　渡航医学は1960年代の欧米で発祥しました．この当時，欧米諸国では第二次世界大戦の復興を終え，平和な時代の到来とともに海外旅行ブームを迎えていました．この結果，海外渡航者数は急増し，それに伴って旅先で健康問題を起こす者の数も増加していきました（図2-1（UNWTO, 2012））．こうした旅先での健康問題を解

表2-1　渡航医学の対象者（日本を中心にした場合）

	アウトバウンド渡航者 （日本から海外へ出発）	インバウンド渡航者 （海外から日本に来る）
短期滞在	海外旅行者，海外出張者	訪日外国人 （旅行者，出張者など）
長期滞在	仕事での滞在者，留学生 ロングステイヤー， 海外ボランティアで働く人	在日外国人 （居住者，仕事での滞在者， 留学生，難民など）

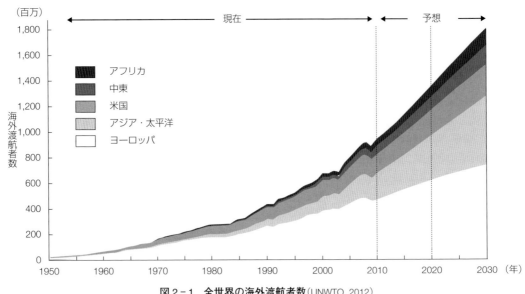

図2-1　全世界の海外渡航者数(UNWTO, 2012)

決するため，当初は地域のホームドクターが対応していましたが，1970年代になると欧米各地に，トラベルクリニックと呼ばれる海外渡航者の専門医療機関が設立されるようになります．トラベルクリニックでは，旅先の医療情報の提供や予防接種，携帯医薬品の販売，さらには帰国後に症状のある渡航者の診療などが行われます．

1970年代以降の欧米諸国では，こうしたクリニックの数が，海外渡航者数の増加とともに増えていきました．国民の側でもその存在を認識しており，海外に旅立つ前には，トラベルクリニックで健康指導を受けることが習慣になっていきます．例えば，2000年代にヨーロッパや米国の空港で行われた調査によれば，海外渡航者の半数近くが出国前に医療従事者から健康指導を受けていました（Van Herck et al, 2004）．

トラベルクリニックの普及とともに，1980年代にはクリニックで提供している医療を学問的に確立する動きが起こります．この結果，1988年にはInternational Society of Travel Medicineの第1回大会がスイスのチューリッヒで開催され，ここに渡航医学が確立するのです．このときに「国際間の人の移動にともなう健康問題や病気を扱う医学」という定義もつくられました．

現在，欧米の渡航医学の分野では，アウトバウンドだけでなくインバウンド渡航者の医療対応や研究も盛んに行われています．移民や難民の医療専門家も渡航医学の分野に参加し，インバウンド全体を対象にしたさまざまな対応がとられているのです．

2）日本における渡航医学

日本での渡航医学の発祥は，欧米諸国に比べてかなり遅いものでした（濱田，2002）．これは，第二次世界大戦後の日本で，海外渡航そのものが大幅に制限されていたためです．この制限は1964年に撤廃され，1970年代には日本人海外渡航者数が100万人を突破します（図2-2（法務省，2013））．この時代に海外渡航者数

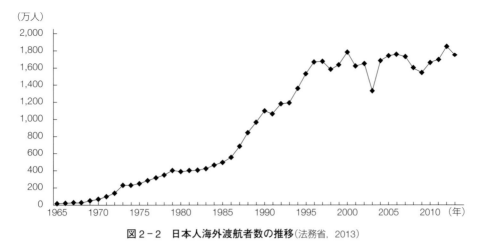

図2-2　日本人海外渡航者数の推移（法務省，2013）

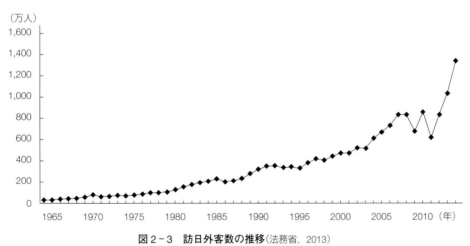

図2-3　訪日外客数の推移（法務省，2013）

が増加した要因としては，ジャンボジェット機の就航により航空運賃が大幅に下落したことや，日本企業の東南アジアなどへの進出が加速したことがあげられます．そして，この頃から労働衛生の分野では，海外駐在員を対象にした医療対応が展開されるようになりました．

　さらに，1980年代後半の日本に大きな変化が起こります．国際社会で円高が容認されたことや，バブル景気の到来により，日本で海外旅行が一般大衆の娯楽として大きなブームを迎えたのです．1985年の時点で年間500万人だった海外渡航者数は，1995年には1,500万人を越えました．これだけの数の日本人が海外に渡航する時代になると，一般の旅行者についても旅先での健康問題に関心が向けられるようになります．この結果，1997年に「海外渡航者の健康を考える会」が発足し，この研究会が2006年に「日本渡航医学会」へと発展します．その後も，日本人の海外渡航者数は増加を続け，2012年には年間1,800万人を突破しました．

　インバウンド渡航者の医療対応については少々状況が異なります．在日外国人については，1980年代以降，東南アジアや南米からの渡航者が増えてから，積極的な医療対応がとられるようになりました．その一方で，訪日外国人への医療対応はあまり行われてきませんでした．しかし，1993年に日本政府がビジット・ジャパン・キャンペーンを開始してから変化が起こります（図2-3（法務省，2013））．この

国家事業により訪日外国人数は年々増加し，2013年には年間1,000万人の壁を突破するのです．さらに，東京での2020年オリンピック・パラリンピックの開催が決定したことを受けて，日本の渡航医学関係者の間では訪日外国人の医療への関心が急速に高まっています．

こうした訪日外国人の医療対応で最近注目されているのが，医療ツーリズムという分野です．医療ツーリズムは国際医療交流とも呼ばれますが，医療を目的として海外渡航する旅行形態で，1990年代からアジア諸国などでその受け入れが始まりました．日本でも2010年に発表された政府の「新成長戦略」の中に医療ツーリズムの推進が掲げられており，国内の医療機関でも人間ドックや健診を中心に外国人受診者の受け入れが行われています．

3）海外渡航者の健康問題の頻度

海外渡航者の健康問題の発生頻度については Steffen らの調査結果がよく引用されます（Steffen et al, 1987）．この調査は1980年代にスイス人旅行者を対象に行われたもので，途上国に1カ月間滞在した場合に起こる健康問題の頻度を算出しています．それによれば，何らかの健康問題の起こる頻度は50〜60％，実際の病気にかかる頻度は20〜30％，その病気で医療機関を受診する頻度は8％という結果でした（表2-2）．

日本からの渡航者については，筆者らがロングステイ財団の旅行モニターを対象に2012年に行った調査があります（廣幡ほか，2012）．海外渡航経験者（1,222人）を対象に，「今までの海外渡航中に発生した健康問題」について質問したところ，「時差ぼけ」「下痢」「感冒」などが高頻度に起きていました．また，この対象の中で旅先の医療機関を受診したのは100人（8.1％），入院したのは10人（0.8％）でした．

海外渡航中に死亡する頻度は，先に紹介した Steffen らの調査によれば，途上国への1カ月間の滞在で0.001％と算出されています．また，外務省の海外邦人援護統計によれば，日本人の海外での死亡者数は2013年が601人で，その原因は病気（422人）が全体の7割近くを占めていました．病気により死亡した渡航者の死因に関しては，海外でいくつかの調査が行われていますが，いずれも心血管系の病気が多いという結果でした．

以上のデータはアウトバウンドの渡航者を対象にしたものですが，インバウンドの渡航者でも訪日外国人については，これと同様な頻度で健康問題が発生していると考えられます．一方，在日外国人については出身国によって健康問題の様相が違ってきます．例えば，古くから日本に滞在している韓国・朝鮮出身者については，日

表2-2 海外渡航者に健康問題が発生する頻度（途上国に1カ月間滞在する場合）

健康問題	発生頻度（全渡航者を100％）
何等かの健康問題が発生する	50〜60％
疾病に罹患する	20〜30％
医療機関を受診する	8％
入院する	0.3％
治療のため緊急に帰国する	0.05％
死亡する	0.001％

(Steffen R et al, 1987)

本人と同様な頻度で健康問題が発生していますが，最近増加傾向にある東南アジアや南米の出身者は，感染症や事故などの頻度が高い傾向にあります（李，2005）．

4）海外渡航者の健康問題の種類

（1）自然環境の変化による健康問題

自然環境の変化で起こる健康問題には，気候の変化による病気，航空機内で発生する病気，時差による体調不良（時差症候群），高山病などがあります．

・気候の変化による病気

気候の変化に起因する病気は高い頻度で発生します．例えば，高温多湿の気候は体力の消耗や脱水を助長します．また，乾燥した気候では，呼吸器感染症やアレルギー性鼻炎が増加します．日本に滞在する外国人にとっては，夏の高温多湿の気候で熱射病になったり，冬の寒冷な気候でインフルエンザなどの呼吸器系感染症にかかるリスクが高くなります．

・航空機内で発生する病気

飛行中の航空機内の気圧は約 0.8 atm に低下しており，酸素分圧も約 20％低下しています．健常者はこのような気圧下でも問題ありませんが，呼吸器疾患や貧血症の患者は低酸素血症に陥りやすく，また狭心症の患者は発作を誘発する危険性があります．こうした患者は搭乗中に酸素使用も検討すべきです．

航空機内で長時間の座位をとっていると，下肢の静脈がうっ血し，血栓が形成されます．この血栓が歩行開始後に流出すると肺の血管に詰まることがありますが，これが旅行者血栓症（通称はエコノミークラス症候群）です．機内は湿度が20％以下に乾燥しており，それに起因する脱水も本症を助長します．航空機内では足関節の屈伸運動を定期的に行い，水分の補給に努めることが必要です．

・時差症候群

時差症候群とは，体内時計と生活時計のずれにより起こる一過性の心身不調状態で，睡眠障害や精神作業能力の低下などが起こります．時差が4～5時間以上ある地域に移動した場合に起こることが多く，とくに東方への移動（日本から米国への移動など）で症状が強くなります．時差症候群の対策としては，到着後はできるだけ現地時間に合わせた行動をとることが大切で，睡眠障害には睡眠導入剤などの服用が効果的です．また欧米諸国では，時差対策として松果体ホルモンのメラトニンを用いることがあります．

（2）感染症

途上国では衛生状態の問題で感染症が日常的に流行しており，海外渡航者の健康問題としても重要です．海外で流行している感染症の情報については，厚生労働省検疫所のホームページなどを参照ください（表2-3）．

・日本から途上国に向かう渡航者の感染症

渡航者が途上国に滞在する場合には感染症にかかるリスクが高くなります．このうち経口感染症はもっとも頻度が高く，下痢症は1カ月間の途上国滞在で20～60％，A型肝炎は0.04％の渡航者に発症するとされています（Steffen et al, 2008）．蚊に媒介されるマラリアやデング熱も頻度が高く，マラリアは西アフリカに滞在すると1カ月間で2～3％の罹患率になります．性行為感染症や動物由来の感染症（狂犬病など）も，途上国では注意すべき病気です（表2-4）．途上国への渡航者には，

表 2-3 インターネット上の海外医療情報サイト

サイト名	URL	特徴
厚生労働省検疫所	http://www.forth.go.jp	海外の感染症流行情報 国内のトラベルクリニック情報
外務省・海外安全ホームページ	http://www.anzen.mofa.go.jp	海外の感染症流行ニュース
外務省・渡航関連情報	http://www.mofa.go.jp/mofaj/toko/index.html	海外の医療機関情報
海外邦人医療基金	http://www.jomf.or.jp	海外の医療機関情報
東京医科大学病院渡航者医療センター	http://hospinfo.tokyo-med.ac.jp/shinryo/tokou/	海外の感染症流行ニュース
日本渡航医学会	http://www.travelmed.gr.jp/	国内のトラベルクリニック情報
海外医療支援協会	http://www.jrm-inc.jp/imasi/	慢性疾患を抱える人の海外旅行情報
海外旅行と病気	http://www.tra-dis.org/	海外旅行中の病気の解説

表 2-4 海外でリスクのある感染症

感染経路	感染症	主な流行地域	ワクチンの有無
経口感染	旅行者下痢症	途上国全域	△注1)
	A型肝炎	途上国全域	○
	腸チフス	途上国全域（とくに南アジア）	○
	ポリオ	南アジア，熱帯アフリカ	○
昆虫媒介感染	デング熱	東南アジア，南アジア，中南米	―
	マラリア	熱帯・亜熱帯地域（とくに熱帯アフリカ）	―
	黄熱	熱帯アフリカ，南米	○
	日本脳炎	東アジア，東南アジア，南アジア	○
	ダニ媒介性脳炎	ロシア，東欧	○
動物媒介感染	狂犬病	途上国全域	○
経気道感染	結核	途上国全域	○
	インフルエンザ	全世界	○
性行為感染	梅毒，HIV感染症	途上国全域	―
	B型肝炎	アジア，アフリカ，南米	○
経皮・傷口感染	住血吸虫症	東南アジア，中東，アフリカ，南米	―
	破傷風	途上国全域	○

注1）コレラワクチンが旅行者下痢症の一部に有効である．

こうした感染症の流行情報を提供するとともに，ワクチン接種などの予防対策を実施する必要があります．

・途上国から日本を訪れる外国人の感染症

途上国から日本を訪れる外国人が，自国で罹患した感染症を発病するケースもしばしばみられます．こうした外国人の感染症に関する調査は欧米諸国で数多く行われてきましたが，結核，HIV感染症，腸管寄生虫症などの慢性感染症が大きな問題になっています．

日本でも木村らが，1990年代に国際協力機構の研修で来日した外国人の調査を行っていますが，便検査では鞭虫，回虫，ランブル鞭毛虫など，腸管寄生虫の感染者が数多く発見されました（木村ほか，1997）．また，B型肝炎およびC型肝炎のキャリアーやHIVの感染者も少数ですが確認されています．結核に関しては日本でも若い世代で外国人患者の割合が増加しており，厚生労働省の2013年のデータによれば，日本国内で発症する20歳代の患者の41％が外国籍でした．

・家族や親族を訪問する渡航者の感染症

　最近，欧米諸国で注目されているインバウンド渡航者の感染経路として，Visiting friends and relatives（VFR）と呼ばれるものがあります（Keystone, 2012）．これは渡航者が母国に一時帰国し，その間に感染症に罹患する経路です．例えば，Geo Sentinel（渡航医学の国際ネットワーク）の調査では，VFR渡航者がマラリアに罹患する頻度は一般の渡航者に比べて8倍高くなります．また，欧米諸国の輸入マラリア患者の半数以上がVFR渡航者でした．

　彼らが感染症に罹患しやすい理由としては，滞在先が一般の旅行者より衛生状態の悪い環境になる点や，自分自身は感染症に抵抗力があると誤解している点などがあげられます．また，金銭的な理由で出国前にワクチン接種を受けられないことも影響しているようです．このため，欧米諸国の渡航医学関係者の間では，いかにしてVFR渡航者にワクチン接種やマラリア予防対策などを受けてもらうかが，大きな課題になっています．わが国でも，VFR渡航者の感染症患者は増加傾向にあり，今後はこの集団の感染症対策を充実させていく必要があります．

（3）ライフスタイルの変化による健康問題

　この種の健康問題は滞在期間により状況が違ってきます．短期滞在者（旅行者や出張者など）は渡航中の行動が日常よりも過重になるため，疲労が蓄積しやすい状況にあります．これが原因になり，生活習慣病や整形外科疾患などの慢性疾患が悪化するケースが多くなります．こうした状況はアウトバンド，インバウンドにかかわらずみられるものです．

　長期滞在者については食生活の変化や運動不足などにより，生活習慣病が誘発されることが多くあります．また，さまざまな原因でストレスが増加すると，メンタルヘルスの不調を引き起こします．在日外国人については，日本の文化や食生活への不適応，ことばの問題などがストレスファクターになり，メンタルヘルスの不調を起こすケースが少なくありません．

（4）医療環境の変化による健康問題

　海外渡航者にとっては，医療環境の変化も重要な健康問題の1つです．この問題のために，渡航者は病気にかかっても医療機関への受診を躊躇し，その結果，病気の悪化を招くことになります．このため，海外渡航者の医療対応をする際には，日本と海外の医療システムの違いを十分に理解しておくことが必要です．

・日本と海外の医療システムの違い

　以下に海外での一般的な医療システムを紹介します（表2-5）．

〈医師のシステム〉

　海外の医師は，一般医と専門医に大きく分けられます．一般医とはプライマリ・

表2-5　海外と日本の医療システムの主な相違点

	日本	海外（一般的状況）
医師のシステム	ほとんどが専門医	一般医と専門医がいる
病院のシステム	クローズドシステム （外部の医師が診療できない）	オープンシステム （外部の医師が診療できる）
医療費のシステム	健康保険で一律	病院や医師によりまちまち

ヘルスケアを提供してくれる医師であり，General Practitioner，Family Doctor と呼ばれています．内科はもちろんのこと，小児科や簡単な外科の処置もしてくれます．専門医とは一定の専門分野で特別なトレーニングを受けた医師で，その分野を中心に診療を行っています．海外で医療機関を受診する際には，まず一般医の診察を受けるのが正式なルートです．そして，一般医に対応できない病気であれば，専門医に紹介されます．

〈病院のシステム〉

日本の病院で診察している医師は，ほとんどが病院の職員です．医師は直接に患者から診察料を徴収せず，病院から給料をもらっています．一方，海外の病院では，医師が病院の職員でないことがよくあります．こうした医師は病院からスペースを借りて診療を行っているのですが，これをオープンシステムと呼んでいます．このシステムでは，患者は病院の会計で施設使用料や検査代金を支払う上に，医師に別途，診察料を支払うことになります．また，医師が病院の職員ではないため，初めて病院を受診した際に，窓口で「どの医師にかかりたいですか？」と尋ねられます．医師は自分で選ぶのが，オープンシステムの原則になっています．

〈医療費のシステム〉

日本では国民皆保険制度のおかげで，医療費はどの施設でも均一です．ところが，海外では自由診療になるため，医療費は施設により異なります．また，医師によっても診察料に違いがあります．

・日本からの渡航者の問題

筆者らが海外で受診経験のある日本人（1,909人）を対象に行った調査によれば，「医療機関に何らかの不満がある」と答えた人は半数近くに達しました（大塚ほか，2011）．不満の内容としては医療費に関するものがもっとも多く，医療レベル，医療システムと続きました．先進国と途上国を比較すると「何らかの不満がある人」の割合に差はありませんでしたが，不満の内容として，先進国では医療費，途上国では医療レベルが多くあげられました．

なお，海外で日本人が利用している医療機関の情報については，外務省や海外邦人医療基金などのサイトから入手することができます（表2-3）．

・インバウンド渡航者の問題

日本に滞在する外国人についても，日本の医療機関を受診する際には多くの問題が生じます．まずはことばの問題で，この点を改善するために医療通訳という職業が必要とされています．

次に医療システムの問題ですが，先に紹介したように海外と日本ではシステムが異なり，日本からの渡航者が海外で不便を感じるのと同様に，外国人も日本のシステムを使いにくいと感じています．このため，医療通訳の業務にあたる際には，日本と海外のシステムの違いを熟知し，それを外国人に説明することが必要になってきます．

もう1つは医療費の問題ですが，これは短期滞在者（訪日外国人）と長期滞在者（在日外国人）で対応が異なってきます．短期の場合は海外旅行保険や自国の医療保険を使用するケースが多くみられます．受診者は日本の医療機関で立て替え払いをし，後日，保険会社などに請求する方式をとります．医療機関側からすれば自費診療で対応し，診断書や支払調書などの記録を受診者に渡します．一方，長期滞在者については，日本の健康保険に加入している者も多く，この場合は通常の受診者と同様です．ただし，保険にまったく加入していない外国人の場合は，自費診療を行うな

どの特別な対応が必要になります．

5）日本における渡航医学の課題

　日本の渡航医学が，欧米諸国に比べて大きく遅れをとっていることは明白ですが，その顕著な例がトラベルクリニックの数にみられます．International Society of Travel Medicine が運営するホームページには，各国のトラベルクリニックのリストが掲載されています．この数が米国ではニューヨーク州だけで 49 施設を数えますが，日本では全国にわずか 33 施設しかありません（2014 年 12 月現在）．これが日本国内でのトラベルクリニックの正確な数ではありませんが，いかに日本で渡航医学の普及が遅れているかがわかります．

　さらに訪日外国人への医療に関しても対応が遅れており，日本の渡航医学関係者の中で実際に診療に従事している者はまだ少数です．2020 年の東京オリンピック・パラリンピック開催に向けて，訪日外国人がさらに増加することが予想されていますが，この集団への医療対応の整備が急務となっています．

　医療を提供する側の課題とともに，日本では国民が旅先での病気を予防する意識に乏しいことも問題になっています．前述したように，欧米の空港で行われた調査では，渡航者の半数以上が出発前にトラベルクリニックなどで渡航中の健康指導を受けていました（Van Herck et al, 2004）．日本でも最近同じような調査が行われましたが，出発前に健康指導を受けたと回答した渡航者はわずか 2％にすぎませんでした（Namikawa et al, 2010）．この結果は，海外渡航に伴う病気の認識が日本で低いことが大きな要因と考えます．

　このように日本では渡航医学の歴史が浅いだけでなく，医療側の対応の遅れや国民の意識の乏しさなどにより，その普及が遅れている状況にあります．しかし，最近になり日本でも渡航医学をめぐる新たな展開がみられています．

　まず，旅行業界に大きな変化が起きています．近年の観光旅行者の急増に伴い，業界としても健康問題への関与が避けられないことを自覚するようになりました．さらに，2005 年には旅行業法が改正され，旅行業者はパック旅行の旅客に健康情報を提供することが義務付けられるようになったのです．このような動きは，日本国民に海外渡航中の健康問題を認識させる契機になるでしょう．

　さらに，医療を提供する側の動きとして，日本渡航医学会などの学会を中心に，医療職の研修や認定制度が始まり，トラベルクリニックの開設支援事業も展開されています．こうした動きに応ずるように，日本国内でもトラベルクリニックが最近は続々と誕生しています．また，この中には訪日外国人の医療に関心をもつ施設も多く，トラベルクリニックが訪日外国人の医療拠点になることに期待がもたれています．

　このように，最近の社会情勢などの変化により，これから先，日本でも渡航医学の需要はますます高まることが予想されているのです．

【濱田　篤郎】

2．国際医療交流に対応する医療通訳

さまざまな分野でグローバリゼーションが進む中で，日本の医療の国際化に対する関心が高まっています．筆者らは厚生労働省の研究費補助を受けて，2010年より国際医療交流に関する研究を実施しました（遠藤ほか，2011〜2015）．研究では，日本の医療機関における外国人患者の受入れの実態調査や地方自治体における国際医療交流への取り組みの調査を実施しました．これらの調査を通じて，医療通訳をめぐる課題も浮き彫りになりました．そこでここでは，研究成果をもとに日本における国際医療交流と医療通訳の現状について解説します．

1）日本における国際医療交流発展の経緯

これまでも在日外国人患者は，居住地域のさまざまな医療機関で受け入れられてきました．また，医療を目的として来日する外国人患者の受入れも，先駆的にいくつかの医療機関で実施されてきました．しかし，外国人患者の受入れに関する正確な実態は，「医療観光（いわゆるメディカル・ツーリズム）」が脚光を浴びる数年前までは把握されていませんでした．そもそも高齢社会によりニーズの増大する日本人患者への対応や医師不足の状況から，日本においては外国人患者の受入れといった医療の国際化に対するインセンティブは乏しかったといえます．

一方，グローバリゼーションが進む日本の中で，医療だけが閉鎖的であるとの指摘もなされてきました．開原は「日本もモノの輸出だけでなく，医療のような科学・文化的な面でも周辺諸国に貢献すべきで，発展途上国援助で多くの医療関係者が海外で活躍しているように，国内でも外国人患者を受け入れても良いはずだ」，そして「無理に外国人患者を『勧誘』する必要はないが，日本に来て診療を受けたいという外国人患者がいることは確かである．そうした人に対しては，旅行業者のようなサービスがあって，外国人患者が気持ちよく診療を受けられる病院が日本にいくつかあってもいいのではないか」と提言しています（開原，2009）．

こうした背景の中で「医療観光」が脚光を浴びるきっかけとなったのが，2010年に民主党政権が打ち出した「新成長戦略」でした．今後成長が期待される7つの戦略分野の1つに，「ライフ・イノベーション」を位置づけ，「国際医療交流（外国人患者の受入れ）」をあげました．そして具体的には，国際医療交流促進のために，「医療滞在ビザ」[解説1]や「外国人患者の受入れに資する医療機関の認証制度」[解説2]が創設されました．なお「医療観光」という表現は，「観光」という語が患者の苦しみを表現できていない等の理由により，医療現場から他の語を使用すべきとの意見があり，政府としては「国際医療交流」という表現を使っています．

その後，2012年に民主党から自由民主党へと政権交代が起きました．自民党新政権ではいわゆる「アベノミクス」の一環である「国際展開戦略」の中で，日本の医療技術や医療関連製品，医療機関，医療サービスや医療インフラなどを海外に売り込む方針が謳われています．さらに2013年に入り，2020年の東京オリンピック・パラリンピックの開催が決定したことを受け，訪日外国人の増加が予想され，それに伴う医療体制の整備にも関心が高まっています[解説3]．

解説1）医療滞在ビザ
医療滞在ビザとは，日本において治療等を受けることを目的として訪日する外国人患者等（人間ドックの受診者等を含む）および同伴者に対し発給されるものである．医療機関における治療行為だけでなく，人間ドック・健康診断から温泉湯治などの療養まで，幅広い分野が対象となる．滞在期間は最大6カ月で，必要に応じて3年以内であれば出入国を繰り返すことができる．滞在期間は，外国人患者等の病態等を踏まえて決定される．外国人患者等の親戚だけでなく，親戚以外の者であっても，必要に応じ同伴者として同行が可能である．

解説2）外国人患者の受入れに資する医療機関の認証制度（JMIP）
本認証制度（Japan Medical Service Accreditation for International Patients）は，外国人患者の円滑な受入れを推進する国の事業の一環として厚生労働省が2011年度に実施した「外国人患者受入れ医療機関認証制度整備のための支援事業」を受けて，一般財団法人日本医療教育財団が創設した．本認証制度の目的は，日本国内の病院における，多言語による診療案内や，異文化・宗教に配慮した対応など，外国人患者の受入れに資する体制を第三者的に評価することを通じて，医療を必要とするすべての人に，安心・安全な医療サービスを提供できる体制づくりを支援することである．

認証制度の対象となる病院は、「医療を総合的に提供している病院、かつ、第三者機関による認定・認証によって病院機能が評価されている病院」となっている。これは本認証制度では病院で提供される医療の質については評価せず、公益財団法人日本医療機能評価機構による病院機能評価あるいは Joint Commission International による「Accreditation Standards For Hospitals」を受けていることを前提としているからである。評価は、申請した病院に対して書面調査と訪問調査により行われる。現在の認定病院は同財団のHPに公表されている (http://jmip.jme.or.jp/search.php)。

解説 3）MEJ
Medical Excellence JAPAN（MEJ）は官民連携による日本の医療の国際展開を推進するため、経済産業省の支援を得て設立され、2011年から外国人患者が日本の医療機関で先進医療を受けるための支援を行ってきた。その後、2013年に日本式の優れた医療を世界へ展開する事業を中核に据える組織に拡充された。官民一体で、日本と相手国の医療界の人的ネットワークを構築し、相手国の医療の課題やニーズを踏まえ、日本の医療と、医療機器や医薬品、人材育成、医療・保険の制度・システムなどをトータルのパッケージで輸出し、日本式の医療を海外展開する取り組みを推進している (http://medical-excellence-japan.org/jp/mej/)。

2）現　状

(1) 外国人患者の受入れの実態

前述したように、日本における外国人患者の受入れに関する詳細なデータがなかったため、その実態を正確に把握することは困難でした。しかし、外国人患者の受入れに対する関心が高まるようになり、政府としても実態把握の必要性を認識するようになりました。

①経済産業省による調査

経済産業省は野村総合研究所に委託して、2010年と2012年に2回、日本国内の医療機関を対象に「国際医療交流の取り組み状況に関するアンケート」を実施しました。この調査では在日外国人患者ではなく、「医療を目的として来日した外国人患者」の受入れの実態を把握することを目的としていました。2012年の調査では9,412の医療機関（病院：8,475施設、診療所：937施設）に対して実施し、2,064施設から回答を得ています（回答率21.9％）。

その結果、外国人患者の受入れを「すでに実施している」と回答したのは6.6％、「実施する予定で具体的な計画がある」は1.1％、「具体的な計画はないが実施する予定」は5.0％でした。何らかの形で受入れを検討している医療機関は12.7％となり、2010年の調査から3ポイント増加していました。

②厚生労働省による調査

筆者らは厚生労働科学研究費補助金により、2010年ならびに2013年に外国人患者の受入れの実態調査を行いました。この調査では「医療を目的として来日した外国人患者」のみならず、「在日外国人患者等」も対象としました。調査対象医療機関は公益財団法人日本医療機能評価機構の認定を受けた「一般」の病院とし、自記式質問紙調査により実施しました。

(i) 2010年調査結果

1,471病院を調査対象として調査を行い、408施設から回答を得ました（回答率27.7％）。外来新患数を回答したのは200施設（49.0％）であり、国別では、中国、韓国が多いという結果でした。入院新患者数を回答したのは204施設（50.0％）であり、国別では中国、韓国が多かったのですが、対象国とその提供した医療内容については一定の傾向を見出すことは困難でした。

「医療を目的として来日した外国人患者」の受入れを実施（又は予定）している病院については、「実施する予定はない」が248施設（60.7％）、「検討中・未定」が119施設（29.2％）、「実施している」が26施設（6.4％）、「実施する予定である」が9施設（2.2％）でした。また「実施している」または「実施する予定である」と回答した35施設（8.6％）に対して、受入れの理由について質問しました。その結果、「地域の活性化に貢献するため（37.1％）」、「特別な理由はない（日常診療の一環として実施しているため）（34.2％）」、「自院の基本理念として国際化を掲げているため（31.4％）」が多く、「収入をあげ自院の経営を安定させるため」は2.9％でした。

この調査結果から、これまでは外国人患者の受入れの実績はあまりないことがわかりました。一方、受入れを実施ならびに予定している医療機関は10％程度あることが判明しました。ちなみに、診療録は法律により5年間の保管義務や必須記載事項が課せられています。しかし国籍を記載する義務はなく、このためほとんどの医療機関では国籍を記載しておらず、こうした点からも外国人患者の受入れに関す

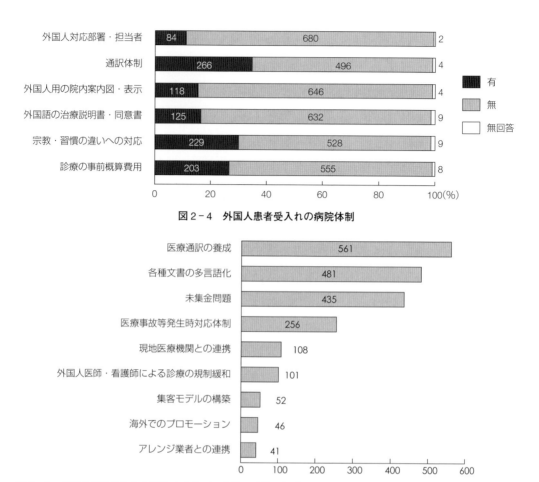

図2-4 外国人患者受入れの病院体制

図2-5 外国人患者受入れを実施する上で，今後，政治，行政，民間が整備すべき要件(重要なもの3つまで)

る正確な統計をとり難い状況が判明しました．

(ii) 2013年調査結果

　1,403病院を対象とし，有効回答率は54％（766病院）でした．外国人患者の受入れの実績については，日本に住んでいる外国人患者の受入れ実績がある病院は，入院75％，外来89％と高い結果が出ました．また，医療を目的として来日した外国人患者の受入れ実績がある病院は，入院12％，外来15％でした．外国人患者受入れの病院の体制等の整備状況については，外国人患者に配慮した院内案内図や院内案内表示を整備している16％，外国人患者が理解可能な言語で治療説明書や同意書を作成している16％，外国人患者に対応する担当者または担当部署を設置している11％に留まっており，外国人受入れの病院体制の整備に課題があることがわかりました（図2-4）．

　外国人患者受入れを実施する上で，今後，政治，行政，民間が整備すべき要件について問うたところ，医療通訳の養成，契約書・同意書等の各種文書の多言語対応，未集金に関する課題が上位でした（図2-5）．

　2010年の調査結果と比較し，有効回答率が27.7％から54.0％へと大幅に上昇しました．これは，2010年の調査では，医療を目的として来日した外国人を主な調査対象としましたが，2013年の調査では，すでに日本に住んでいる外国人や日本に訪れた際（観光やビジネス等）に，医療が必要となった外国人についても明確に

分類し調査対象としたことで，回答した病院が多くなったことが考えられます．また，自由記載欄をみると，政府が外国人患者受入れ環境整備に対応することへの期待などが記載されています．これは外国人患者受入れ認証制度を推進していることで，病院に一定程度，外国人患者受入れに対する関心が上昇したことによることも一因考えられます．

（2）地方自治体の対応

研究では国際医療交流に関する地方自治体の取り組みの現状と課題を把握するため，国際医療交流に取り組んでいるいくつかの地方自治体と，現状と今後の推進のあり方について意見交換を行いました．地方自治体の規模や地域性等によって差異はあるものの，それぞれの地域に在住・滞在する外国人の数は年々増加しています．それに伴い，外国人患者特有の医療ニーズに対応するための体制整備（例えば，外国語に対応できる医療機関の紹介，外国人のための医療相談窓口の設置，医療通訳の派遣等）の必要性が高まっていることが明らかになりました．そして外国人患者の医療ニーズに対応するため，地方自治体においても，それぞれ独自の取り組みを開始していますが，共通の課題として，ア）財源，イ）医療通訳人材の確保ならびにその質の担保，ウ）行政や医療機関等の連携関係の構築・強化，エ）コーディネーター機能の充実等の問題を抱えていることが明らかとなりました．

3）課　題

本研究では前述のアンケート調査に加え，外国人患者の受入れを実施している医療機関への訪問聞き取り調査や，政府，医療機関，企業など，国際医療交流の関係者が一堂に会したシンポジウム，さらには医療機関同士で現状と課題をレビューするワークショップを開催し，外国人患者の受入れに伴う課題の検討も行いました．その結果，共通する課題や政府に対する要望としては，次の点が浮かび上がりました．

（1）医療通訳に関する問題

医療現場で外国人患者の受け入れを行う場合，医療通訳者の存在が不可欠となります．しかし，医療通訳者の数は少なく，信頼できる医療通訳者を確保するのは非常に困難となっています．また，緊急時の対応は外国人患者の受入れ担当部署の職員が対応しなければならないことになり，外国人患者の受入れを行えば行うほど，担当部署の職員の負担が重くなっています．

研究班では外国人患者を受け入れている病院を招いて現状と課題をレビューするワークショップも開催しましたが，その中で医療通訳に直接・間接に関係することばの問題や医療習慣・文化の違いにより外国人患者への対応に苦慮する点がいくつかあげられました（表2-6）．

（2）医療費に関する問題

外国人患者に対していくら医療費を請求するかは各医療機関の判断に委ねられています．そこで，どのように価格設定を行えばよいのか判断が難しいといった医療機関によって医療費請求の考え方やその価格設定の考え方には大きな相違が認められました．

表2-6 ことばの問題や医療習慣・文化の違いへの対応に苦慮する点

- 患者が家族や知人を通訳として帯同してきても,その通訳者のレベルが低く,コミュニケーションが十分に取れない,あるいは自分で勝手に解釈して通訳するため,円滑なコミュニケーションが取れなかった.
- 患者が子どもを通訳者として帯同させてきたが,当該患者ががん末期で,子どもを通訳者として介するのが適当ではなく困った.
- 日本人同士,日本語の会話ならば十分に汲み取れる内容が,文脈から理解できない.
- 病気についての理解・認識が違う.治療についても一般常識や概念がかけ離れている場合が多い.
- 家族が患者に病気の状態や病名告知を希望しない.また患者本人の意思に関係せず,家族のみが病気の説明を受け,治療方針を決めたがる.
- 家族・関係者が多く,治療方針に対する希望もさまざまであり,家族全員の同意が取れない.
- 宗教に関連する診療の制限事項へどこまで対応すべきか.
- 家族の病院への不信感や警戒心が非常に強く,病状の説明や後遺症が残ることを理解してもらえない.
- 何にでも「はい」と答えるが実際に理解できていないため,何度も同じことを聞かれる.
- 医療用専門用語の表現の違いに苦労する.

(3) 外国人患者の多様な国民性や考え方の違いへの対応の難しさ

もっとも強く意識されていた問題でした.外国人患者の医療習慣や国民性に対する理解を深めるように努力する一方で,外国人患者に対して日本の医療習慣や医療文化についても丁寧に説明することによって,両者の隔たりが少しでも解消されるように日々努めている医療機関が多いこともわかりました.

(4) 医事紛争に関する問題

これまで外国人患者の受入れに関して大きなトラブルや医療紛争に巻き込まれた経験のある医療機関はありませんでした.しかし,いずれの医療機関においても,医事紛争に関する漠然とした不安を抱えていることがわかりました.

(5) 政府に対する要望

政府に対する要望としては,外国人医師,看護師,コメディカルの日本での就業条件の規制緩和,政府の対応窓口を一本化,医療通訳の養成があげられました.

4) 政府による取り組み

記述のアベノミクスの一環である「国際展開戦略」として,国際医療交流促進のための具体的な施策が関係省庁でなされています.

(1) 厚生労働省

「医療機関における外国人患者受入れ環境の整備」という視点から,2013年度補正予算で,通訳等の育成カリキュラム作成ならびに医療機関における外国人患者向けの説明資料の標準化・翻訳事業が実施されています(http://www.mhlw.go.jp/stf/seisakunituiste/bunya/0000056789.html).

これに続いて,2014年度予算においては医療通訳・外国人向けコーディネーターの配置を促進することを目的として,全国10地域で「医療通訳派遣モデル事業」が実施されています.この事業では,地域における外国人患者受入れの拠点となる

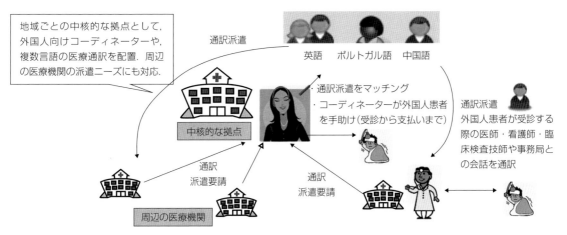

図2-6 外国人患者受入れ環境の整備事業

医療機関（拠点病院）に外国人向けコーディネーターならびに医療通訳を設置します．この拠点病院が，周辺病院等から外国人患者受入れに関する問い合わせに対する回答・助言ならびに医療通訳の提供の依頼があった際の医療通訳の提供を行うことになっています（図2-6）．そしてモデル事業により，外国人患者受入れ環境の整備に向けた好事例や効果測定データを収集・検証することとしています．同省としては東京オリンピック・パラリンピック開催までを外国人患者受入れ環境の集中整備期間として，医療通訳・外国人向けコーディネーターを育成し，全国30カ所を目途に拠点病院に配置をする計画を持っています．

(2) 経済産業省

同省では既述の国際医療交流の実態調査をはじめとして，その促進のためのさまざまな事業を行っていますが，医療通訳の分野では国際医療交流人材育成支援事業として，2010年度に東京外国語大学に「国際医療通訳講座」を設置し，株式会社医学書院および財団法人日中医学協会の協力により講座の実施を行っています．その後，この実績をもとに同大学では「医療外国語講座」（ロシア語，英語，中国語）を開講しています．

5）医療機関による医療通訳の取り組みの実態と課題

研究班では，記述のように国際医療交流に関するさまざまな課題について検討を重ねてきましたが，その課題の中でも喫緊の課題である医療通訳の問題について焦点を当てたヒアリングも行いました．外国人患者受入れの経験が豊富な病院の中から，①国際医療交流を専門に担当する部署あるいは担当職員を設置し，医療通訳を含め外国人患者対応を行っている病院，②医療通訳者は病院の直接雇用ではなく，自治体と契約して院内に配置している病院，③NPO法人から必要に応じて医療通訳を派遣してもらっている病院，④民間あるいはNPO法人の電話通訳サービスを利用している病院，に参加してもらい，その実態と課題を報告してもらいました．

そこで，医療機関による医療通訳の取り組みの現状からみえてきた今後の課題として，①医療通訳の質の担保，②希少言語への対応，③医療通訳の派遣型・配置型・電話通訳の使い分け，④病院職員としての通訳業務と他の業務の兼任のあり方，⑤

費用について患者負担のあり方，⑥地域のリソースの活用，をあげることができました．

　「医療観光」が日本で脚光を浴びた数年前までは，タイ，シンガポール，韓国等の政策にならって「医療観光」を経済発展の１つの柱とする期待が高まっていました．しかしその後，日本における外国人患者の受入れがごく限られている実態や，必ずしも大きな経済的効果は期待できないことなどが明らかとなるにつれ，一時の「医療観光」のブームは沈静化してきたといえます．しかし，2020年の東京オリンピック・パラリンピック開催が決定したことにより，都内の医療機関の外国人患者受入れに対する関心が高まりつつあります．また，政府の積極的な外国人観光客誘致政策により，首都圏以外の医療機関・地方自治体の外国人患者受入れに対する関心も高まっています．

　本研究によって，国際医療交流に取り組んでいる医療機関がさまざまな課題を抱えていることが明らかになりました．とりわけ医療通訳に関する課題の占める割合が大きいことが注目されます．また，同じく課題としてあがっている医事紛争や外国人患者の多様な国民性や考え方の違いへの対応に関する課題も医療通訳と深いかかわりがあります．今後，日本において国際医療交流の必要性がますます増えることは間違いありませんが，医療通訳の問題を解決することなしに外国人患者を適切に受け入れる医療機関の増加を期待することは難しいといえます．

【遠藤　弘良】

文　献

遠藤弘良ほか：国際医療交流(外国人患者の受入れ)に関する研究．厚生労働科学研究費補助金平成22年～26年度総括・分担研究報告書．2011～2015.5.

濱田篤郎：旅と病の三千年史．文春新書，2002.

廣幡智子，山田美鈴，濱田篤郎：海外渡航にともなう健康問題に関する意識調査．日本渡航医学会誌，6（1）：20−24, 2012.

開原成允：外国人患者の診療進めよ．日本経済新聞論壇，2009.6.22．朝刊

Keystone JS: Immigrants returning home to visit friends and relatives. pp. 547−551，(US Department of Health and Human Services (ed): CDC Health Information for International Travel 2012. Oxford University Press, 2012.)

木村幹男，江川　民：途上国からの来日研修員の感染症．日本熱帯医学会雑誌，25（増刊号）：64, 1997.

Namikawa K, Iida T, Ouchi K et al.: Knowledge, attitudes, and practices of Japanese travelers on infectious disease risks and immunization uptake. J Travel Med, 17（3）：171−175, 2010.

大塚優子，古賀才博，安部慎治ほか：海外勤務者における現地医療機関受診状況の調査．日本職業・災害医学会会誌，59（2）：69−72, 2011.

李　節子：在日外国人の保健医療．pp. 65−70，(日本国際保健医療学会編：国際保健医療学　第2版，杏林書院，2005.)

Steffen R, Rickenbach M, Wilhelm U et al.: Health problems after travel to developing countries. J Infect Dis, 156（1）：84−91, 1987.

Steffen R, Amitirigala I, Mutsch M: Health risks among travelers−need for regular updates. J Travel Med, 15（3）：145−146, 2008.

UNWTO：UNWTO Tourism Highlights, 2012 edition. 2012.

Van Herck K, Van Damme P, Castelli F et al.: Knowledge, attitudes and practices in travel-related infectious diseases: the European airport survey. J Travel Med, 11（1）：3−8, 2004.

Part 3

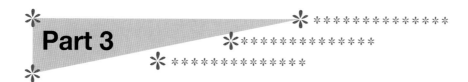

在日外国人の保健医療福祉と医療通訳

1．在日外国人の保健医療福祉と医療通訳

1）グローバル化と国際移住が進む世界—医療通訳はすべての人々へ—

今，世界の人口は著しく増加するとともに，グローバル化が進んでいます．2014年，世界人口は72億人を超えました（国連人口基金，2014）．1950年以降，約60年で約50億人増加しています．また，世界の移住者人口は，2億3,200万人（世界人口の約3％）（IOM，2015）で，世界人口の約30人に1人は，生まれた国から国境を超えて，移住し，生活しています．さらに，世界の観光客数（国際観光客到着数）は，11億人を超えました（国連世界観光機関，2015）．

このような，グローバル化の波は日本にも押し寄せています．2013年，日本における外国人入国者（ほとんどが3カ月以内の旅行者）は，過去最高の1,100万人となりました（図3-1）（法務省，2013a）．また，海外在留邦人[解説1)]の数は，過去最高（外務省が統計を開始した1968年以降）の125万8,263人となりました（外務省，2013）．日本で暮らす外国人人口は206万6,445人で，国籍・出身地は190

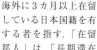

解説1）在留邦人
海外に3カ月以上在留している日本国籍を有する者を指す．「在留邦人」は，「長期滞在者」「永住者」の2つに区分される．日本人の子であっても，日本国籍を有しない者は含まない．自己の意思により外国籍を取得した者は，国籍喪失届を提出していない場合でも法律の定めにより自動的に日本国籍を喪失するため，これに含まれない．

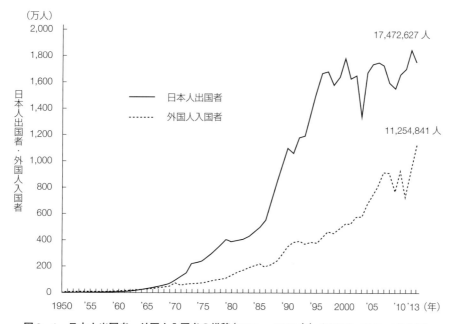

図3-1　日本人出国者・外国人入国者の推移（1950〜2013年）（法務省，2013aより作図）

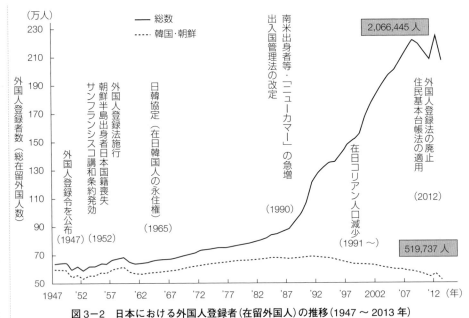

図3-2 日本における外国人登録者(在留外国人)の推移(1947～2013年)
2012年7月9日,60年間続いた「外国人登録法」が廃止され,日本に暮らす外国人にも「住民台帳基本法」が適用されるようになった.「外国人登録者」から「在留外国人」に名称変更され,「外国人登録証」から「在留カード」に変更された.国籍・地域別となり「台湾」が追加された.(法務省,2013bより作図)

解説2) 在日外国人
このことばに関する明確な定義はない.しかし,このことばは社会一般に定着し,使われている.日本に暮らす外国人総称として考えられる.このことばの概念には,「日本に定住している外国人」という要素が含まれている.定住性を表すことばとして「定住外国人」がある.これは概ね5年以上の居住者を指す.「定住外国人」に対して,短期の在留者を含めて「滞日外国人」と呼称することもある.在日外国人に関する表現は,その対象者の生活基盤実態を考慮して表現される.行政の報告書では「外国人住民」「外国籍住民」「外国籍市民」「在住外国人」の表記が多く,NGOのレポート等では「滞日外国人」の表記が多い.

解説3)「韓国・朝鮮」
「韓国・朝鮮」この中身は国籍を表すのではなく,国籍および(出身地)を表す.旧植民地出身,朝鮮半島出身地者の中には「大韓民国」の国籍を取得せず,そのまま(朝鮮)出身地者として生活している者もいる.そのような状態にある者は(出身地)=(朝鮮)と記載されている.

カ国を超えています(法務省,2013b).

このように,国際観光や国際移住が進んだ国際人流時代においては,国境を超える人々の健康をどのように守るのか,世界的に考えなければなりません.今後,ますます,世界はグローバル化すると予測されますが,同時にそれは,ますます医療通訳が必要となるということです.

2)在日外国人の保健医療福祉と医療通訳

日本で,医療通訳を必要としている人々は,①日本に暮らす日本語が不自由な外国人住民,②観光目的などで日本を訪れる外国人,③医療ツーリズム(検診・医療目的の訪日)目的の来日外国人,④大震災などで外国人医療チームによる診療(医療者・患者間の通訳,日本人も含まれる)などがあります.また,聴覚障がい・視覚障がいによって,保健医療従事者とのコミュニケーションに困難を伴うすべての人々にも,医療通訳は本来必要です.

本章では,在日外国人[解説2)]の健康と医療通訳の必要性について考えます.

(1)在日外国人人口の推移

日本における在日外国人の歴史は100年以上あります.1980年代前半まで,在日外国人の大半は,1900年代前半から日本に居住する歴史的背景のある「韓国・朝鮮」国籍(出身地)[解説3)]の人々(以降,在日コリアン)でした.日本で,世代を重ね5世代目が誕生しています.日本人同様,高齢化・少子化が進み,1991年以降,人口減少が続いています(図3-2).一方,1980年代後半,世界各地域の出身者人口が増加しています(図3-3).しかし,2010年頃から全般的に減少傾

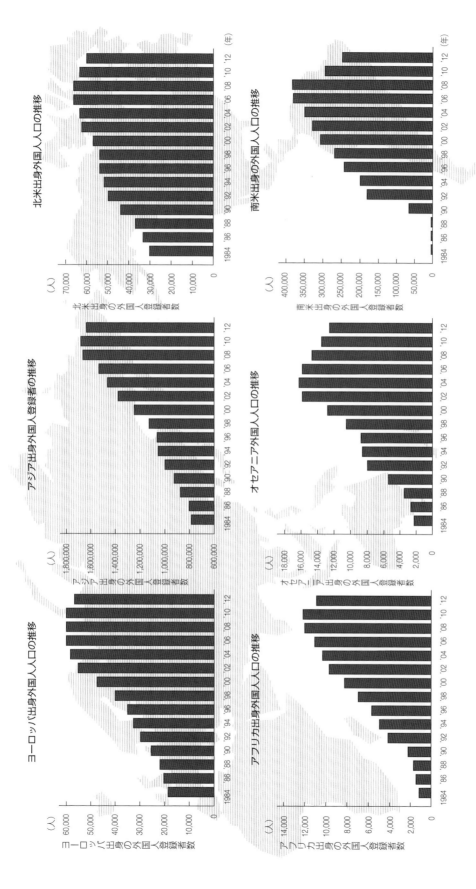

図3-3 日本における世界の地域別外国人人口の推移（1984～2012年）（法務省, 2013bより作図）

表3-1　2013年の日本における在留外国人人口（上位5,000人以上）

国籍（出身地）	人数（人）	国籍（出身地）	人数（人）
中国	648,980	パキスタン	11,119
韓国・朝鮮	519,737	スリランカ	9,191
フィリピン	209,137	カナダ	9,024
ブラジル	181,268	オーストラリア	9,014
ベトナム	72,238	フランス	8,877
米国	49,979	バングラデシュ	8,822
ペルー	48,580	ミャンマー	8,600
タイ	41,204	マレーシア	7,970
台湾	33,322	ロシア	7,509
ネパール	31,531	ドイツ	5,547
インドネシア	27,210	ボリビア	5,315
インド	22,522	モンゴル	5,180
英国	14,880		

（法務省, 2013bより作成）

解説4）人口動態統計

人口動態統計とは, 出生・死亡・婚姻・離婚および死産の5種類の「人口動態事象」を把握し, 人口および厚生労働行政施策の基礎資料を得ることを目的としている. 出生・死亡・婚姻および離婚については「戸籍法」により, 死産については「死産の届出に関する規程」により, 市区町村長に届け出られる各種届出書から「人口動態調査票」が市区町村で作成される. 調査票は, 保健所長および都道府県知事を経由して, 厚生労働大臣に提出され, 厚生労働省ではこれらの調査票を集計して人口動態統計を作成している. 公表している人口動態統計の集計客体は, 「日本における日本人」および「日本における外国人」, 「外国における日本人」がある. 「日本における外国人」についても日本の法律が適用される. 厚生労働省の外国人人口動態調査票にはあらかじめ, 国籍（出身地）が区分されている. 1955～1991年まで, 外国人の国籍（出身地）区分は「韓国・朝鮮」, 「中国」「米国」「その他の外国」の4区分であったが, 1992年からは, 新たに「フィリピン」「タイ」「英国」「ブラジル」「ペルー」の5カ国が追加されている.

向がみられます. 南米を中心とした日系人は, 1990～2008年まで急増し, 2008年以降, 急激に減少しています.

1950～2010年まで60年間の総外国人人口の推移をみると, 1950～1980年の30年間では, 約18万人の増加でしたが, 1980～2010年では, 135万人も増加しています.

2013年, 日本における在留外国人人口, 上位5,000人以上の国籍（出身地）をみると, 第1位は「中国」, 次に「韓国・朝鮮」「フィリピン」「ブラジル」の順になっていますが, 多国籍化, 多民族化, 多様化が進んでいるのがわかります（表3-1）.

(2) 在日外国人の健康課題

ここでは, 日本での生活者としての年数がもっとも長い, 主に在日コリアンの人口動態統計[解説4]から, 在日外国人全般の健康課題について, 考えたいと思います.

①死因別死亡数の推移

在日コリアンの出生数と死亡数の推移をみると, 日本の傾向と類似しています. 年々, 出生数が減少し, 死亡数が増加しています. 1955年の「韓国・朝鮮」の出生数は1万4,424人, 死亡数は3,565人でした. その後, 出生数は, 1985年の国籍法の改定[解説5]の影響を受け半減し, 以降, 急激に減少しています. 1995年には死亡数が出生数を超え, 2013年には出生数1,127人, 死亡数4,798人で, 死亡数が出生数の4倍以上となっています（図3-4）. 1991年以降, 在日コリアンの人口は, 毎年, 約1万人減少しています. 出生数の減少, 高齢化に伴う死亡数の増加, 日本国籍取得者の増加がその要因となっています.

「韓国・朝鮮」の死亡数をみると, 2013年の主な死因は, 「悪性新生物（がん）」「心疾患」「脳血管疾患」で, 全死因の約6割を占める三大死因となっています. 1950年からの推移をみると, 「悪性新生物」は上昇を続け, 死亡順位の第1位となっています. また, 高齢化に伴って「肺炎」が増加しています. 一方, 「乳児死亡」「結核」は大きく減少しています. これらは, 長期的にみて, 日本人の死因の傾向と一致しています. 死因構造の中心が感染症から, いわゆる「生活習慣病」へと変化しています. また, 中高年男性の「自殺」や「肝疾患」が健康課題になっています. 1960

解説 5）国籍法改定と出生児の国籍

1984年に国籍法が改定され，1985年以降の出生児の国籍の取り扱いが父系血統主義から父母両系主義に変わった．すなわち，それまで国籍法は父系血統主義であったため，母親が日本人でも，父親が外国人であれば「日本国民」とはされず「外国人」として扱われてきた．改定後は，父母のどちらか一方が日本国籍を取得していれば，出生児は「日本国民」「日本人」となる．

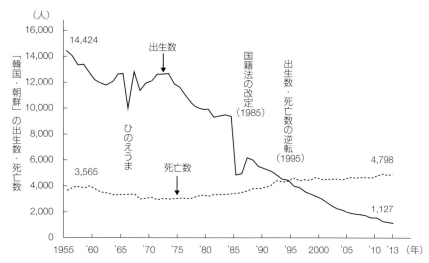

図3-4 「韓国・朝鮮」出生数死亡数の年次推移（1955～2013年）（厚生労働省，2013より作図）

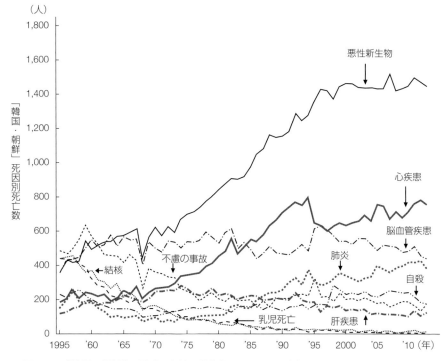

図3-5 「韓国・朝鮮」死因別死亡数の推移（1955～2013年）（厚生労働省，2013より作図）

年，「不慮の事故」は死亡順位1位でしたが，2013年には第6位となっています（図3-5）．

② 5歳未満の死亡数に占める国籍（出身地）別年次推移

1955年，日本における外国人の5歳未満総死亡数は759人でした．2010年には，51人と激減しています．総死亡数に占める国籍（出身地）別割合の推移をみると，1980年代後半までその大半が「韓国・朝鮮」でしたが，1990以降，急激に減少し

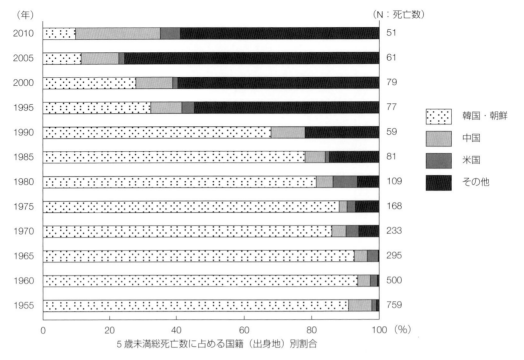

図3-6　5歳未満総死亡数に占める国籍（出身地）別割合の推移（1955～2010年）（厚生労働省，2013より作図）

ています．一方，1990年以降，「その他の外国」（「ブラジル」「フィリピン」「ペルー」など）の数および全体に占める割合が急増しています（図3-6）．これは，いかに，小児保健医療の現場が，多国籍・多言語・多文化化しているか現状を如実に表しています．

③在日外国人の疾病構造

　今後，1980年代に急増した外国人も，その在日年数が長くなり，永住化，世代を重ねることによって，在日コリアン同様の疾病構造へと変化していくものと思われます．在日外国人の健康課題は大きく3つ分類されます．在日コリアンについては高齢者保健，来日年数の浅い若い世代の外国人については母子保健と労働衛生，そしてすべての外国人に対しては，移住，異文化，マイノリティであることに起因した精神保健の課題です．

(3) 日本における健康享受者としての在日外国人

　人間にとって「健康」は，誰もが保障されるべき公正，平等を旨とする「人権」でもあります．医療の本来業務は，人類の健康に貢献するというものです．その対象者は「すべての人々」であり，医療の実践にあたっては，人権を遵守するという倫理的責務が強く求められています．医療の倫理規定には，その行為において患者の国籍，身分，出身，文化，経済的背景などによって差別を行ってはならないと明記されています．日本が批准，発効している国際的人権条約，1979年：国際人権規約，1981年：難民条約，1994年：子どもの権利条約，1995年：人種差別撤廃条約などは，「すべての個人」に対して保障され，「内外人平等」「非差別」の原則が適用されています．在日外国人の社会保障・福祉・保健医療制度はこれら原則を基

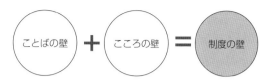

図3-7　日本における外国人保健医療の障壁

軸としています．在日外国人は日本社会を構成する一員であり，日本における健康享受者です．今後，「すべての人々」が生まれながらに有する基本的人権である健康権を日本はどのように保障していくのか，グローバル化が進む中，ますます国境を越えて生活する人々は増えていきます．この問題を避けて通ることができない時代となりました．

（4）外国人医療と医療通訳

外国人が日本の保健医療福祉サービスにアクセスしようとするとき，そこにはさまざまな「壁」が存在します．「ことばの壁」「制度の壁」「こころの壁」などです．この3つの壁は，単独ではなく，互いに影響し合い，障壁を大きくしています．「ことばの壁」によって，当事者と医療者側にコミュニケーション不足が生じ，適切な診断や治療を行うことができなくなります．また，お互いに，些細なことから，"外国人だから" "日本人だから" という疑念や，誤解，思い込み，葛藤，不安などが生まれ，相互の「こころの壁」をも広げてしまします．そして，これが本来必要とされ，適用できるはずの，保健医療福祉サービスを受けられないという「制度の壁」にもつながっていきます（図3-7）．医療通訳は，そこにある「ことばの壁」を取り除き，「こころの壁」を小さくし，よりよい医療を受けられるよう「制度の壁」を取り除くことができる，重要な「橋渡し」の役割があります．また，ギスギスした関係を優しくする「潤滑油」のような存在かもしれません．

3）自治体における多文化共生と医療通訳

（1）自治体における多文化共生と医療通訳

2006年，総務省は地域における多文化共生推進プランを発表しています（図3-8）（総務省，2006）．多文化共生社会[解説6] 実現のために，地域における保健・医療・福祉として，次のように述べています．

①外国語対応可能な病院・薬局に関する情報提供

地域に外国語対応が可能な病院や薬局がある場合には，広報誌等において外国人住民への積極的な情報提供を行うこと．

②医療問診票の多様な言語による表記

診療時の医療問診票等を多言語表記とし，外国人住民が診療時に安心して医療を受診できるようにすること．

③広域的な医療通訳者派遣システムの構築

広域的な医療通訳者派遣システムを構築し，外国人住民にかかわる医療通訳者の

解説6）多文化共生社会

国籍や民族などの異なる人々が，互いの文化的違いを認め，対等な関係を築こうとしながら，ともに生きていく社会を指す．それは，多様性にもとづく社会の構築という観点に立ち，外国人や民族的少数者が，それぞれの文化的アイデンティティを否定されることなく社会に参加することを通じて実現される豊かで活力のある社会である．

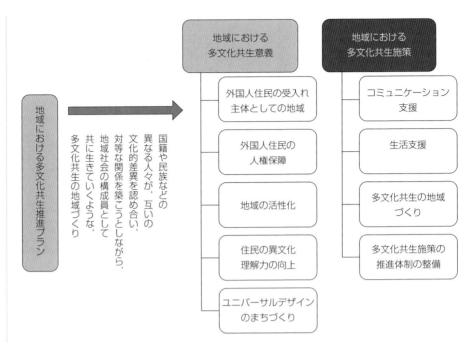

図3-8 地域における多文化共生(総務省, 2006)

ニーズと，広域に存在する医療通訳者にかかわる人的資源の効果的なマッチングを図ること．

④健康診断や健康相談の実施

外国人が多数居住する地域の健康診断や健康相談の実施に際して，医療通訳者等を配置することとし，開催にあたっては多様な言語による広報を行うこと．

⑤母子保健および保育における対応

多様な言語による母子手帳の交付や助産制度の紹介，両親学級の開催などを行うとともに，多様な言語による情報提供や保育での多文化対応を通して，保育を必要とする世帯への支援策を講じること．

⑥高齢者・障がい者への対応

介護制度の紹介やケアプラン作成時の通訳者派遣など，多様な言語による対応や文化的な配慮が求められる場合があることから，その対応方策を検討すること．

自治体の本来業務は，すべての住民の安全・健康を守ることですが，外国人住民が1人も暮らしていない，外国人観光客が「ゼロ」の都道府県はありません．地方自治体にとっての「医療通訳」体制の構築とは，①地域における多文化共生社会の実現，②外国人住民への健康権保障，③外国人旅行者への安心・安全対策，④グローバル化社会の実質的担い手，といえます．

今，2020年の東京オリンピックを前にして，医療通訳に関連したさまざまな動きがあります．関係する国の管轄省庁としては，厚生労働省，総務省，国土交通省（観光庁），経済産業省，外務省などあげられます（図3-9）．「医療通訳」は，政府・

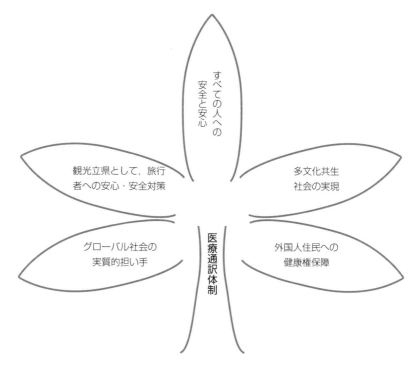

図3−9　地方自治体における医療通訳の責務

（花弁ラベル：すべての人への安全と安心／観光立県として，旅行者への安心・安全対策／多文化共生社会の実現／グローバル社会の実質的担い手／外国人住民への健康権保障／中央：医療通訳体制）

国をあげての国家的プロジェクトになろうとしています．

　しかし，「医療通訳」の基本は，地域住民の健康権を保障することにあります．自治体における医療通訳養成は，地域に根ざし，継続可能性があり，適正な予算で，地域住民のマンパワーを取り込みながら，外国人住民への医療通訳システムを構築していくのが，あるべき姿だと思っています．

　2012年7月9日には，「住民基本台帳法の一部を改正する法律」が施行され，日本人と同様に，外国人住民も住民基本台帳法の適用対象となり，住民票に記載されることになりました（総務省，2012）．これに伴い，1952年から続いた「外国人登録法」は廃止され，外国人住民は自治体における地域住民の一員であることが，明確となりました[解説7]．

（2）自治体による医療通訳養成

①地域の社会資源としての「医療通訳」

　「医療通訳」は，ことばの問題によって，保健医療福祉サービスを受けることができない利用者のニーズを満たし，問題解決するために，活用されるべき社会資源です．「車いす」にも例えられ，「ことばの壁」のバリアフリーといえます．当事者にとって，時にそれは一刻を争う，生命存続の「ライフライン」ともなります．地域社会の中で，いつでも，どこでも，誰でも「医療通訳」が利用できるような制度の確立が望まれます．

解説7）外国人登録法の廃止と住民基本台帳法の改正

2012年7月9日，「住民基本台帳法の一部を改正する法律」が施行され，日本人と同様に，外国人住民も住民基本台帳法の適用対象となった．外国人住民は自治体における地域住民の一員であることが，法的・制度的にも明確となった．これに伴い，1952年から60年続いた「外国人登録法」は廃止された．住民基本台帳法の一部を改訂する法律により，3カ月以上，日本で暮らす外国人住民は，日本人住民と同様に住民票に記載され，住民票が交付される．住民基本台帳の外国人住民の名前の表記は，旅券と同一表記のローマ字（アルファベット）表記（漢字圏の場合は漢字併記可）である．また，これまでの「外国人登録証明書」に替わり，「在留カード等」が法務省入国管理局から交付され，戦前から日本に住む旧植民地出身者には，「特別永住者証明書」が市区町村から交付される．住居地の変更・届出は市区町村であるが，それ以外は地方の入国管理局に届け出る．住民基本台帳法では，14日以内に転入届・転出届を出さなければ，5万円以下の過料（行政罰）であるが，外国人住民の場合は，この行政罰に加えて，入管法・入管特例法「刑事罰」が加重され，20万円以下の罰金となる．外国人住民が日本で，生活するためには，原則，日本人と同様の法体系が適用されるが，外国人のみに適用される「出入

国管理及び難民認定法」などがあり，在留資格の申請，住民票・出生届の届出，国籍の確認・変更など，事務手続きの際には，「うっかりミス」による重大な問題（在留資格の取り消し，刑事罰など）が生じやすいため，細心の注意が必要である．事前に期日，持参するもの（写真，費用など），申請場所，必要書類などを情報収集し，内容を確認しておく必要がある．

表3-2　2013年の都道府県別在留外国人数

東京	407,067人	佐賀	4,387人
愛知	197,808人	長崎	7,995人
大阪	203,921人	熊本	9,693人
3県合計	808,796人	3県合計	22,075人

総在留外国人人口：2,066,445人
（法務省，2013bより作表）

②地域特性と「医療通訳」のあり方

　今，医療通訳体制の確立は，全国すべての自治体の取り組みには至っていませんが，いくつかの自治体では，すばらしい取り組みがなされています．一例として，（公財）佐賀県国際交流協会は，2007年から医療通訳研修会を開催，「医療通訳サポーター派遣システム」を構築し，派遣実績を積み重ねています．2013年にはこの活動が認められ，佐賀県「第8回ユニバーサルデザイン大賞」を受賞しています．受賞ポイントは，言語のバリアーで悩む在住外国人などのニーズをしっかりとらえた活動であり，今後の言語のユニバーサルデザイン化を推し進める取り組みとして評価されたことです．

　地方自治体における，「医療通訳」は，地域の特性や外国人住民のニーズを的確にくみ取りながら，実現可能な継続性のある独自の「医療通訳」体制を確立する必要があります．外国人集住地域の都市が行っている医療通訳の養成・派遣内容をそのまま地方都市にもってきても，ニーズの不一致を招きます．それでは，地域における実現可能で，適正な継続性のある社会資源とはなりません．2013年の外国人住民の人口数を比較すると，東京・愛知・大阪の3県で80万8,796人，佐賀・長崎・熊本の3県では2万2,075人で，40倍もの人口差があります（表3-2）．外国人集住地区では，NGOなどの専門的な外国人支援団体があり，自治体窓口における外国人住民の対応数も多く，医療機関での外国人患者の受診数，ニーズも相当数になります．また，医療通訳に必要な人的マンパワーも，大都市には豊富に存在します．

　また，医療通訳が必要とされる場は，医療機関等での高度に分科した専門的医療通訳から，地域でのコミュニティ通訳的な医療通訳，地域の学校保健，住民健診，福祉関係など，多岐にわたっています．医療通訳養成を行う場合には，その地域特性を考慮し，どのような質の医療通訳が求められているのか，十分に実情を分析して計画・立案する必要があります．

③長崎における医療通訳の取り組みから生まれたもの

　長崎で医療通訳の取り組みがはじまったのは，2008年度の「長崎医療通訳フォーラム」からです．筆者が中心に企画した本フォーラムでは，(a) まず，広く，長崎の人々に「医療通訳」の必要性を伝えること，(b) 長崎らしさを大切にし，(c) 長崎が必要とする「医療通訳」体制を考える，ことを目的としました（写真3-1，資料3-1）．

　2011年度からは，（公財）長崎県国際交流協会が設置主体となり「医療通訳人材育成講座」が本格的に始まりました．講師陣には全国から医療通訳の実践経験豊富な専門家，長崎県の医療の実情に詳しい地域の担当者らにお願いしました．2011年7月9日に開催された，第2回講座は，医療通訳士協議会のセミナーと合同で行われ，日本初の「医療通訳士倫理規定」が公表されました（資料3-2，写真3-2）．

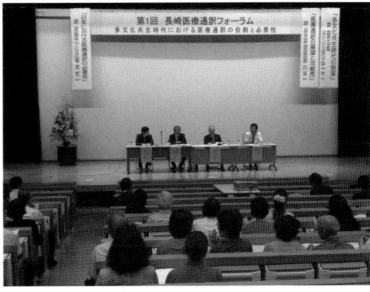

写真3-1　第1回長崎医療通訳フォーラムの様子

フォーラムの内容は，長崎新聞2008年9月15日付けで取り上げられた．また，雑誌「国際人流」（法務省：256（9）：54－55，2008），「自治体国際化フォーラム」（（財）自治体国際化協会：229（11）：56，2008）に掲載，長崎医療通訳フォーラムが全国的に紹介された．

資料3-1　長崎医療通訳フォーラムのパンフレット

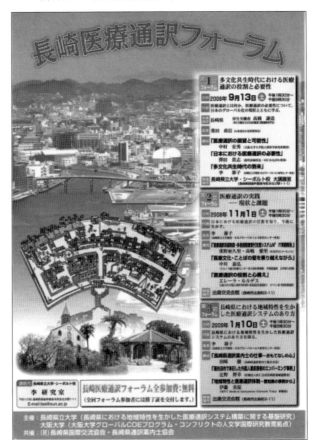

資料3-2　長崎新聞で掲載された記事

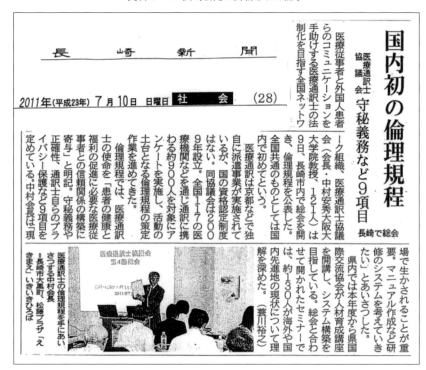

写真3-2　長崎「医療通訳人材育成講座」「医療通訳士協議会セミナー」(2011年7月9日)
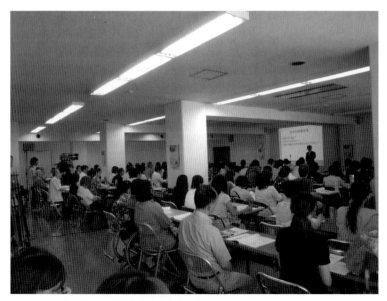

　この日は，日本における「医療通訳」の歴史的な日となりました．
　2012年には，長崎県が長崎県「平成24年度長崎県重点戦略」の中に医療通訳人材育成を新事業として位置づけ，「平成24年度医療通訳人材育成講座」が開催されました．この講座では，これまで以上に実践的，実務的な内容を多くとり入れました．また，長崎市立市民病院と協働し，病院での現地講義・視察を行いました．講座の

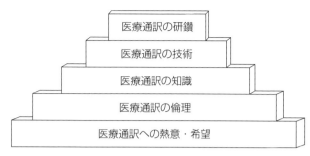

図3-10　医療通訳に参加する人々に求められるもの

修了者には，長崎県知事名で修了証が授与されています．2008～2012年度までの，長崎における医療通訳養成講座の総計時間は58時間，総延べ人数は1,278人となりました．

2013年4月からは，長崎みなとメディカルセンター市民病院（旧長崎市立市民病院）にて国際外来が開設され，本講座の修了生が医療通訳士として活躍しています．また，2013年11月には，修了生らが自主的に「ながさき医療通訳士研究会（The Nagasaki Medical Interpreters Association：NMIA）」を立ち上げ，医療通訳士の勉強を継続して行っています．さらに，2014年度からは長崎県内の町である長与町ではじめて，「医療通訳サポーター養成講座」（長与町国際交流協会主催）が実施されました．長崎県医療通訳人材育成講座を修了した担当者が，医療通訳コーディネーターの役割を担っています．

④自治体での医療通訳養成をはじめるにあたってのカギ

自治体が医療通訳養成講座をはじめるとき，まずは，地域のマンパワーを掘り起こす必要があります．次に，たとえどんな小さな規模の医療通訳派遣であっても，医療通訳者との連絡・調整・アドバイスを行う，医療通訳コーディネーターが必要となります．

講義の内容としては，医療通訳の「倫理」は必ず入れる必要があります．どんなに「知識」や「技術」を身につけていても，「倫理」がなければ，医療通訳の業務は成り立たないからです．また，限られた時間で，医療通訳に必要な要素すべてを学び，病院で十分な実習ができるわけではありません．医療通訳養成講座修了後の「研鑽」が大切となります．養成講座では，どのように各自が能力アップをしていけばよいかを講義内容に入れ，養成講座終了後のアドバンスコース，勉強会等を企画します．しかし，何よりも根幹をなすのは，「医療通訳」への熱意や希望がなければ成立しません．筆者の経験上，日本の各地には，潜在的に「医療通訳」として，貢献したいと思っている人々が少なからずいると感じています．基礎的な語学力，素養，ボランティア精神，情熱を持ち備えた人材がそこに眠っています．「人材の発掘」と「活躍の場の提供」が，自治体における医療通訳のカギとなります（図3-10）．

【李　節子】

Column　ながさき医療通訳士研究会に携わって

"医療通訳"って何だろう？ 普通の通訳とは何が違うんだろう？ 初めてその言葉を耳にし，その意味を知ったとき，「ああ，あのときの自分にも医療通訳士の人がいてくれたらどんなに良かっただろう」と強く思ったことを覚えています．私は以前，海外で突然交通事故に巻き込まれ，救急車で病院に運ばれて入院となったことがありました．現地の言葉は多少できたつもりでいたのに，日本語でも使い慣れない医療の専門用語や他国の医療制度の違いにとまどうばかり．まして入院していることさえ誰にも連絡できないまま，ベッドで身動きひとつできずに横たわってただ天井を見つめていた日の不安な気持ちが一気に蘇ってきたからです．すぐに医療通訳は絶対に必要な存在だと確信しました．

その後，助産師の資格を取得しましたが，日本語があまり話せない外国人のお母様方と出会う度に，言葉の壁が生じるコミュニケーション不足やもどかしさを感じるなど，医療職側としても医療通訳士の必要性を実感することがありました．

ながさき医療通訳士研究会（The Nagasaki Medical Interpreters Association：NMIA）は，2012年度に長崎県が主催した医療通訳養成講座の受講生が，講座の終了後も皆で勉強を続けることができる場がほしいと，2013年に有志が集まってできた会です．ご縁があって，養成講座の主催者であった李節子先生に顧問になっていただくことを快諾いただき，発足時より，ただ言語のスキル向上を目指すだけでなく，医療通訳士をめぐる動向や，関連するニュースを皆で共有すること，通訳士に求められる態度や倫理なども振り返りつつ，各々が研鑽に努めることをモットーに，2カ月に一度，研究会を開催しています．長崎は都心に比べれば外国人は少なく，医療通訳士のニーズは実際あまり多くないのが現状で，まだ会から医療通訳としての派遣実績もありませんが，長崎を訪れる外国人が増えていることは確かなことです．これから多くの外国人旅行者が訪れるであろう，東京オリンピックが開かれる5年後，そしてそのもっと先を見据えて，安心して海外からのお客様をお迎えすることができる，"おもてなし"のひとつとして，研鑽を続けていきたいと思っています．

ながさき医療通訳士研究会の学びの内容（一部抜粋）

	研究内容
第1回	自治体における医療通訳士教育についての講義 今後の医療通訳士のあり方について 医療通訳士という仕事について
第2回	竹迫和美，中村安秀：米国において医療通訳士が職業として確立するまで〜創始期先駆者の視点〜．国際保健医療，28（4）：279－286，2013． ロールプレイ：脳外科，内科
第3回	ロールプレイ：内科
第4回	李　節子：これからの多文化共生社会における母子保健のあり方．保健の科学，56（4）：220－228，2014より，在日外国人の母子保健や多文化共生社会における母子保健医療通訳の必要性の検討 ロールプレイ：内科
第5回	ロールプレイ：内科
第6回	医療通訳に関する新聞記事を用い，医療通訳の現状や仕組みについて ロールプレイ：産科（相談電話の対応，破水で入院時の診察） 医療通訳を行う際に患者さんに伝えておきたいこと（守秘義務，通訳内容，通訳士の位置，短いセンテンスや合図を行うこと，メモを取ること，辞書を使うことなど）
第7回	ロールプレイ：検査に使われる表現（採血・採尿など） 産科（電話相談〜入院時の診察，入院案内，病歴・入院歴等の聴取，バースプラン）
第8回	ロールプレイ：通訳を始める前の自己紹介と注意事項について 脳神経外科
第9回	症状に関するよく使われる表現 ロールプレイ　受付〜診察〜検査〜薬局
第10回	ロールプレイ　産科　入院案内（陣痛），病歴・入院歴等の聴取

【藤中　節子】

2．母子保健と医療通訳

1）世界の母子保健の理念

　1994年の国際人口開発会議（カイロ会議）において，2015年までに，誰もがリプロダクティブ・ヘルス／ライツ（性と生殖に関する健康／権利）に関する情報とサービスを受けることができるようにすると世界各国が合意しました．すべての女性はリプロダクティブ・ヘルス／ライツの理念のもと，安全に妊娠・出産することができ，健康に子どもを育てることができるための適切なヘルスケア・サービスを受ける権利を有しているというものです（図3-11）．

　また，1994年に日本で批准された「子どもの権利条約」では，すべての子どもの人権を保障しています．ユニセフ（国連児童基金）が発行した世界子供白書「子どもの権利条約」採択20周年記念号では，子どもたちにとってふさわしい世界について述べられています．

　「その世界とは，平和，寛容，公平，人権の尊重，及び共同責任の世界－つまり，子どもたちにふさわしい世界である．」と．

　これらの法にある「すべての女性」「すべての子ども」の権利は，国籍，在留資格，民族，人種，文化，社会的状況などによって左右されるものではありません．このように，「母子保健」は健康問題を地球市民的発想，全人類的視野で捉え，解決するという理念の上に成り立っており，もっとも根源的なヒューマニズムが求められるヒューマンケアの分野です．そこには，生命尊重・人権遵守の哲学が根底に流れています．よって，日本でもすべての女性と子どもの母子保健は守られています．また，従来から日本の児童福祉法や母子保健法は，国籍（出身地）や在留資格を問わず，オーバーステイ[解説8]であっても適用されてきました．政府の見解でも，それらは明らかです（資料3-3）．

解説8）オーバーステイ

超過滞在，無資格就労，非正規滞在等の状態にある外国人をさす．正規在留資格の期限が過ぎたオーバーステイの外国人がほとんどで外国人登録（住民基本台帳に登録）していないことが多い．「資格外就労」していることが多い．「日本人の配偶者等」の在留資格を持っていた外国人が，日本人との離婚によってその資格を失い在留期間を超過滞在（オーバーステイ）してしまう場合もある．1990年以降急増し，2001年では約23万人といわれている．その内女性は約半数である．定住化傾向にあり，この状態にある親から子どもが数多く日本で生まれ成長している．日本で生まれた子どもは，もともと日本出生であって「オーバーステイ」ではない．「親がオーバーステイの子ども」「無国籍状態にある子ども」と表現すべきである．マスコミ等では「不法滞在」「不法外国人」と呼ぶことが多いが，これはまるで，外国人の存在すべてが犯罪者であるとの印象を与え，差別を助長するおそれがあることばである．

すべての新生児が 健康な妊娠期間を過ごした 母親から生まれる．	すべての乳児が 適切な食事を与えられ， 予防接種を受ける．
すべての若い女性が HIV感染から身を守る ことができる．	すべての女性が 妊娠の間隔を あけることができる．
すべての人が 正しい情報を得て， 責任ある行動をとることに よって健康リスクを回避できる．	すべての人が 自分の人生の重要な 決定について選択肢を持ち， 自ら決めることができる．

図3-11　リプロダクティブ・ヘルスのアプローチ
国際人口開発会議（ICPD／カイロ会議：1994年）において，リプロダクティブ・ヘルスの権利は人権の一環として承認された．

資料3-3　外国人母子への児童福祉法・母子保健法適用に関する政府見解

内閣参質147号第26号　平成12年5月26日　内閣総理大臣　森　喜朗　参議院議長　斎藤十朗
参議院議員大脇雅子君提出外国人の医療と福祉に関する質問に対し，別紙答弁書を送付する．

【入院助産について】
質問：児童福祉法第二十二条における入院助産制度は，出産費用が捻出できない等の経済的な理由のある妊産婦について，助産施設に入所させる措置をとるものであるが，緊急に適用する必要が生じた場合，指定助産施設での出産であれば，外国人についても，在留資格及び外国人登録の有無にかかわらず，人道上適用すべきではないか．
政府見解：児童福祉法（昭和二十二年法律第百六十四号）第二十二条に定める妊産婦の助産施設への入所措置について，都道府県，市及び福祉事務所を設置する町村は，緊急に入院助産を受けさせる必要があると認められる場合には，当該妊産婦の出入国管理及び難民認定法（昭和二十六年政令第三百十九号．以下「入管法」という．）に定める在留資格及び外国人登録法（昭和二十七年法律第百二十五号）第四条第一項に定める登録（以下「外国人登録」という．）の有無にかかわらず，当該措置を採り得るものと考えている．

【養育医療について】
質問：母子保健法第二十条における養育医療は，「未熟児養育事業の実施について（厚生省社会局長通知）」で規定する未熟児を出産したため，指定医療機関において入院治療が必要とされる場合であるが，在留資格がなく，健康保険又は国民健康保険等の資格を得ることができない場合，いかなる要件を具備すれば適用されるのか．また，適用されるとすれば，患者の自己負担分はどのようにして算出されるのか．
政府見解：母子保健法（昭和四十年法律第百四十一号）第二十条に定める未熟児に対する養育医療の給付について，都道府県，保健所を設置する市又は特別区（以下「都道府県等」という．）は，出生時の体重が二千グラム以下である等の状態にあり，医師が入院養育を必要と認めた場合には，当該未熟児の入管法に定める在留資格の有無にかかわらず，当該給付を行い得るものと考えている．

【育成医療について】
質問：児童福祉法第二十条における育成医療が適用されるのは，該当する疾病や障害を生じたため，指定医療機関において主治医が主として入院を要する治療が必要と判断した場合であるが，在留資格がなく，健康保険又は国民健康保険等の資格を得ることができない場合，いかなる要件を具備すれば適用されるのか．
政府見解：児童福祉法第二十条に定める障害児に対する育成医療の給付については，障害児の生活能力の向上等を目的とするものであること，指定育成医療機関において一定期間継続して治療を受けることを前提としていること等から，基本的には入管法に定める在留資格のない不法滞在外国人への適用は想定していないが，緊急に手術等を行わなければ将来重度の障害を残すような場合には，都道府県，地方自治法（昭和二十二年法律第六十七号）第二百五十二条の十九第一項の指定都市又は同法第二百五十二条の二十二第一項の中核市（以下「都道府県指定都市等」という．）は，当該給付を行い得るものと考えている．

【母子健康手帳について】
質問：母子保健法第十五条における妊娠の届出は，在留資格にかかわらず行うべきものであるが，外国人登録がない場合，現に居住する管内の市町村に届出を行うべきものか．また，外国人登録をしていない者から，妊娠の届出を受けた市町村は，第十六条の規定に基づき，母子健康手帳を交付すべきではないか．
政府見解：母子保健法第十五条に定める妊娠の届出は，同法第十六条第一項に基づき母子健康手帳を交付し，妊娠期間中及び出生後に健康診査，保健指導等の行政サービスを適切に提供できるようにすることを主な目的としており，通常，短期的な滞在者であると考えられる外国人登録を受けていない外国人は，当該届出を行う必要はないものと考えている．しかしながら，外国人登録を受けていない外国人が妊娠の届出を行う場合の届出先は，居住地の市町村とすることが適当であり，当該市町村が母子健康手帳を交付することとなる．

【予防接種について】
質問：予防接種法第三条に規定された定期予防接種を市町村が行う場合であって，当該市町村内に確実に居住していると認められる者は，外国人登録の有無にかかわらず，第二条二項に規定された予防接種を受けることは可能か．また，市町村は，第二条二項に規定された予防接種を行った結果，それに起因する疾病・障害・死亡などの事由が生じた場合には，外国人登録の有無にかかわらず，第十一条における給付を行うべきではないか．
政府見解：予防接種法（昭和二十三年法律第六十八号）第三条第一項に定める定期の予防接種については，市町村の区域内に居住する者であって政令で定めるものを対象としており，外国人に係る居住の有無は，当該予防接種の実施者である市町村長が外国人登録等により判断しているところである．また，同法第三条第一項に定める定期の予防接種を受けた者に係る疾病等が，当該予防接種を受けたことによるものであると認定された場合には，同法第十一条第一項に基づき，健康被害の救済に関する給付が行われることとなる．

資料：参議院議員大脇雅子君提出外国人の医療と福祉に関する質問に対する答弁書より抜粋し作成する．

2）母子保健にかかわる外国人人口

（1）外国人女性人口

2013年の日本における総在留外国人数は206万6,445人です．男女別でみると，女性112万3,008人（54.3％），男性94万3,437人（45.7％）で，男性より女性の方が多くなっています．女性人口は1990年の約2倍となっており，20〜30歳代の女性が全体の半数を占めています．人口増加のスピード，年齢分布をみても，いかに在日外国人女性に対する母子保健・リプロダクティブ・ヘルスのニーズが高く，早急な対策が必要かわかります．

（2）国際結婚の推移

1965年，日本における日本人の国際結婚（夫妻の一方が外国人）割合は0.4％，4,156件，250組に1組でした．1980年代以降，急増し，2006年には過去最高の4万4,707件，総婚姻件数に占める割合は6.1％，約16組に1組に達しました．全世界（外国における日本人の国際結婚を含めた場合）でみると，13組に1組でした．2006年以降は減少傾向にあり，2013年の日本人国際結婚件数は2万1,488件，3.3％となっています（厚生労働省大臣官房統計情報部，1965〜2013）．

（3）親が外国人の子どもの出生

1987〜2013年までの親が外国人の子ども[解説9]の出生総数は83万2,491人で，父・母ともに外国人の子どもは29万8,125人（35.8％），父・日本人／母・外国人の子どもは32万477人（38.5％），母・日本人／父・外国人の子どもは21万3,889人（25.7％）です（図3－12）．2013年，日本における親が外国人の子どもの出生割合は，3.1％，32人に1人となっています．保育の現場では，子どもの国際化とともに，多文化共生保育[解説10]が導入されています．

母親が外国人の出生数（父・母とも外国人および父・日本人／母・外国人）は，2万3,016人で，すべての都道府県で出生しています．もっとも多いのは東京都の4,110人で，次に愛知2,590人，神奈川2,200人となっています（図3－13，表3－3）．

母親の国籍（出身地）では，「中国」がもっとも多く8,628人，次に「その他の外国」4,230人，「フィリピン」3,735人となっています．「韓国・朝鮮」は1992年以

解説9）親が外国人の子ども

国籍法によって「日本国民」とは「日本国籍者」をいう．子どもの国籍は「日本」であるが，「親が外国人の子ども」が増えている．さまざまなルーツ，人種，多文化の子どもである．外国人の育児，多民族文化社会における母子保健を考えるならば，日本国籍をもち，親が外国人である子どもを視野に入れるべきである．日本人と外国人との間で生まれた子どもを「ハーフ」「混血」呼ぶ風潮があるが，これは明らかに差別用語である．血や血統を基準として考えられている．最近では，2つの文化を共有する意味で「ダブルの子ども」「ダブル」と表現するようになってきている．人口動態統計の出生数分析では，「父・母とも外国」「父・日本／母・外国」「父・外国／母・日本」総数を，「親が外国人」と示す．

解説10）多文化共生保育

「さまざまな違いを認めあい，すべての子どもが自分らしく生きるための必要な力をつける保育」とされている．厚生省児童家庭局「保育所保育指針」では，子どもの人間形成の発達課題として次のことをあげている．4歳児：外国の人など，自分とは異なる文化を持った人の存在に気づく．5歳児：外国の人など，自分とは異なる文化をもったさまざまな人に関心を持つようになる．6歳児：外国の人など，自分とは異なる文化を持ったさまざまな人に関心を持ち，知ろうとするようになる．

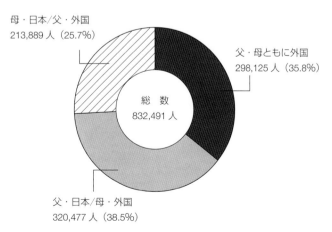

図3－12　日本における親外国人の出生総数（1987〜2013年）（厚生労働省，2013より作図）

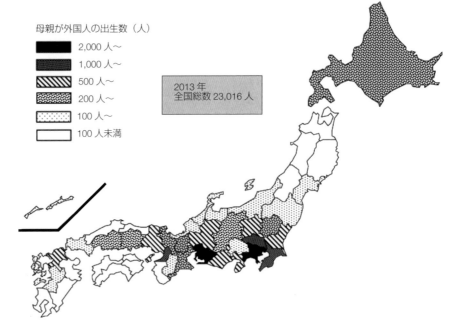

図3-13 都道府県別母親外国人の出生数（父母とも外国人あるいは母・外国/父・日本の出生合計数）（厚生労働省，2013より作図）

表3-3 2013年の都道府県別における母親が外国人の出生数（上位1,000人以上）

	父日本・母外国	父/母とも外国	母外国
全国	10,019	12,997	23,016
東京	1,711	2,399	4,110
愛知	943	1,647	2,590
神奈川	975	1,225	2,200
大阪	908	898	1,806
埼玉	710	996	1,706
千葉	619	721	1,340

（厚生労働省，2013より作表）

解説11）無国籍状態にある子ども

日本で子どもが生まれたにもかかわらず、どこにも届けられず、国籍を取得していない状態にある子どもをさす。親がオーバーステイの場合が多い。2001年頃には、このような状態にある子どもは全国で約1～2万人いると推測されたが、実数を把握することはできていない。「無国籍」国籍と混乱さることが多い。「在留外国人統計」には国籍としての「無国籍」がある。「無国籍」とは、個人がどの国の国籍も有していないことをいう。さまざまな事情から「無国籍」という国籍になっている人々が存在する。一例では、親の出身国が、国籍取得において「生地主義」をとっている場合、子どもが日本で生まれた場合、日本では「血統主義」であるため、そのはざまで子どもは両方の国から国籍を認められず「無国籍」となってしまうことがある。

降、減少を続け、「フィリピン」「ブラジル」も、近年、減少傾向にあります（図3-14）。

3）母子保健分野と医療通訳

在日外国人の母子保健には、まだ、いくつかの課題が残されています。外国人の中でも、ことばの問題を抱え、どこからも支援がなく孤立している母子が、もっともハイリスクな状態です。とくに、無国籍状態にある子ども[解説11]の人権問題は深刻です。

日本は世界的にみても、すぐれて母子保健サービスが行き届いている国だといえます。しかし、外国人女性の中には、妊娠しても母子健康手帳がなく、妊婦健康診査を受けていない、子どもは乳幼児健診、予防接種さえ受けていない、出生届に関する情報がないなど、問題を抱えているケースもあります。母子保健にはさまざまな制度がありますが、基本的には自ら情報を入手し、届なければなりません。外国

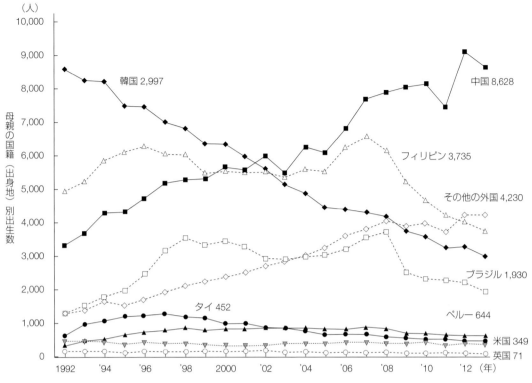

図3−14　日本における母親の国籍(出身地)別出生数推移(1992〜2013年) (厚生労働省, 2013より作図)

人特有の法制度の適用についても知っておく必要があります．例えば，親が外国人の子どもが日本で出生した場合の出生届については，あきらかに日本人とは違っています．親が外国人の場合は，子どもが出生した場合，戸籍法，住民基本台帳法，出入国管理及び難民認定法，国籍法による届け出が必要です．それぞれに届け出する機関，届け出する期日などが違っています．うっかりとミスした場合には，重大な事象を子どもに引き起こす可能性があります(表3-4)．

2009年，乳幼児家庭全戸訪問事業(こんにちは赤ちゃん事業)が施行されました．この事業は，児童福祉法に位置づけられ，区市町村に実施の努力義務が課せられています．生後4カ月までの乳児のいるすべての家庭を専門家が訪問し，さまざまな不安や悩みを聞き，対応することになっています(資料3-4)．日本に暮らすすべての外国人もその対象ですが，家庭訪問スタッフが対象者の言語を理解できない場合，医療通訳者が同伴しなければ，この事業は成立しません．2013年，都道府県別の母親が外国人の出生数をみると，自治体によって35〜4,110人とかなりのばらつきはありますが，すべての県において子どもが誕生しています(図3-13)．全国市町村1,741のうち，何件の家庭訪問が実際に行われているでしょうか．通訳体制ができている市町村はまだまだ多くありません．早急な対応が求められます．

熊本市国際交流事業団は2009年から各部署と連携し，きめ細やかな「外国人家庭赤ちゃん訪問通訳同行」事業を行っています．家庭訪問によって，地域在住の外国人母子のニーズをとらえ，いちはやく問題解決を図っています．

このように，母子保健の分野は，「医療通訳」が，どうしても必要とされる分野であり，医療通訳が存在することによって，健康問題が回避・予防できます．また，

表3-4 外国人の子どもが日本で出生したときに親が行う手続きおよび注意事項

法律	届け出日数	届け出場所	手続き・注意事項
戸籍法 （法務省）	子どもが生まれた日から14日以内	居住地の市区町村役場の戸籍担当窓口	父・母の一方が日本国籍の場合，子どもは生まれながらにして「日本国籍」があり「日本人」とみなされる．出生手続きとしては，子どもの名前を決め，必要事項を記載し届出をする．その際は必ず出生証明書を持って行き，母子健康手帳も持参する（出生した施設の医師または助産師が子どもの出生証明書を発行，その出生証明書紙面左側が出生届になっている）．父母とも外国人の場合でも日本で出生した場合には戸籍法の適用があり，同様な手続きを行う．また，戸籍法（出生証明書）では子どもの名前の記載文字は漢字，ひらがな，カタカナ以外は認められない（ローマ字は不可）． 出生届には，子どもが外国人の場合，原則かたかなで名前を書く．漢字圏の場合は漢字でもよい（但し，通常日本で使われている漢字）．「出生届」の「よみかた」欄は「ひらがな」でよみかたを書く．また，氏名の下にローマ字（アルファベット）を付記する．このローマ字（アルファベット）表記は住民票の処理上必要となるため，住民票と同様とする．（2012年6月25日付法務省通達）．原則として出生届は出生した子どもの父または母が直接役場へ行かなければならない．「出生証明書」の名前の記載等ではかなり丁寧な説明が必要である．漢字，ローマ字，カタカナ，ひらがなの使用については最新の注意が必要である．できれば，子どもが出生する前に名前の候補を決め，そのパスポート表記名を知っておいたほうがよい． 父・母の一方が外国人で，子どもが二重国籍となる場合，22歳に達するまで（22歳の誕生日前日まで）に法務省へ国籍選択の手続きを行う必要がある．
住民基本台帳法 （総務省：2012年7月9日施行*）	戸籍法による出生の届出と連動して記載	居住地の市区町村役場の住民課	戸籍法に基づいて，出生届をすることにより，自動的に住民基本台帳に「外国人住民」として記載される．子どもが生まれた日から60日以内までは，在留資格のないまま受け付けられる．但し，出入国管理及び難民認定法により，子どもは30日以内に在留資格申請をしなければならない． 住民基本台帳の外国人住民の名前の表記は，旅券と同一表記のローマ字（アルファベット）表記（漢字圏の場合は漢字併記可）である．
出入国管理及び難民認定法 （法務省）	子どもが生まれた日から30日以内	入国管理局	親が子どもの在留資格の取得を申請する．この時，親の在留資格，国籍を明らかにする証明書が必要となる．外国人の親は，市区町村の出生届だけではなく，必ず入国管理局へ子どもの在留資格申請をし，子どもの在留資格を取得しなければならない．これにより，子どもの在留カード等が発行される． 在留カード等の氏名は，原則，旅券と同一表記のローマ字（アルファベット）で記載する．（漢字圏の場合は漢字併記可） 　（http://www.immi-moj.go.jp/keiziban/index.html 参照） 在留カードには，これまで使用していた通称名（日本名）の表記はされない．外国人住民票には，希望した場合には通称名（日本名）も併記される． 子どもの在留資格取得等について，必要な手続き，申請書類等を事前に居住する地方入国管理局へ問い合わせておくことが重要である．
国籍法 （法務省）		駐日大使館 （領事館）	親の本国の駐日大使館（領事館）にも，国籍取得の申請を行う．このとき，出生を証明する必要な書類（日本の出生証明書，役場が発行する出生届受理証明書，英文証明書等）が各国によって異なる．子どもの国籍取得の法律も国によって生地主義や血統主義があり，それによっては子どもの国籍も違ってくるので注意する．子どもが無国籍状態とならないように，出生前に各国の事情・法律等を必ず把握しておく．

　何よりも，妊娠・出産等の「性」にかかわる分野ですので，守秘義務と女性へのプライバシーへの配慮がもっとも優先されます．産科領域の通訳で，親戚や友人などに分娩室での通訳を依頼しているところもあるようですが，子どもに通訳をさせることは，決してあってはならないことです（**資料3-5**）．

資料3-4 乳児家庭全戸訪問事業(こんにちは赤ちゃん事業)(2009年4月施行)

<事業の目的>
生後4か月までの乳児のいるすべての家庭を訪問し,さまざまな不安や悩みを聞き,子育て支援に関する情報提供等を行うとともに,親子の心身の状況や養育環境等の把握や助言を行い,支援が必要な家庭に対しては適切なサービス提供につなげる.このようにして,乳児のいる家庭と地域社会をつなぐ最初の機会とすることにより,乳児家庭の孤立化を防ぎ,乳児の健全な育成環境の確保を図るものである.

<内容>
訪問スタッフには,愛育班員,母子保健推進員,児童委員,子育て経験者等を幅広く登用する.訪問結果により支援が必要と判断された家庭について,適宜,関係者によるケース会議を行い,養育支援訪問事業をはじめとした適切なサービスの提供につなげる.

2009年4月から,こんにちは赤ちゃんは,「乳児家庭全戸訪問事業」として,児童福祉法に位置づけられ,区市町村に実施の努力義務が課せられた.

資料3-5 神戸新聞の記事

子どもの医療通訳に限界

親のがん告知で成績下がる 出産に立ち会いパニックに

神戸の研究会 外国人の体験談 冊子に

外国人患者のため医療現場での通訳「医療通訳」の勉強会などに取り組む「医療通訳研究会」(神戸市中央区)が,日本語の不自由な親のため,先に日本語が理解できないようになって通訳を担う子どもの体験談を冊子にまとめた.子どもが病気を説明する難しさや,深刻な病状の告知といった精神的に負担がかかるケースを紹介.子どもの医療通訳をめぐっては,兵庫県内で医療通訳派遣を進める別の民間団体もDVDを作っており問題点を指摘しており,議論が広がりそうだ.(金井恒幸)

県内では,NPO法人「多言語センターFACIL(ファシル)」(神戸市長田区)が2003年に医療通訳事業に乗り出し,05年からは同市内の協力病院に派遣を進めてきた.昨年,市内のベトナム人中学生が親のために医療通訳をする現状を紹介したDVD「病院で通訳がいたらいいのになぁ…」を作り,問題を提起.全国的には神奈川県などでも,民間と行政,病院が協力して医療通訳の派遣が進みつつあるという.医療通訳研究会は02年,医療通訳の制度化を目指して発足.会員は約200人で,英語,中国語など5カ国語について,通訳や医療関係者らを対象に医療用語の勉強会などを開いている.

大きな負担

冊子は昨年12月,同市西区の神戸市看護大であった

フォーラム「通訳を担う子どもたち 医療とコミュニケーション」の内容をまとめた.親が日系ペルー人で11歳の時に来日した女性は,母親のおなかに石がたまって手術が必要となったが,通訳は私一人で,負担がすごく大きかった」.女性は親の手術に立ち会い「日本語も上手ではないし,医療用語は分からないし,パニックになった」.親が病気で亡くなる前も,「父親の厳しい状況に向き合うことがつらい上に,家族に父の状況を説明しなければならなくなり,罪悪感のようなものを感じ

いた話では,親がブラジル人の中学生は父が大腸がんだと医師から告知され,ショックで成績が大きく下がった―という.親がベトナム人で11歳で来日した別の女性は,高校生の時に姉の出産に立ち会った」と振り返る.

誤訳の可能性

2人の女性はいずれも,子どもの医療通訳では誤訳の可能性もあるとして,専門通訳の必要性を訴えている.
医療通訳研究会の村松紀子代表(49)は「子どもが医療通訳をしなくてはいけない現実があり,必ずしも悪いとは考えていない.だが,医療の現場は責任が重過ぎ,子どもに配慮が必要な場合もあるという親の病状など,多くの大人に知ってほしい」と話す.

冊子はA4判,40頁.1冊500円(送料別)で販売.希望者は電子メール(medint2005@yahoo.co.jp)か,ファクス(078-230-3090)で申し込む.

神戸新聞・朝刊 2013年5月10日(金)

資料3-6 第103回看護師国家試験問題：在日外国人への看護（2014年2月16日実施）

以下は，在日外国人の看護を問う問題である．事例は在日外国人の母子保健および異文化理解への対応に関する問題である．

●午前問題

> 外国人の女性が38.5℃の発熱のある生後3カ月の男児を連れて小児科診療所を受診した．男児は上気道炎であった．女性は日本語が十分に話せず，持参した母子健康手帳から，男児はこの女性と日本人男性との間に生まれた子どもであることがわかった．夫は同居していない様子である．外来看護師は女性に，4カ月児健康診査のことを知っているかを尋ねたが，女性は看護師の質問を理解できない様子であった．
> 男児が4カ月児健康診査を受診するために必要な社会資源で優先度が高いのはどれか．
> 　①近所の病院
> 　②通訳のボランティア
> 　③児童相談所の児童福祉司
> 　④地区担当の母子健康推進員

正解：②通訳のボランティア
内容：外国人の母親に，まずは，日本の母子保健制度について説明する必要がある．お互いにコミュニケーションがとれなければ，医療通訳の社会資源を利用する．

●午後問題

> Aさんは，3年前に来日した外国人でネフローゼ症候群のため入院した．Aさんは日本語を話し日常会話には支障はない．Aさんの食事について，文化的に特定の食品を食べてはいけないなどの制限があるがどうしたらよいかと，担当看護師が看護師長に相談した．
> 担当看護師に対する看護師長の助言でもっとも適切なのはどれか．
> 　①日本の病院なので文化的制限には配慮できないと話す．
> 　②文化的制限は理解できるが治療が最優先されると話す．
> 　③Aさんの友人から文化的制限に配慮した食事を差し入れてもらうよう話す．
> 　④文化的制限に配慮した食事の提供が可能か栄養管理部に相談するよう話す．

正解：④文化的制限に配慮した食事の提供が可能か栄養管理部に相談するよう話す．
内容：「食」に関する内容は，異文化理解の中で，特に重要である．患者には，宗教上，禁忌とされている食べ物があることを知り，できる限り配慮すること．例：イスラム教では，豚は禁忌．

　2014年2月16日に実施された，第103回看護国家試験では，在日外国人の看護として，医療通訳の必要性，異文化理解とその配慮を問う試験が出されました．相手の立場に立ち，「どのようなことを大切にして暮らしてこられたのか」「もし，自分が外国人だったら…」と想像力をはたらかせることが，問題に「正解」するコツです（資料3-6）．

4）外国人女性（移住者）への暴力被害者支援と医療通訳

　暴力被害者支援の基本は対象者の国籍（出身地）を問わず，平等に行われます．しかし，外国人女性（移住者）であることから，とくに配慮すべき特性（リスク因子）があります．国境を超えて生活する外国人女性（移住者）には，まず「ことばの壁」が存在します．社会から疎外されやすく，当事者が，この声を直接どこにも届けることができなければ，危機的状況に陥りやすくなります．人的資源，人間関係も含め，知識・情報，制度・体制，規範・文化，法など，人間が生活する上でさまざま

資料3-7　人身取引被害及び外国人DV被害者を支援する専門通訳養成研究事業の実施について

雇児発第0406002号

各　都道府県知事　殿

厚生労働省雇用均等・児童家庭局長

人身取引被害者及び外国人DV被害者を支援する専門通訳者養成研修事業の実施について

　婦人保護事業の推進については，かねてから特段の御配意を煩わしているところであるが，人身取引及び配偶者からの暴力（以下「DV」という．）に関する専門的な知識を持った通訳者を養成研修することにより，人身取引被害者及び外国人DV被害者の適切な支援を確保するため，今般，別紙のとおり実施要綱を定め，平成21年度から実施することとしたので，その適正かつ円滑な実施を期されたく通知する．

　なお，この通知については，婦人相談所に対し，貴職からこの旨周知されるようお願いするとともに，地方自治法（昭和22年法律第67号）第245条の4第1項に基づく技術的な助言であることを申し添える．

別紙

人身取引被害者及び外国人DV被害者を支援する専門通訳者養成研修事業の実施要綱

1　目的

　人身取引被害者や配偶者からの暴力（以下「DV」という．）を受けた外国人（以下「人身取引被害者等」という．）の相談，一次保護等の支援を行う婦人相談所等の現場において，専門的知識に裏づけられた適切な通訳が行われることは，必要不可欠なことである．
　このため，人身取引及びDVに関する専門的な知識を持った通訳者の養成研修を実施することにより，人身取引被害者等への支援を確保することを目的とする．

2　実施主体

　本事業の実施主体は，都道府県とする．なお，都道府県は，当該事業を適切に実施することができると認めた者に委託して実施することができる．

3　研修対象者

　次のいずれにも該当する者とする．
　（1）基礎的な通訳能力のある者
　（2）研修終了後当該都道府県に通訳者として登録し，通訳活動を行う意思がある者
　（3）本研修の他，人身取引被害者等支援に係る研修等に参加可能な者

4　実施内容

　（1）研修講師
　　講師は次の者とすることを原則とする．
　　①婦人相談所及び関係機関の職員
　　②人身取引被害者等への支援に取り組んでいる司法，心理等の専門家
　　③人身取引被害者等への支援に取り組んでいる国際機関や民間団体職員
　（2）研修の方法及び内容
　　①講師及び演習により行う．
　　②日程はおおむね3日間で行うとするが，受講者の負担を考慮し弾力的に設定する．
　　③講師及び演習は，以下の内容の研修を行う．
　　　ア　外国人に関する日本の諸制度に関すること
　　　イ　人身取引の基礎知識に関すること
　　　ウ　DVの基礎知識に関すること
　　　エ　人身取引被害者の理解と支援に関すること
　　　オ　DV被害者の理解と支援に関すること
　　　カ　女性，子ども，外国人の人権に関すること
　　　キ　通訳者としての守秘義務等の心構えに関すること
　　　ク　ロールプレイ及び事例検討

5　専門通訳者の登録

　本研修を修了し，通訳活動を行う意思のある者は，当該都道府県に登録する．（別紙参照）

6　事業実施の留意点等

　（1）本事業の実施に当たっては，地方入国管理局，国際交流協会，民間団体等関係機関と連携を密にするとともに，各都道府県のホームページやポスター等を活用しながら，本研修に関する情報の提供を図ること．
　（2）本研修において，個別事例を提示する際は，被害者が特定されるようなことのないよう個人情報の取扱いには十分配慮すること．

7　国の助成

　国は，都道府県が本事業のために支出した経費について，予算の範囲内において別に定めるところにより補助するものとする．

に支えられている包括的資源,社会的「むすびつき」である「社会的資源」に乏しい状態といえます(李,2004).

暴力犯罪は,閉ざされた空間で,誰からも支援を得られない場合,その暴力は助長され,惨くなっていきます.国際移住をした女性の中でも,もっとも深刻な人権侵害は,人身取引(トラフィッキング)です.移住者への性的搾取や強制労働など深刻な人権侵害が起きています.残念ながら,アジアの経済大国である日本は,主要な人身取引被害者の受け入れ国の1つとなっています(アメリカ合衆国国務省,2014:犯罪対策閣僚会議,2014).

「人身取引事案の取扱い方法(被害者の保護に関する措置)について」(平成23年7月1日人身取引対策に関する関係省庁連絡会議申し合わせ)(人身取引対策に関する関係省庁連絡会議申合せ,2011)の中で,婦人相談所の役割を次のように述べています.

「国籍,年齢を問わず,人身取引被害女性の一時保護を行い,被害女性に対する衣食住の提供,居室や入浴への配慮,食事への配慮,夜間警備体制の整備のほか,必要な通訳の確保,カウンセリング,医療ケア等の実施,被害者に対する法的援助に関する周知等,被害者の状況に応じ保護中の支援を行う.なお,被害者が児童である場合には,児童相談所において,必要に応じて児童心理司等による面接,医師による診断等を行うとともに,高度の専門性が要求される場合は,専門医療機関と連携するなど,心理的ケアや精神的な治療を行う.」

また,配偶者からの暴力の防止及び被害者の保護に関する法律(改正 平成16年6月2日法律第64号)の第五章 第二十三条(職務関係者による配慮等)では,次のように述べられています.「配偶者かの暴力に係る被害者の保護,捜査,裁判等に職務上関係のある者は,その職務を行うに当たり,被害者の心身の状況,その置かれている環境等を踏まえ,被害者の国籍,障害の有無等を問わずその人権を尊重するとともに,その安全の確保及び秘密の保持に十分な配慮をしなければならない.」

これらを受け,2009年4月には,厚生労働省雇用均等・児童家庭局長より,「人身取引被害及び外国人DV被害者を支援する専門通訳養成研究事業の実施について」という通知が,各都道府県知事宛てに出されました(**資料3-7**).その中で,「人身取引被害者や配偶者からの暴力を受けた外国人の相談,一時保護の支援を行う婦人相談所等の現場において,専門的知識に裏づけられた適切な通訳が行われることは,必要不可欠なことである.」と述べられています.

以上,外国人女性や子どもにとって,「医療通訳」は「人権保障」そのものといえるでしょう.

【李　節子】

Column　なぜ医療通訳士になったのか

　私は，母子保健やリプロダクティブヘルス分野での活動がしたくて，ミドワイフになりました．子どもの頃から外国語に興味があり，高校時代に英語を勉強させてもらうことができました．大学最後の1年間は，日本語も少し勉強しました．私の言語能力は，決して最高レベルではなかったので，通訳をする日が来ると予想すらしていませんでした．そのようなわけで，通訳士になるまでの道のりは，思いのほか長いものになりました．

　なぜ，医療通訳士になったのか．振り返ってみると，留学生だった頃，知り合いから病院への付き添いと通訳を頼まれたのがきっかけでした．そのとき，私はまだ医療通訳が何かを知りませんでした．その後，日本の遠く離れた場所に住む親戚に，電話での通訳を頼まれたこともありました．医療通訳という専門通訳があるとも知らずに，親戚や知り合いの依頼に応え，その場しのぎ（アドホック）に通訳しました．

　私は，日本の病院の制度がまだよくわかっていない上に，医療用語の理解や日本語能力も不十分でしたから，上手く通訳できるのか心配でした．しかし，依頼者は，私より日本語がわからないと思い，戸惑いながらも頑張って通訳しました．通訳が終わった後，依頼者から「通訳してくれると心強い」など言われ嬉しく思う一方で，医療現場での通訳の重要性やその難しさに気づきました．

　その後，2001年に在日外国人支援団体やNPOの活動に参加し，活動の1つとしてボランティア通訳を行うようになり，現在に至っています．アドホックの通訳と違って，ボランティア通訳は面識がない人のために行うので，依頼者との信頼関係を築けるように心がけました．医療者の経験があるため，コミュニケーションスキルやプライバシーの保護に関する戸惑いはありませんでしたが，さまざまな医療分野の専門用語や異文化理解，通訳技術が不足していることに気付きました．

　当時，医療通訳に関する講座は極めて少なく，あるアメリカの大学の医療通訳講座をオンラインで受けました．本職やボランティアをしながら講座を受講できるため，私にとって最適な学習方法でした．夜や週末を使用し，録音課題に取り組んだり，文献を読んだり，テストを受けたりと精一杯でしたが，医療通訳者の資格をとったことが自信につながっています．

　それから，医療施設や電話を使ったボランティア通訳をするようになり，日本語がわからない患者や，疾病や治療法の説明をしたい医療従事者の声を代弁したり，両者が満足できるような出会いとなるように努めました．医療通訳に携わったおよそ15年間の中で，時には余命やHIVの告知，がんや精神病など深刻な場面での通訳をすることもありました．また，難しい病気の新しい治療や感動的な出産の通訳もしてきました．医療という専門性の高い分野で通訳するのですから，常に向上が求められ，学びの多い職業であると思います．

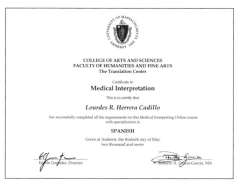

オンライン医療通訳コース証書

　私の本職は通訳ではないため，医療通訳士の資格を取得した後もフルタイム通訳者として採用された経験がありません．現在，日本では外国人入国者数の増加に伴い，外国人が医療機関を受診する機会も増え，医療通訳者への期待が高まっていますが，慢性的に人材が不足しています．そのため，私は自己学習や研究活動を続けながら，大学や医療通訳ボランティア講座で医療通訳の育成に携わっています．

　日本語が話せない外国人が，健康や医療福祉制度に関する情報をタイムリーに受けられること，自分の健康や病気に関する意思決定や自己管理が行えること，安心して医療ケアを受けられることを願って，これからも医療通訳を続けたいと思います．

【エレーラ・ルルデス】

3．地域医療と医療通訳

1）「お父さんは死んじゃうのですか？」

　ある日，外来に40歳代の男性がひどい呼吸困難の状態で冷や汗をかきながらやってきました．急いで診察をしたところ，重い不整脈で心臓の機能が低下しており，すぐに高度医療の設備がある病院に搬送しなければ生命にかかわる状態でした．しかし，この男性はことばが不自由で「お金ない」「病院だめ」「注射，注射」と繰り返すだけでしっかりとしたコミュニケーションがとれません．「お金がないから，病院に行かずにここで注射をして直してくれ」と言っているのだと想像はつきますが，病状はもはや外来の治療ですむ状態ではありません．何とか説得しようと付き添っていた妻に話しかけますが，妻はさらに日本語ができず断念．そのとき，一緒にいた小学生の娘さんが口を開きました．「お父さんは死んじゃうのですか？」どうやら，一番日本語ができる娘さんを通訳として連れてきたようです．
　小学生の子どもに「そうだよ，お父さんはこのままでは死んでしまうから急いで病院に行こう．病院に行っても救命できる確率は…．」などと言うことはできません．頭を抱えてしまうような事態ですが，1990年代から地域医療の現場ではこうした問題が日常茶飯事に起きているのです．人手不足から外国人の働き手が増える中で当然の結果として生じた現象です．幸い，神奈川県では2002年から医療通訳派遣制度が始まっており，至急通訳を手配した上で救急病院に搬送しこの男性は一命を取り留めました．

2）差別されて悔しいと訴えてきた患者

　40歳代の南米出身の女性が思い詰めた表情で，夫に付き添われて来院しました．夫はどこから見ても日本人にしか見えない顔立ちですが，実は日系ラテンアメリカ人であり通訳を介しての診療が始まります．
　聞くところによると，妻は胸が締め付けられるように痛くなる発作が毎日のように生じています．救急病院に繰り返し受診をしているのですが，医師は「大丈夫」「心配ない」「問題ない」というばかりで真剣に治療をしてくれないのだと言います．「こんなに病気が重いのに，きちんと調べてくれないのは，きっと私たちが外国人だから差別をしているのです．悔しいです．」と夫は涙を流さんばかりに訴えました．確かに胸が重苦しくなる状態を発作的に繰り返しており，狭心症か心筋梗塞のような重い心臓病を考慮して検査が必要と思われます．さらに聞くと，病院では心電図をとり，胸部のX線写真を撮り，CTスキャンまでとっていろいろと調べて対応をしたことがわかります．また，鎮痛剤の処方もされていました．しかし，これまで数万円の医療費がかかったことで「こんなにお金をかけて検査をして病気が良くなるための治療を全然してくれない」「かえって悪くなってきており，変だ」という不信につながっていました．
　この日は，筆者の診療所に通訳が常駐している日ですので，じっくり問診をしていきました．「発作が起きるのは何時頃が多いのですか」「何分ぐらい続きますか」「運動や食事と症状との関係を教えてください」といったことを30分ほどかけて丹念に聞いていきます．確かに左胸を圧迫するような痛みは狭心症と一致します．しかし，安静時に起きており，脂ものを食べた日の夜に起きることが多く，胃酸が上

表3-5 医療通訳が得られないことの不利益

患者にとって	自治体にとって
・病状を伝えられない不安 ・治療の遅れ	・救急医療体制への負担 ・不必要な検査の増加 ・感染症など病気の増加 ・社会の不安定化 　　↓ ・自治体の負担の増大
医療機関にとって	
・診断に時間がかかる ・誤診や治療失敗のリスク ・不信によるトラブル	

がってくるような症状も鎮痛剤を飲んでから悪化していることがわかりました．これは，胃が荒れて胃液が食道に逆流して痛みを起こす逆流性食道炎（胃食道逆流症）の典型的な症状です．ということで，がっちりと胃薬をお出しして食事指導をしたところその晩からぴたっと痛みが消えました．

「先生，もっと早くここに来れば良かったです．」数万円かけても治らなかった症状が，2,000円足らずの医療費で治ってしまったため，「損をした」と感じられたようです．しかし，損をしたのは患者たちだけだったのでしょうか．夜間の救急外来で何度も医師が対応をしなければならなかった病院の負担，不必要だった数万円の検査台を負担する保険組合，具合が悪くて仕事を休まれてしまった患者の働く職場，それぞれの損失を足し合わせれば優に10万円を超えているでしょう．

逆流性食道炎を狭心症だと思い込んで救急病院を受診する患者は，日本人外国人を問わずたくさんいます．しかし，多くの場合，2・3度繰り返せば医師の側が気がつき，患者に説明をして問題は解決します．一方，ことばの不自由な外国人の場合，こうした問題解決のプロセスが機能せずに何度も何度も救急受診が繰り返されてしまうのです．そして理解できる説明がなければ，不安が昂じて不信へとつながり「病院を訴える」といった事態になることもあります．他院でそうした事態に至った事例で通訳を介した説明を設定して問題を解決したことが何度かあります．

3）医療通訳がいないことは社会全体の不利益

この2つの事例だけをみても，医療通訳がないことが地域医療にとってどれだけ損失であるかがわかります．通訳がなくて困るのは，決して外国人の患者たちだけではないのです．医療機関は，通訳がいないことで患者の病状がよくわからずに診断に時間がかかる，診断を誤ってしまう，患者との信頼関係が築けないといった困難に直面します．通訳をつけての診療は，通常の診療の2倍程度の時間がかかりますが，的確な研修を受けた通訳さえ得られれば，診断に到達するまでの時間は通訳のないときに比べて大きく短縮できます．

また，通訳がいないことは自治体にとっても大きな不利益をもたらします（表3-5）．診断がつかずにいたずらに不必要な検査を繰り返してしまいがちですし，病状が良くならずに不安な患者が繰り返し診療に訪れその説明に時間をとられて救急医療が非効率になります．また，治療の説明が理解されずに病気が治らなければ外国人を多数雇用する企業の生産性は落ちますし，結核などの感染症が広がれば公衆衛生上の問題になります．

とくに筆者が心配をしているのは，通訳がいないために多くの外国人の子どもた

ちが学校を休んで親の病気に付き添わざるを得ない現実があることです．ある外国籍のお子さんは，慢性肝炎で通院をしているお父さんのために，ほとんど毎週学校を休んで病院に付き添っていました．通訳が手配できる病院にお父さんが転院して初めてこの仕事から解放されたのです．このように，しばしば学校を休まされていては学校の授業について行けなくなっても当然です．通訳体制をつくらずに外国人の病人がしっかりとした治療ができない状況が続けば，生活が不安定となる人が増え，外国人コミュニティ全体の貧困化につながります．また，学習の機会が制限される子どもたちにも貧困が受け継がれていきます．豪州や北米・欧州で医療通訳の利用が病院に義務化されている地域が多いのは，このように貧困や社会問題を生まないようにする目的もあります．

4）地域医療のための医療通訳制度を育てよう

　神奈川県では2002年から県がNPOや医師会等と協定を結び，県内の基幹病院に訓練された医療通訳を派遣する事業を開始しました．その後，同様のプログラムが京都市・愛知県などで開始され，この数年で外国籍住民への円滑な医療を確保するために医療通訳派遣制度をつくる自治体が少しずつ増えています．こうした地域医療のための医療通訳派遣制度を円滑に運営していくためには，いくつかの重要なポイントがあると筆者は考えています（表3-6）．

　何といっても一番大切なことは，質の高い通訳を確保し利用者からの信頼を獲得することです．そのため，いずれの事業でも採用する前に研修を行い，さらに実技試験を行って一定の基準に達した人のみ採用をする方法をとっています．継続的に研修を行い，医療通訳としての役割の理解を徹底する必要があります．

　地域医療に貢献する制度として維持していくためには，自治体の事業として行われることが大切です．しかし質を維持するためには，医療通訳の技能を評価できるスタッフが必要であり，NPOなど実務を担える団体と連携して実施する必要があります．また，病院や大学などの専門機関を巻き込んで多部門が連携することで，より質の高いものにすることができるでしょう．

　日本には医療通訳の即戦力となる人材はまだまだ限られており，事業を行いながら人材を育てていく必要があります．同じ医療の通訳でも，検診の際の定型的なやりとりを通訳する場合とがんの告知や手術前の細かな説明の際などでは，求められる技能は大きく異なります．それぞれの通訳の技能を把握し，適材適所に派遣するためにはコーディネーターが不可欠です．

　また，病気をした外国人はさまざまな困難に直面していることが多くあります．経済的な問題，仕事やビザの問題…．こうした問題は，本来通訳が解決できる問題ではありません．しかし，こうした問題がことばのできる通訳に持込まれることが

表3-6　地域医療を担う医療通訳制度確立のカギ

1. 十分な研修と審査で通訳の技能を高め信頼を確保する
2. 自治体・NPO・医療機関などの連携で育てる
3. コーディネーターの配置で適材適所の人材活用
4. ソーシャルワーカーとの連携で通訳は業務に専念
5. 業務としての一定の報酬と責任の明確化
6. 日頃からのネットワークで人材の確保

多くあります．そこで，病院のソーシャルワーカーを通訳派遣の窓口とし，通訳派遣と患者相談を連携させていくことが効果的です．

　忘れてはならないことは，通訳を担う皆さんに，謝金を支払うシステムをつくることです．いずれの事業も専門通訳としては破格の安い謝金で医療通訳としての役割を担っていただいていますが，意欲の高い通訳ボランティアが集まっているとはいえ，持ち出しばかりでは継続が困難です．有償ボランティアとして一定の謝金が得られる制度が不可欠です．通訳への謝金を患者側にそのまま負担させているような事業もありますが，派遣の実績は伸びていません．病気が重くて経済的にも負担がかかっている人が使えるような制度にしていくことも重要です．

　現在，最大の規模となっている神奈川県の場合，10言語180人の医療通訳が登録し，年間5,000件を超える派遣実績となっています．このように，利用が増えた背景には，患者負担を0～1,000円（病院ごとに患者負担の請求額が異なっている）と小さく抑えたことがあるでしょう．結果的に病院側が通訳謝金の主要な部分を負担しています．それでも派遣数が伸び続けているのは，それだけ病院にとって通訳の利用が効果を実感できるものだったからです．これだけの人員を確保するためには，日頃から外国人の相談にかかわる公的機関・民間機関などと連携をし，人材の発掘に努める必要があります．

　先日，ある大学病院に「英語のできる患者さんを紹介したいので○○科の英語に堪能な先生を教えてください」と問い合わせた際の回答はこうでした．「当院では医療通訳をつけてインフォームドコンセントをしっかりとった診療をするようにしています．医師の不十分な外国語での診療は行っていませんので，どの医師が英語を話せるかは伝えられません．予約を取るときに医療通訳の派遣を依頼してください．」このように通訳が信頼されるようになったのは，研修と連動した厳しい試験で採用し，技能に合わせた派遣ができるようにコーディネートする仕組みがあるからだと考えています．

5）効果的治療に不可欠になってきた医療通訳

　訓練された医療通訳の得られる環境が少ない日本では，医療通訳の効果に関する具体的な報告はまだ限られたものです．しかし，すでにその効果が示されてきている分野もあります．名古屋医療センターの報告では，2012年に愛知県の事業として開始された「あいち医療通訳システム」からの医療通訳派遣を利用したところ，外来にHIVのために通院する外国人の患者の中で通院が不定期になってしまう人の割合が20人中9人（45％）から1人（5％）と劇的に減少したということです（羽柴，2012）．

　治療の継続が重要なのは結核も同じです．東京都では，外国人の結核患者を保健師が訪問する際に通訳を同伴できる制度を2006年に開始しました．現在，14言語43人のボランティア通訳が，ことばの不自由な結核患者の服薬を保健師とともに支援しています．結核患者の中で外国人の占める割合は増加を続けており，日本全国でみても5％を越えました．結核は治療を完了するまでに最短でも半年がかかり，ことばの不自由な外国人の場合，治療を途中で中断してしまう割合が高いことが問題になっていました．2008年に厚生労働省と結核研究所が行った外国人結核全国実態調査では，外国人結核患者のうち帰国して追跡不能となっている人の数が地域によって大きく異なっていることがわかりました（表3-7）（日本結核病学会国際

表3−7 結核治療中途での帰国（外国人結核全国調査2008年）

下位3地域		上位3地域	
兵庫	32.0%	横浜	8.0%
岐阜	17.9%	広島	7.9%
三重	15.9%	東京都下	2.9%

症例数20人以上の地域に限る．
（日本結核病学会国際交流委員会，2012）

交流委員会，2012）．こうした治療途中の帰国の場合は，出身国側の医療につながらずに中断している場合が多いと推測されています．ここで突出して帰国率が少ないのが東京都なのです．東京都では，通訳の同伴を始めてから外国人の結核治療完了率が非常に高くなり，日本人と同等の80％を越えています．治療途中の中断は，薬の効かない薬剤耐性結核になってしまう危険が高く公衆衛生上大きな問題です．また，ひとたび薬剤耐性結核になると，治療の期間が長くなり薬代も高いため，患者本人にとっても行政にとっても大きな負担となります．通訳をつけて確実に結核治療を完了できるようにすることが，すべての地域で実現することが重要です．

6）世界で医療通訳の普及が進んだ理由

医療通訳の必要性を訴えると「外国人のために税金を投入することに納税者の理解が得られない」という意見を耳にすることが時々あります．こうした意見を持っている方には，移民の受け入れの進んだ国で，なぜ通訳の普及が進んだのかを知っていただく必要があります．米国では，連邦政府の補助金を受けている医療機関は医療通訳体制を整えなければならないとされています．また，カナダやスウェーデンでも，医療機関に対してことばが不自由な外国人の診療時に医療通訳を利用することを義務づけています．これらの施策が促進された背景には，障がいを乗り越えるための支援という福祉の視点もありますが，医療通訳をつけることで医療を円滑にし，医療事故や病気の蔓延・貧困による社会の負担を減らすことができるという実利的な考えが大きく影響したといわれています．

7）医療通訳の利用が税金の節約になるか？

医療通訳の導入は早期の診断が可能となり，無駄な検査や診療場面のトラブルを減少することで医療費の削減効果があると考えられます．筆者自身はそうした事例の経験を多数しています．しかし，こうした経済的な効果を1つの地域全体で検討した報告は，日本ではまだあまりなされていません．そこで1つの興味深いデータを紹介します．図3−15は，神奈川県が行っている外国人未払医療費補填事業（救急医療機関外国籍県民対策費）で実際に支出された金額の年次推移です．1993年から開始されたこの事業は，外国人の急病人を診療した医療機関が1年間繰り返し医療費の請求を行っても患者側に支払うことのできない状況があった場合に県が病院の損失の一部を補填するという制度です．この金額の推移が，医療費の支払いが困難となった外国人の重病人の動向を反映していると考えて良いでしょう．図3−15に示されているように，2002年まで増加が続き最盛期には年間2,000万円超の

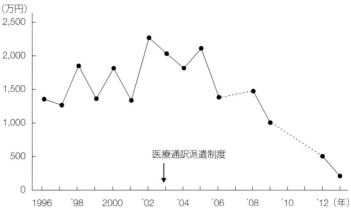

図3−15　神奈川県の外国人未払医療費補填事業による財政支出の推移

予算が必要となりました．しかし，2002年をピークに減少に転じ，昨年度は最盛期の1/10以下となっています．1992年以降，ビザがなくて健康保険に入れない外国人の数自体が減少傾向となっていますので，健康保険をもたない外国人の減少が支出減少の主な原因と考えられます．しかし，2002年まで減少しなかった金額が，医療通訳派遣制度が開始された2002年度末を境に減少に転じていることは偶然ではないでしょう．医療通訳の導入によって，早期の受診が促進されたことなどの影響があると考えられます．このように，医療通訳の導入が医療費や税の節約に役立つという調査結果は，今後次第に増えていくのではないかと思います．

　地域医療に役立つ医療通訳制度を整えることは，決して外国人だけのためではなく地域に住むすべての人にとって役立つものであると考えます．

【沢田　貴志】

4．高齢者と医療通訳

1）在日外国人の高齢者の現状

（1）在日外国人の人口高齢化

　2014年6月末現在，在留外国人統計によると，65歳以上の在日外国人総数は14万5,198人に達し，在日外国人総数208万6,603人における65歳以上の高齢者数の割合は7.0％に及びます．日本で暮らす在日外国人の高齢者は，その形成過程や歴史的背景により，国籍（出身地）別の構成比では異なる特徴があります．65歳以上の在日外国人は，アジア出身者が90％以上を占め，国籍（出身地）別では，「韓国・朝鮮」が11万4,255人（78.7％）で圧倒的に多く，次いで「中国」が1万1,719人（8.1％），「ブラジル」4,797人（3.3％），「米国」4,169人（2.9％）と続いています（図3-16）．圧倒的多数を占める「韓国・朝鮮」籍高齢者の歴史は1910年の韓日併合条約締結に遡り，その歴史は100年以上に及びます．日本での長期在住により高齢化し，本国生まれの一世はもとより日本生まれの二世も高齢期を迎え，「韓国・朝鮮」総人口50万8,561人に占める高齢者人口割合（高齢化率）は，22.5％にまで達しています．

　65歳以上の在日外国人総数を在留資格[解説12]別にみると，「特別永住者」[解説13]が70.9％ともっとも多く，次いで「永住者」（22.2％），「日本人の配偶者等」（2.6％）と続きます（図3-17）．「韓国・朝鮮」籍者を在留資格別にみると，この「特別永住者」資格をもつ者が72.2％を占めています（図3-18）．65歳以上の在日外国人の高齢者は，第二次世界大戦の終戦前より引き続き日本に在留し，サンフランシスコ講和条約にもとづき日本国籍を離脱した「特別永住者」である「韓国・朝鮮」籍高齢者が多数を占めていることがわかります．他に，1980年代以降に来日した「永住者」「日本人の配偶者等」「家族滞在」等の在留資格をもつ，新来外国人と呼ばれる「韓国・朝鮮」籍者が約9万人いますが，高齢者は少数です．一方で，日本国籍取得者（帰化許可者数）は戦後累計で約33万人以上および，その中には「韓国・朝鮮」にルーツをもつ高齢者が少なからず存在するものと推測されます．

解説12）在留資格
外国人が日本に入国・在留して行うことができる活動等を類型化した出入国管理及び難民認定法（入管法）上の法的資格．現在は総計27種類の在留資格があり，それぞれに該当要件・付与される在留期間等が定められている．

解説13）特別永住者
「日本国との平和条約に基づき日本の国籍を離脱した者等の出入国管理に関する特例法」（入管特例法）により定められた在留資格を有する者をいう．終戦前から引き続き日本に在住している在日韓国・朝鮮人・台湾人およびその子孫が該当し，入管法上の在留資格に比べ安定した法的地位と処遇を定めている．

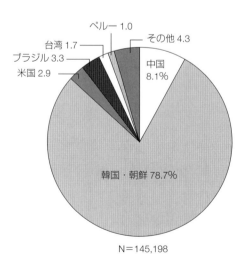

図3-16　65歳以上在日外国人の国籍（出身地）別人口構成割合（2014年）（法務省，2014.6）

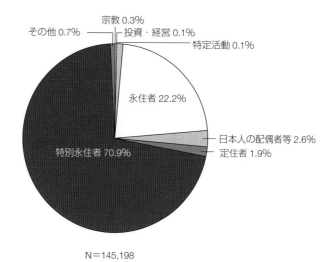

図3-17　65歳以上在日外国人の在留資格別人口構成割合（2014年）（法務省，2014.6）

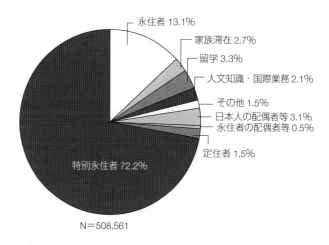

図3-18　「韓国・朝鮮」籍者の在留資格別人口構成割合（2014年）（法務省，2014.6）

　その他，1990年の「出入国管理及び難民認定法」の改正により増加した南米出身の日系人や「定住者」「日本人の配偶者等」の在留資格をもつ中国帰国者，インドシナ難民が高齢化している現状があります．また，東南アジア，南米地域出身者が大半を占める「永住者」の在留資格をもつ在日外国人が66万人以上に及んでおり，今後ますます多国籍・多文化の背景をもつ高齢者が増加し，超高齢社会・日本における「内なる国際化」が進んでいくと見込まれます．

(2) 介護を必要とする在日外国人の高齢者の現状

　在日外国人の高齢化により，日本社会と同様に，医療や介護を必要とする高齢者も増加しています．高齢者介護を社会全体で支え，問題解決する新しい仕組みとして，2000年4月より介護保険制度が成立し，新たな社会保障として開始されました．現行の介護保険制度では，被保険者を「40歳以上の日本国内に住所を有する人」と定義しています．加入要件に日本人と外国人の区別はありませんが，在留資格ま

表3−8 在日外国人の介護保険第1号被保険者数の推移と65歳以上在日外国人総数に占める割合(2000〜2012年)

年度	第1号外国人被保険者数（人）	65歳以上外国籍高齢者数（人）	割合（％）
2000年	85,212	91,477	93.2
2001年	88,587	94,761	93.5
2002年	91,561	98,703	92.8
2003年	94,452	102,220	92.4
2004年	97,563	106,817	91.3
2005年	101,491	110,743	91.6
2006年	105,722	116,311	90.9
2007年	109,799	120,588	91.1
2008年	114,354	125,794	90.9
2009年	117,838	129,813	90.8
2010年	120,872	131,270	92.1
2011年	125,423	135,002	92.9
2012年	132,804	137,628	96.5

（厚生労働省，2000〜2012；法務省，2014.6より作表）

たは在留見込期間が1年未満の外国人等は適用除外になります．

　厚生労働省の「介護保険事業状況報告」（2000〜2012）によると，第1号被保険者数の内訳の1つとして，「外国人被保険者数」が公表されていますが，介護保険制度導入以降の推移をみると年々増加しており，65歳以上の在日外国人のほとんどが被保険者となっています（表3−8）．

　在日外国人人口を分析単位とした介護保険統計は，第1号被保険者数の公表のみであり，重要な指標である要介護（要支援）認定者数や居宅介護（介護予防）サービス受給者数などの基本的な統計は，日本人高齢者数に含まれて集計・公表されています．そのため，国籍（出身地）別はおろか，外国人の高齢者の介護保険利用状況に関する実態の把握が困難な現状があります．

　在日外国人の高齢者の中でも，「韓国・朝鮮」籍高齢者の介護問題は，象徴的な課題として顕在化しています．「韓国・朝鮮」籍高齢者の介護保険サービス利用をめぐる問題として，①無年金による経済的問題，②低い識字率による情報へのアクセス困難，③難聴・構音障害・母国語への回帰による意思疎通の困難，④生活様式や価値観の相違・母国文化への回帰からくる文化的背景の相違があげられます（図3−19）．母国語への回帰は，とくに認知症高齢者に見受けられるもので，話せたはずの日本語よりも韓国・朝鮮語での会話の比重が大きくなってしまうことで，介護職員や韓国・朝鮮語を知らない家族との意思疎通が困難になってしまうことを指します．

　「韓国・朝鮮」籍の高齢者の最大の集住地域である，大阪市内すべての居宅介護支援事業所および地域包括支援センターに所属している介護支援専門員を対象とした実態調査では，外国人高齢者の介護保険における居宅サービス利用状況について，460件の回答を得ました．外国人の要介護高齢者を担当した経験がある介護支援専門員は40％を超え，その国籍（出身地）は「韓国・朝鮮」を筆頭に7カ国（出身地）に及びました．担当している外国人の要介護高齢者は，女性で後期高齢者が多く，半数以上が独居高齢者でした．利用が多いサービスは，訪問介護，通所介護，福祉

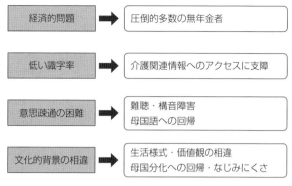

図3-19 「韓国・朝鮮」高齢者の介護をめぐる諸問題

用具貸与であり，介護が必要となった原因疾患は骨関節疾患がもっとも多く，認知症の高齢者も20％以上含まれていました．この点は日本人の要介護高齢者と類似した傾向です．特徴的な事柄としては，介護支援専門員が日本語によるコミュニケーションが困難ととらえている外国人要介護高齢者は30％以上含まれていることがあげられ，高齢であるほどその割合が高い結果でした．また，介護支援専門員が経済状態について困難ととらえた外国人要介護高齢者は60％以上におよび，無年金問題の影響も含め，経済的基盤が脆弱な外国人高齢者の存在が浮き彫りになりました．

　本調査結果は，介護を必要とする在日外国人の要介護高齢者の一端を示すに過ぎませんが，克服すべき課題は深刻といえます．十分な意思疎通が図れないことは，介護支援専門員の職務である認定調査やケアプランの作成，そしてニーズの把握の際に支障をきたすばかりでなく，外国人の高齢者本人が適切な選択を行う権利としての介護サービスの行使が困難になります．家族や知人，友人などインフォーマルなサポートに頼るだけでなく，外国人要介護高齢者の実情に即したフォーマルサポートの充実等，支援体制を整えていく必要があります．

2）高齢者に必要な医療・介護通訳

（1）介護保険利用におけるコミュニケーションの問題

　介護保険サービスを利用するには，まずは，市区町村へ要介護（要支援）認定の申請をし，市区町村職員や介護支援専門員による訪問認定調査が行われます．その後，認定調査結果や主治医意見書による一次判定，介護認定審査会による二次判定を経て，市区町村が要介護度を決定します．要介護認定がされたら，介護（介護予防）サービスを利用する場合は，介護（介護予防）サービス計画書（ケアプラン）の作成が必要となります．要介護度によって，地域包括支援センターまたは居宅介護支援事業所の介護支援専門員が，高齢者本人や家族の希望，心身の状態を考慮して，在宅や施設で適切なサービスが受けられるようにケアプランを作成したり，関係機関との連絡調整を行います．その他にも，利用者の課題分析やサービスの仲介および実施管理，サービス提供状況の継続的な把握および評価を行っていきます．この過程の各場面において，利用者との十分なコミュニケーションが求められますが，日本語によるコミュニケーションが困難な外国人の高齢者の場合は，サービス

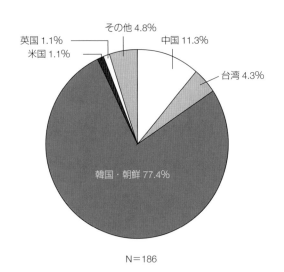

図3-20 介護支援専門員が担当している在日外国人の国籍（出身地）別構成割合

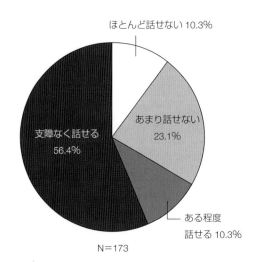

図3-21 在日外国人の要介護高齢者における日本語コミュニケーション能力

利用に関する意思や希望を伝えられない状況が生じることになります.

2014年11月，都道府県別の65歳以上の在日外国人の人口分布にもとづき，確率比例抽出法により選定された，全国の居宅介護支援事業所の所長である介護支援専門員2,000人を対象に，在日外国人の介護保険サービス利用状況に関する実態調査を行いました. 709件の回答結果をふまえて，介護保険利用における通訳の必要性について述べたいと思います.

外国人の要介護（要支援）高齢者について，2014年9月時点で担当もしくは過去に担当経験がある介護支援専門員は142人であり，全体の20.0％でした. その国籍（出身地）別内訳は，「韓国・朝鮮」が最多で144人（77.4％）であり，次いで「中国」21人（11.3％），「台湾」8人（4.3％），その他国籍（出身地）には，ドイツ，フランス，スウェーデン，米国，オーストラリア，ペルー，カンボジア，フィリピンが各1人ずつ含まれており，その国籍（出身地）数は多岐にわたっていました（図3-20）.

日本語によるコミュニケーション能力については，実際に在日外国人の要介護高齢者を担当している介護支援専門員の33.4％が，「あまり話せない」「ほとんど話せない」と回答しました（図3-21）. 介護支援専門員の外国人とのコミュニケーションに対する対応は，「日本語は話せるため特別な対応なし」がもっとも多く，次いで「利用者の家族を介して対応」であり，通訳を依頼できる体制をとっているケースは少数でした（図3-22）.

介護支援専門員が，外国人の利用者に対して業務を遂行する上で重要と考えていることとして，肯定的回答が多かったのは，相談窓口の設置や自身の対応能力の向上，多言語に対応した資料の充実，医療・介護通訳の充実でした（図3-23）.

調査結果より，日本語によるコミュニケーションが困難な外国人高齢者が3人に1人存在する中で，介護保険利用における対応体制は整備されていないという現状が明らかになりました. しかしながら，介護支援専門員業務を円滑に遂行する上で，外国人との良好なコミュニケーションを図るための相談先や多言語に対応しう

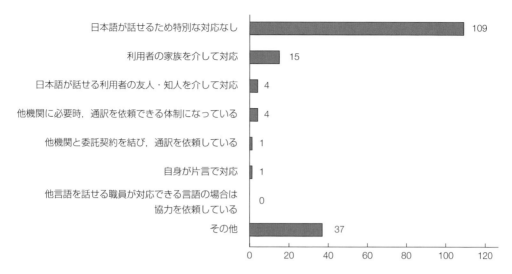

図3-22　在日外国人の高齢者とのコミュニケーションに対する対応（複数回答）

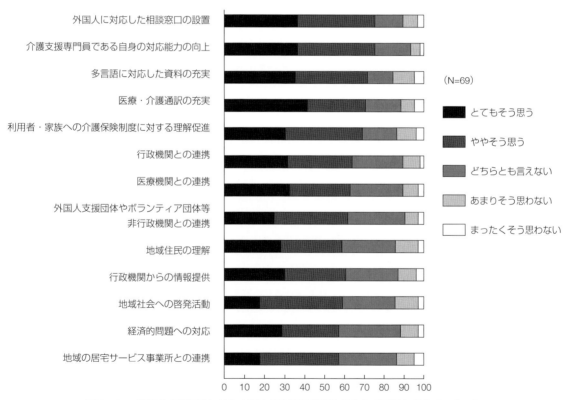

図3-23　外国人の利用者に対し介護支援専門員業務を行う上で重要と考えていること

るツール,通訳の派遣,そして自身の能力向上に対する重要性については,多くの介護支援専門員が認識していることがわかりました.

(2) 介護保険利用のためのコミュニケーションサポーター派遣制度

　介護保険利用のためのコミュニケーションサポーター派遣制度とは,介護保険の被保険者で,在日外国人等,日本語の読み書きなどが困難で親族等による援助が受けられない方が介護サービスを利用するにあたって,母語や文化に精通した登録サポーターの援助が受けられる制度です.具体的には,要介護認定調査やケアプランの作成を行うとき,介護保険についての相談,介護保険についてわからないことを知りたいとき等に,サポーターが同席して,通訳あるいは難しいことばをわかりやすいことばに直して説明してくれます.外国語に対応しているコミュニケーションサポーター派遣制度の実施市町村は,関西では東大阪市,八尾市,神戸市になります.

　神戸市からの委託を受けて,コミュニケーションサポーター派遣制度を実施している派遣団体である,特定非営利活動法人神戸定住外国人支援センター（以下,KFC）の取り組みについてご紹介します.KFCは,阪神・淡路大震災の後,ボランティアによって設立された2つの組織,「兵庫県定住外国人生活復興センター」と「被災ベトナム人救援連絡会」が,震災救援という枠を超え,日常の外国人支援に取り組むことを目的に,1997年に統合して設立されました.マイノリティの文化的背景を尊重した高齢者の介護事業と居場所づくり事業を展開しており,現在はデイサービスセンター,グループホーム,小規模多機能居宅介護,コミュニケーションサポーター派遣等の高齢者支援活動の他,日本語学習支援や子ども支援,多言語の相談,民族文化の育成,調査・研究事業等,その活動範囲は多岐に渡っています.

　本派遣制度設立の経緯は,2005年1月に八尾市や東大阪市で実施されていたコミュニケーションサポーター制度を参考に,神戸市での制度実現を求め,NGOベトナム in KOBE,関西ブラジル人コミュニティの3団体連名で要望書を提出したことから始まります.要望書を受けて市と話し合いが始まり,交渉の結果,翌年2006年7月4日に神戸市介護保険コミュニケーション・サポート事業実施要綱が施行され,①介護保険制度における要介護認定調査やケアプラン作成時等のサポーターの派遣,②サポーターの養成研修,③介護保険制度の啓発チラシの作成,④介護保険制度の説明会の開催の事業が開始されました.

　KFCでは,韓国語,中国語,ベトナム語に対応しており,近年は中国帰国者の要請が多いとのことでした.認定調査やケアプラン作成時はもとより,サービス担当者会議にも同行し通訳する場合があるとのことです.神戸市では,年3回までの派遣は無料ですが,実際はそれ以上の利用回数になるケースもあり,その場合はボランティアで対応しているとのことでした.

　実際に市の養成研修を受けて,サポーターとして活動しているベトナム語担当の在日ベトナム人サポーターの方に話をうかがいました.ベトナム人高齢者は現在5人ほど本制度を活用していますが,ベトナムには介護保険制度がないため,その理解を促すことが難しいとのことでした.また,自身の疾患・病状に対する知識や認識が乏しく,必要な介護保険サービスについて,なかなか受けたがらない傾向があるとのことでした.ベトナム語担当サポーターの方の次のことばが印象的です.「ただことばを直訳するだけでは微妙なニュアンスが伝わらない.いかに相手の意向を汲みとるかが大切です.」

　介護保険制度は,国民の共同連帯の理念にもとづき,加齢に伴う疾病等により要

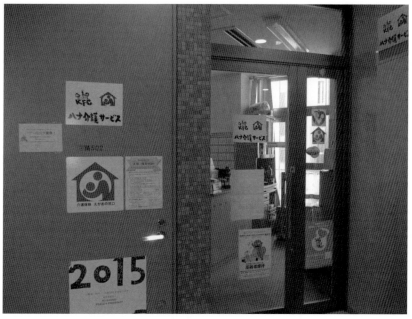

写真3-3　神戸定住外国人支援センター法人本部
介護保険利用のためのコミュニケーションサポーター派遣制度を実施している.

　介護状態となっても，尊厳を保持し，自立した日常生活を営むことができるよう，高齢者の介護を社会全体で支えるための制度です．日本社会の多国籍化・多文化化は，高齢者介護の現場でもことばや文化の壁として立ちはだかります．在日外国人の高齢者は，多様な言語，生活文化，生活歴，家族の介護力，心身の健康状態，価値観をもつ地域社会の構成員であると認識し，その尊厳を守り，自立した社会生活が営めるように，まずは顕在化している医療・介護通訳の支援体制の輪を広げていくことが望まれます（**写真3-3**）．

【李　　錦純】

5．保健師活動と医療通訳

1）地域における保健師活動の概要と保健師の役割

実は「保健師」[解説14)]と聞いてどのような仕事をしている人なのか，知らない人も多いと思います．「保健師」は，主に地域の保健所や保健センターで働いている，いわゆる「地方自治体（行政）保健師」と，企業などの会社で社員の健康管理のために働いている「産業保健師」が存在します．ここでは，"地域における保健師活動"に焦点を当て，保健所や保健センターで働く保健師の活動と役割について紹介します．

地域で働く保健師の役割は，簡単にいうと，保健師が所属する保健所や保健センターが管轄している地域に住んでいる人々の健康を守る活動を行うことです．そこに住んでいる人であれば，国籍や在留資格などに関係なく活動の対象者となります．人が生まれ，成長し，大人になり子どもを生み育て，老いゆくまでのすべての過程で，住民それぞれが防げる病気に苦しむことなく，より健康に生活できるよう活動しています．活動は基本的には活動の根拠となる法律[解説15)]が存在します．人が生まれて最初に保健師と出会うのは，新生児訪問もしくは乳児訪問と呼ばれる事業[解説16)]です．赤ちゃんの自宅に訪問し母と子の健康や子の発達の状態を確認し，育児相談に乗ります．また，乳幼児健診では，子どもの成長発達の確認や予防接種の相談に乗ります．成人した大人が職場等で健診を受ける機会がない人のために健康診査（健康診断）を行ったり，高齢者向けに足腰が弱って寝たきりにならないよう介護予防教室を行ったりもします．感染症の発生が起きた場合は，他職種の保健所職員とともに実態調査に向かい，さらなる感染を防ぐための予防方法を指導したりと，保健師は幅広い分野の保健活動を展開しています（表3-9）．このように，保健師活動は対象者がさまざまで，活動場所も保健所や保健センター内だけではなく，ケースに合わせて対象住民の自宅や職場，就学先，入院・通院先などにも訪問します．

解説14)
保健師助産師看護師法第一章総則第二条：「保健師」とは，厚生労働大臣の免許を受けて，保健師の名称を用いて，保健指導に従事することを業とする者をいう．

解説15)
地域保健法，母子保健法，児童福祉法，感染症法，高齢者の医療の確保に関する法律，健康増進法，障害者の日常生活及び社会生活を総合的に支援するための法律（障害者総合支援法），介護保険法など．

解説16)
地方自治体によるが保健師や助産師などが担当している．

表3-9　地域における保健師活動の例

対象	母と子	成人・高齢者・難病	感染症予防	精神・障がい者
活動例	妊婦学級（母親・両親学級） 新生児・乳児訪問 乳幼児健診（3～4カ月） 1歳6カ月児健診 3歳児健診 育児・発達相談 など	健康診査（健康診断） がん検診 健康教育（骨粗しょう症，介護予防，生活習慣病，等の教室） 高齢者対象予防接種 など	結核接触者健診 結核患者療養支援（服薬確認，療養環境整備，等） HIV抗体検査・相談 HIV陽性者支援 感染症予防啓発 感染拡大防止（調査等） など	療養支援 自立支援 訪問相談 など

※保健センター（市町村，政令市）：住民に身近で基本的な保健サービス（母子，成人・高齢者，精神・障がい者等を対象とした直接的サービス）を総合的に担当．
※保健所（都道府県，政令市）：感染症予防，難病，精神保健など広域的，専門的，技術的な保健サービスを担当．保健センター（市町村）へ技術的な助言，支援，連絡調整等の役目を担う．

2）外国籍住民にとっての保健師，保健所とは

　外国籍住民が保健師（Public Health Nurse）と聞いても，日本に住む大多数の外国人の出身国には存在しない職種なため，何を仕事とする人か想像がつきません．保健師と同じような役割を担っている人々は，地域やコミュニティで働く"看護師（Nurse）"であり，保健所などでどのような役割を担っている人かを正しく説明しないと，なかには"役所"で働いている人と聞くだけで，時に外国人を取り締まったりするのではないか，というような悪いイメージを膨らます人も出てきます．また，途上国や新興国に存在する"保健所"には，体調が悪くなったときにすぐに相談できるよう，簡単な治療ができるクリニックが併設されているなど，日本の保健所と多少違いがあります．しかし"保健所および保健センター"が地域住民の身近に存在し，健康に関する相談に対応してもらえ，保健師などの専門職が存在する場所であることには違いありません．

3）保健師活動と行政，外国人支援 NPO との連携

　外国人の健康支援を行う上で，対象外国人と関係のある医療機関や行政/保健医療機関，外国人支援を行っている NPO，そして外国籍住民のコミュニティ等が連携することは大変重要です．保健師が外国人を対象とする保健活動を行う上でも，外国人支援を行っている NPO との連携は必要不可欠です．とくにことばの障壁をなくすための通訳確保という点で重要です．ここでは，外国人の保健医療支援を行っている NPO と行政，保健所が連携して結核患者の療養支援に取り組んでいる事例を通して，保健師活動における医療通訳の現場についてイメージしていただけたらと思います．

（1）外国人と感染症

　日本に移住した外国人にとって結核や HIV などの感染症は他の病気よりも重要な問題です．移住労働者の多くは結核罹患率の高いアジア諸国出身であり，来日による環境の変化や，過酷な労働などにより，体力や病気に対する抵抗力が落ち，結核を発症しやすい状況に陥りやすくなります．また，出身国での感染症に対する偏見やスティグマ[解説17]が日本での受診の遅延へとつながっています．感染症は，きちんと治療を行わなかったことで耐性の菌やウイルスが生まれてしまうため，公衆衛生的にも大きな問題に発展してしまう可能性があります．とくに服薬治療においては，結核は短くとも半年以上，HIV 感染症の場合は開始したら今のところ一生服薬し続けなくてはならず，患者の病気や治療への十分な理解が重要です．

解説17）
スティグマとは，差別的烙印．特定の人は人びとに対して押し付けられた差別的イメージや烙印．

（2）結核対策における保健師の役割

　結核対策の基本は，早期に病気を発見し，服薬治療を開始し確実に終了させることです．終了後も定期的に胸部レントゲン撮影などのフォローアップを続けます．保健師は，このような結核患者の療養過程を 2 年以上にわたり支える役割を担っています．また，結核患者が発生した際に，確実かつ適切に患者と接触した人の健診（接触者健診）を行うことも保健師の役割です．外国人患者は，職場に結核だと情報が漏れてしまうと解雇されてしまうのでは，等の不安から接触者健診に非協力的となる場合もありますので，プライシーの面でできる限り配慮することが求められます．

結核の発症予防としては，まずは体力・抵抗力を維持し結核感染が起きても身体が戦えるような健康管理を外国籍住民自身が行うことです．例えば，留学生で学校に行っている以外はアルバイトをして過ごし，ギリギリの生活で乗り切っている外国籍住民も少なくなく，来日してしばらく経ってから結核を発症してしまう外国人がいます．日本人学校や外国人留学生の多い大学などで，保健師が積極的に健康教育を行い，感染や発症を予防できるように働きかけることも保健師の重要な役割です．

(3) 結核療養支援における，保健所と行政，外国人支援NPOとの連携事例

2006年より，東京都福祉保健局とNPO法人のシェア＝国際保健協力市民の会（以下，シェア）が協力し，東京都外国人結核患者治療・服薬支援員育成派遣事業として治療・服薬支援員と呼ばれる医療通訳の育成・派遣が行われています．この事業の目的は，保健師が行う外国人結核患者の療養支援の際に通訳を派遣しことばの面のサポートを行うことで，治療中断や感染拡大を防ぐことです．現在14言語[解説18]約40人の支援員が登録されています．この制度は，東京都内（特別区も含む）の保健所の結核担当保健師が利用できます．最近はこの制度について保健所の理解が深まってきており，年々派遣依頼が増えています．シェアは医療通訳の派遣調整を行うとともに育成の部分を担っています．この制度を活用することで，服薬治療が予定通り完了した例や，母国で中途半端な治療をしていたことで耐性菌を持っていた患者を，保健師が根気強く服薬を支援し服薬終了につなげた例もありました．

(4) 保健師における結核療養支援現場での医療通訳の概要

保健師が行う結核療養支援現場で医療通訳に依頼する主な通訳内容は表3-10の通りです．結核治療や療養の流れはどのケースも基本的には同じですので，他の病気に比べて通訳しやすい分野だといえます．しかし，薬が効かない耐性結核を発症しているケースや，肺以外の場所に発症してしまう結核，例えば脊椎カリエスという脊椎の骨に結核菌が到達し壊してしまうような結核の場合は，症例も少なく，通訳内容が難しく感じることがあります．難しい用語や表現が出てきても，動じることなく，通訳しやすい表現に保健師や医師に変えてもらうことが重要で，このことが結果的に患者にも理解できる表現になります．時に，結核以外の通訳，例えば患者の在留資格のことや社会福祉の手続きに関することなどの通訳も，療養環境整

解説18)
英語，中国語，ネパール語，タイ語，スペイン語，ポルトガル語，ベトナム語，ヒンディー語，フィリピン語（タガログ），韓国語（ハングル），インドネシア語，モンゴル語，ミャンマー語，フランス語．

表3-10　結核患者療養支援における通訳内容

病気，治療，服薬の説明
入院勧告の説明
接触者状況の把握
接触者健診結果の説明
退院前の説明（退院後の保健師による服薬確認など）
退院後の療養・生活相談
医療費の公費負担制度[※1]の説明
難民申請の説明
在留資格関係の説明
帰国後の治療継続の説明　など

※1) 結核を発症した場合，感染症法により，結核治療にかかる医療費全額または95％が公費負担となる制度がある．

備の上で必要となります．

4）保健師活動における医療通訳の果たす役割

　外国人を対象とした保健師活動において，医療通訳を最初のかかわりから導入することで，対象外国人にまず，日本の保健所や保健センター（以下，保健所）はどのような役割を担っているところなのか，そこで働く保健師は何をする人たちなのか，今なぜ保健師がこうやってかかわっているのか，等を明確に理解してもらえるという極めて重要な役割を果たすことができます．ここをまずクリアするかしないかで，患者と保健師との信頼関係に大きく影響し，保健師活動への患者の協力が得られなくなるなど療養がスムーズに進むかどうかが変わってきます．医療通訳の定期的な導入により，保健師と対象外国人との信頼関係が育ち，今後も健康に関して困ったことがあれば，保健所へ相談できる関係が構築でき，保健所側の外国人に対する理解も深まります．保健師へ外国人が相談できるようになると，保健所が把握し得なかった外国人の抱える健康に関する問題を吸い上げられるようになり，今まで以上に現状に合わせた施策へ結びつくことも可能になります．

　何よりも重要なのは医療通訳の基本でもあるプライバシーの遵守で，患者と街で出会っても通訳から声をかけないこと等を徹底することが必要です．また，保健師活動は，前述したように対象もジャンルも活動形態や場所も幅広く，通訳にはジェネラルに対応できる能力，もしくは各分野の専門性に合わせた能力が求められます．また，保健師が外国人対応に慣れていない場合，通訳の役割を越えた外国人対象者への支援を求められることが起こりやすくなるため，通訳自身の立ち位置や役割について常に意識しておくことが必要です．

【山本　裕子】

6．福祉行政と通訳制度

　バブル景気前夜の1985年，80万人に満たなかった外国人（外国人登録者）は，1990年に100万人を突破しました．1995年には「ニューカマー」と呼ばれる戦後日本に来た外国人の数が「オールドカマー」を凌駕するようになり，2013年には外国人人口の8割以上を占めるまでに至っています．

　国籍の多様化も進んでいます．現在では朝鮮・韓国籍を抜いて中国籍が最多となり，またフィリピンやベトナムなどのアジア諸国出身，ブラジルやペルーなどの南米出身の人も増えています．これ以外の国，統計上「その他」にくくられる国籍保有者の総数も全体の15％程度に達しています．統計上の数字から単純に類推すれば，日本はすでに多国籍・多民族によって構成される「移民社会」に突入しているといえるでしょう．

　移民の定住にはさまざまな困難が伴うのは，どの国においても共通していますが，日本においてもそれは例外ではありません．定住化が進む中で，外国人住民が行政サービスを利用する機会も増える一方，生活問題が多様化，複雑化，深刻化することにより，公的な支援を必要とする人も多くなってきました．そのため，教育，労働，医療，社会保障，社会福祉の分野において，通訳のニーズが高まりをみせています．

1）制度利用の現状

　制度利用という観点からみれば，日本語を母語としない外国人住民は，まさに「情報弱者」です．一般に，行政のサービスを利用するにあたっては，自分のニーズに合う制度が，どこにどういう形で用意されているのかということについて，ある程度概括的な知識が必要となります．また，今の自分のニーズに本当に対応できるのか，あるいは自分がそもそも対象になるのかどうかなど，「見通し」がなければ，制度利用に向けて一歩を踏み出すことはできないでしょう．言い換えれば，制度に対するそれなりの知識と理解がなければ，制度利用は当事者にとって遠い存在となってしまうのです．

　圧倒的多数において，日本語で発信される情報に頼ることができない外国籍市民の唯一の頼みの綱は，同国人からの「口コミ」です．しかし，体験に依存して発信される同国人かの口コミは，えてして誤った制度理解に陥りやすいのです．口コミによる情報伝達は，コミュニティ内での関係性を促進する半面，不正確な情報による誤解やトラブルの温床になる，というリスクも抱えています．

　口コミに頼らず，直接窓口を訪れたとしても，制度の広報はほとんどが日本語で行われているため，日本語を母語としない外国人住民の場合，制度利用に必要な情報を得ることは困難です．最近は他言語版の広報を作成している自治体も少なくありませんが，予算や技術的制約から，制度の概略の部分しか翻訳されていないことが多いのです．制度説明のための対訳集や，外国語が併記された申請書式を用意している例はごくわずかでしかありません．すべての外国人市民が理解できるだけの多言語情報や書式を用意することも容易ではありません．

2) 外国籍住民の相談支援にあたり

　外国人住民の適切な制度利用のためには，広報誌などの一方的な情報伝達だけでは不十分であり，当事者が直接窓口に赴いて相談をする，あるいは質問事項への回答を得る，といった「双方向」のやり取りが必要になってきます．このやり取りのために，通訳が不可欠となってくるのです．

　外国人住民が多く集住している自治体では，窓口に多言語相談員を配置し，窓口案内や相談などに応じているところもありますが，配置されている人数や，利用できる言語に限りがあり，すべてのニーズに対応できるわけではありません．そのため，通訳制度をもっている自治体の多くが，「ボランティア派遣」という形態をとっています．このやり方は，広く浅く通訳者を確保する面では，人材や予算の制約を抱える自治体にとっても現実的な方法ではあります．しかし，ボランティアという性格上，通訳者側の善意に依拠せざるを得ず，また交通費程度の実費程度しか支払われないため，質の高い通訳を安定的に確保する，という視点からは限界があります．また，言語によっては利用者と通訳者のマッチングができず，通訳派遣までに時間がかかることもあります．

　それでもこの制度が不十分ながらも，貴重な資源として機能しているのは，外国人市民および行政窓口ともに，通訳制度への期待やニーズが高いことの表れに他なりません．

　外国人市民の支援活動を行っている市民団体が，通訳スタッフを用意する場合もあります．しかし，小規模で，活動資金の確保にも苦慮している支援団体にとって，通訳スタッフを整備することは容易ではありません．ほとんどがスタッフ自身の言語力に依拠するか，ボランティアに期待せざるを得ないのが現状です．公的な通訳制度のニーズは，当事者のみならず支援に携わる市民団体にも根強く存在しています．

　外国籍住民の相談支援にあたっては，当事者が母語で相談できる体制を整備することが不可欠です．多様化する外国籍住民の生活課題解決のためには，通訳保障を行政が予算化して恒久的な制度にするより他にありません．しかし，もとから日本に住む人びとは，人口の大半が日本国籍者である，国内で一生を過ごす，そして使うことばは日本語のみ，ということを「あたりまえ」としてきました．加えて，日本が移民社会に突入していることへの自覚や，多民族・多文化が共生する社会をつくっていこうという意識が希薄です．そのため，「日本に来た外国人が日本語を勉強すればいいじゃないか」「そこにお金を使うのはもったいない」といった意識が強く，生活面での通訳保障を制度の必要性を認識してもらうのは容易ではありません．

　外国籍住民における通訳保障は，決して「外国人のための特別なサービス」ではなく，障がい者の移動保障とまったく同義です．ゆえに，通訳保障は，言語バリアフリーの観点に立ち制度設計を進めていくことが求められます．

　われわれが住む日本社会，地域の中には，すでに多くの外国人住民がいます．そして，外国人住民の生活課題は，福祉国家の課題とも密接に関連しており，社会福祉の現場にも新たな課題を突き付けています．通訳の活用は本人たちの利益だけでなくて，社会全体の利益になることを強調しておきます．

3）ソーシャルワークを実践するために

　教育，労働，医療，社会保障，社会福祉の分野においては，単に制度が提供され，それを住民が利用していく，ということで完結するわけではありません．制度利用は利用者のさまざまな生活課題に直結しており，問題解決を必要とされる局面も少なくありません．また，同様の制度が出身国にある場合とそうでない場合によって，制度や社会の仕組みに対する理解の仕方も変わってきます．外国人市民の支援においては，外国籍市民に対する情報提供や窓口案内にとどまらず，相談者本人だけではなく家族や地域，行政や病院等公的機関等への働きかけを行うための専門知識や技術が求められます．

　そのため，近年では母国の文化や言語を理解しつつ，問題の解決に向けて，外国籍市民が主体的に問題解決をしていくことを支援する「多文化ソーシャルワーク」の必要性が強調されるようになり，愛知県や群馬県，神奈川県等いくつかの自治体ではそのための養成講座も開かれています．

　「ケースワークの母」と呼ばれている Richmond Mary Ellen は，「ソーシャルケースワーク」について，「人間と社会環境の間を個別に，意識的に調整することを通してパーソナリティを発達させる諸過程からなりたっている」と定義しています（Richmond，1991）．

　また，2000 年に開催された国際ソーシャルワーカー連盟モントリオール大会では「ソーシャルワークは，人間の行動と社会システムに関する理論を利用して，人々がその環境と相互に影響しあう接点に介入する」としています．

　さらに，2014 年のメルボルン大会では「ソーシャルワークは，社会変革と社会開発，社会的結束および人々のエンパワーメントと解放を促進する，実践に基づいた専門職であり，学問である．社会正義，人権，集団的責任，及び多様性の尊重の諸原理は，ソーシャルワークの中核をなす．ソーシャルワークの理論，社会科学，人文学及び地域，民族固有の知を基盤としてソーシャルワーカーは生活課題に取り組み，ウェルビーイングを高めるよう，人々やさまざまの構造に働きかける」とし，多民族，多文化社会を前提としたソーシャルワーク実践が意識されるようになりました．

　ソーシャルワークを実践するためには，相談者（クライエント）の人と環境をよく知らなければなりません．また多文化ソーシャルワークにおいては，クライエントの出身国の文化，政治的，社会的背景，宗教等への理解が欠かせません．そのためにもっとも重要とされているのは，「面接」です．ソーシャルワークにおける面接は，クライエントとの「目的をもったコミュニケーション」であり「協働作業」です．

　支援の入り口であり中核でもある面接が，言語の壁に阻まれていれば，当然のことながらその目的は達せられません．問題を解決する主体はクライエント本人であり，母語で自分の率直な思いを語りながら，母語で自分の感情を自由に表現する，その感情を援助者が共感的理解を持って反応し，クライエント自身が自らのことばと思考において問題を正しく理解し，「行きつ戻りつ」しながら解決の方向を自己決定していく，というプロセスを踏むためにも通訳の存在は不可欠となります．

　実践の現場で通訳を使ってみると，通訳利用の有効性がよくわかります．片言の日本語では得られなかった貴重な情報を得ることにより，支援のレベルは確実にアップします．また，通訳者を介した面接や治療は，説明力の向上にもつながります．

先にも述べたように，教育，労働，医療，社会保障，社会福祉の分野においては，ソーシャルワークの専門的知見にもとづいた支援が不可欠とされます．そこで行われる通訳は，単なる「ことばの仲立ち」ではありません．通訳を利用する支援者が，通訳者の役割に対する正しい理解と，通訳者を介して行う面接や支援の技法を習得するとともに，通訳者もソーシャルワークの知識や技術を理解し，相談者が自らの意志と自立心，自身が持つ力や意欲に気づき，問題解決に向けて歩んでいくプロセスにかかわっていく姿勢が必要です．

　医療通訳も含めた生活問題解決にかかわる通訳制度が，外国人住民のニーズに対応できる公的な制度として準備され，定着していくためには，行政や医療，福祉の現場で，積極的に通訳を活用し，実践事例を重ねていくことが不可欠となるでしょう．

【大川　昭博】

文　　献

アメリカ合衆国国務省：人身売買（取引）白書．2014
外務省：海外在留邦人統計．2013．
犯罪対策閣僚会議：人身取引対策行動計画 2014．2014．
羽柴知恵子，横幕能行ほか：医療通訳システムを利用した外国籍 HIV 感染者の受診行動の現状．日本エイズ学会誌，14（4）：442, 2012．
法務省：出入国管理統計．2013a．
法務省：在留外国人統計．2013b．
法務省：在留外国人統計．2014.6．
IOM：HP．https://www.iom.int/cms/about-iom（2015 年 3 月 17 日現在）
人身取引対策に関する関係省庁連絡会議申合せ：人身取引事案の取扱方法（被害者の保護に関する措置）について．2011．http://www.cas.go.jp/jp/seisaku/jinsin/110701jian.pdf#search='（2015 年 3 月 17 日現在）
国連人口基金：世界人口白書 2014．2014．
国連世界観光機関：HP．http://www2.unwto.org/（2015 年 3 月 17 日現在）
厚生労働省：介護保険事業状況報告．2000〜2012．
厚生労働省大臣官房統計情報部：人口動態統計・資料．1965〜2013．
厚生労働統計協会：図説　国民衛生の動向．55（9），2008．
厚生労働統計協会：国民衛生の動向．厚生の指標　増刊，61（6），2014．
丸井英二，森口育子，李　節子：国際看護・国際保健．弘文堂，2012．
日本結核病学会国際交流委員会：在日外国人結核全国実態調査 2008 年．Kekkaku, 87(9)：591-597, 2012．
Richmond ME 著，小松源助訳：ソーシャル・ケース・ワークとは何か．中央法規出版，1991．
李　節子：在日外国人女性のドメスティック・バイオレンス被害に対する社会資源−その現状と課題−，女性のためのアジア平和国民基金報告書，2004．
総務省：地域における多文化共生推進プランについて．総務省自治体行政局国際室長通知第行国第 79 号，平成 18 年 3 月 27 日．http://www.soumu.go.jp/kokusai/pdf/sonota_b6.pdf#search（2015 年 3 月 17 日現在）
総務省：外国人住民に係る住民基本台帳制度．2014．http://www.soumu.go.jp/main_sosiki/jichi_gyousei/c-gyousei/zairyu.html（2015 年 3 月 17 日現在）
津村智惠子：改訂　地域看護学．中央法規出版，2002．

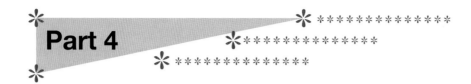

医療通訳の実際

1．聴覚障害者と医療通訳

1）聴覚障害者と保健医療福祉

(1)「聞こえない」ことの意味

　聴覚障害があることは受動的な情報を受けにくいということを意味しています．例えば，電車で偶然隣に乗り合わせた人が病気について話していることを聞くと，話を聞くことによってそれらの病気についての知識を受動的に知ることができますが，聴覚に障害があると，これらの情報を得ることができません．こういう状況が積み重なった結果，大きな情報量の差が生じていきます．われわれが「糖尿病」と聞くと，根治することの難しい病気であること，それゆえ，薬を飲み続ける必要があること，生活習慣の改善が必要であることなどがすぐに思い浮かびますが，聴覚障害者の多くはこれらの情報を受動的に知る機会に恵まれず，知識のないままどうするべきなのかを理解できないことがあります．

　体調が悪くなって病院に行き，糖尿病との診断が出て薬をもらっても，調子が少し良くなるとまるで風邪薬を止めるかのように薬の服用を自分の判断で止めてしまい，通院も止め，また調子が悪くなってきて病院に行くということを繰り返し，結果，病気そのものを重篤化させてしまうことがよくあります．

　情報弱者への支援には，まず聞こえる人の常識ではなく，能動的な情報が得にくい状態にあるということを理解する必要があります．

　診察室の前で順番を待っていると，時折診察室の中で患者が医師に質問している様子が聞こえることがあります．われわれは診察時によく医師や医療者に質問することがありますが，聴覚障害者にとって，たとえカーテン一枚であっても見えないところで行われていることはまったくわかりません．なかには医師に直接質問するのは失礼な行為だと思っている聴覚障害者もいて，医師から「質問はありますか？」と聞かれても「ありません」と答えることもあります．そして診察を終え，診察室から出た途端，通訳者に質問が始まるということもよくあります．事前に「質問をしても失礼ではない，むしろ聞いた方が良い」ということを聴覚障害者に伝えることも重要です．

(2) 福祉制度との連携

　子どもが聴覚障害であったことがわかった場合，残念なことに，医療と福祉の連携がまだまだ限定的であることが多く，福祉制度につながらず，聞こえない子どもを抱えてお母さんが右往左往するというケースもいまだに少なくありません．医療

的なケアはもちろん，福祉的な支援も聴覚障害児の将来には大きな意味をもっています．障害者手帳や障害基礎年金，ろう学校，手話通訳などの制度について案内することはとても重要です．手話通訳者の多くはこういった福祉制度に精通していることが多く，病院設置の手話通訳者がいる場合はこういった福祉制度への橋渡しの役割を担うこともあります．

2）聴覚障害者と医療通訳

（1）聴覚障害者のコミュニケーション問題

　聴覚障害者と一言で言っても，障害の発症時期や育成経過などの背景によってコミュニケーション方法にはさまざまなモノがあります（表4-1）．一般に，言語の獲得は9歳前後がピークとされ，それ以前の失聴とそれ以降の失聴では特に，言語獲得期前の失聴か言語獲得期後の失聴かは大きな影響を与えます．基本的な日本語の獲得ができている言語獲得期後の障害の場合，ベースとなる言語は主に日本語となり，特に，10代後半以降の失聴の場合は日本語の発音もしっかりし，語彙の獲得も多く，話せるが聞こえないために相手の話がわからない状態になります．また，話せることから「聞こえる」と思われることも多く，障害に対する理解が得られにくいこともあります．中途失聴者，成人後の失聴の場合は手話よりも筆談の方がわかりやすいという人も多く，必要に応じて筆談で伝えたいことを伝えるようにする方が良いでしょう．

　基本的な日本語の獲得ができていない言語獲得期以前の失聴の場合，日本語の理解に問題を抱えているケースが多く，主に手話によるコミュニケーションが有効となります．特に日本では長らく口形を利用した口話教育が主流で言語としての手話の教育もされないままでいたため，言語力自体の成長が阻まれることも多く，結果として日本語の習得にも大きな影響が現れ，筆談が難しいことも多く，日本語を獲得している中途失聴者や難聴者と同じ筆談では通じないことも多く，短い文章で箇条書きにするなどの配慮が必要となります．

　また，今でもろう学校の教育課程の中で「手話」の授業は存在せず，聴覚障害児が手話を獲得する方法はろう学校の先輩や大人のろう者との交流の中で自然に覚える以外に方法はないのが現実です．

　このように，「聴覚障害」といっても失聴の時期や育成歴など背景にある問題の違いによって有効なコミュニケーション方法が違い，一概に「手話が良い」とか，「筆談で十分」といった判断はできません．

　「聴覚障害があるといっても，日本人なのだから当然日本語が通じるはず」という認識も大きな誤解のもととなります．われわれが書記日本語（文章化された日本

表4-1　障害の発症時期や育成経過などによるコミュニケーション方法

	言語獲得期前失聴	言語獲得期後失聴	加齢による失聴
	ろう者	中途失聴者	
筆談	△	◎	○
手話	◎	○	×
読唇	○	○	×

語）を理解し，「どう読むのか」を知っているのは音としてそのことばを知っているからで，聞こえない環境にいると，「それをどう読むのか」というのは大きな意味を持たなくなることがあります．例えば，「放出（大阪の地名）」という地名をどう読むのかわからなくても，地図の上でそれが何処にあるのかを確認することが可能なのと似た状態です．筆談による誤解の例として，実際に医師が「ガン科に行ってください」と書いたのを見て，「ああ，自分はがんなんだ」と捉えた聴覚障害者がいます．また，「あなたはインフルエンザではないかもしれませんが，検査を受けてください」では「インフルエンザではない」が印象に残り，「インフルエンザでなければ検査も必要ない」と捉える聴覚障害者もいます．こういう場合は「インフルエンザかもしれないので検査を受けてください」と表現した方が良いでしょう．

　言語獲得期以前の失聴の場合，手話は非常に有効な言語でコミュニケーション手段の中心となります．手話には多くの誤解があり，日本語の一形態だと思われていることもありますが，手話は日本語とはまったく別の言語体系を備えた言語で，独特の文法をもち，非常に表現力の豊かな言語です．それゆえ，手話を表出しながら日本語を話すのは，言ってみれば2つの異なった言語を同時に表出している状態で，どちらも中途半端な表現になってしまいます．手話は外国語と同じように話者にとっては重要なコミュニケーション方法で，手話を母語とする聴覚障害者（ろう者）にとってはたとえ筆談ができても手話によるコミュニケーションの方が理解しやすく，特に医療場面のような重要な話を十分に理解するべき場面では通訳を解するなどの方法で手話によるコミュニケーション環境を整えた方が安心でき，理解度も高くなります．昨今では中途失聴者の中にも積極的に手話を習得する人が増え，ますます手話によるコミュニケーションが重要になってきています．

　一般的に聞こえなくても唇の動きを読む「読唇（口話）」と呼ばれる方法でコミュニケーションが可能だといわれていますが，日本語の母音は5つしかなく，口形が同じでまったく違う単語が複数あります．「タマゴ」と「タバコ」は同じ口形ですし，「ウシ」「ツチ」「フシ」「クチ」なども同じ口形を表します．読唇には集中力と想像力が必要で，複雑な内容を理解するには向いていません．

（2）手話通訳における医療の重要性

　手話通訳は福祉的側面として発達した制度で，歴史的には1973年の手話通訳設置事業（厚生省）と手話協力員の設置（労働省），1976年の手話奉仕員派遣事業（厚

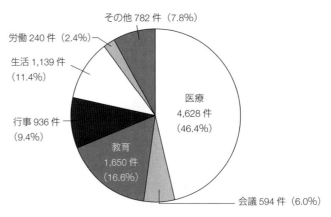

図4-1　大阪府下全域で市町村が実施した手話通訳派遣

表4-2 手話通訳設置病院と手話対応可能医療機関

手話通訳設置病院

地域	病院名	公私	設置時期	人数	備考
北海道札幌市	市立札幌病院	公立	1996年	2人	
北海道釧路市	市立釧路総合病院	公立	1997年	1人	
北海道札幌市	勤医協札幌病院	私立	1986年	2人	
青森県八戸市	八戸市民病院	公立	1995年	1人	
福島県会津若松市	財団法人竹田綜合病院	私立	1990年	手話通訳担当（事務1名）（兼任）手話通訳3名（手話通訳士1名）	救急（休日・夜間）診療時や入院患者の急変等にも手話通訳者に連絡する仕組みがあり，365日24時間，必要に応じて手話通訳を提供しています．
石川県金沢市	石川県立中央病院	公立	2000年	1人	
三重県四日市市	市立四日市病院	公立	1991年	2人	
滋賀県大津市	琵琶湖病院	私立	1993年	4人	聴覚障害者外来，聴障の医師に対する通訳
滋賀県大津市	びわこクリニック	私立	1993年	1人	聴覚障害者外来，聴障の医師に対する通訳
京都府京都市	京都市立病院	公立	2002年	1人	火水金週3回
京都府京都市	京都市身体障害者リハビリテーションセンター付属病院	公立	1992年	1人	月週1回
大阪府大阪市	大阪府立急性期・総合医療センター	公立	2004年	2人	
大阪府和泉市	大阪府立母子保健総合医療センター	公立	2006年	1人	
大阪府枚方市	大阪府立精神医療センター	公立	2006年	1人	
大阪府羽曳野市	大阪府立呼吸器・アレルギー医療センター	公立	2006年	1人	
大阪府大阪市	大阪市立総合医療センター	公立	2002年	1人	
大阪府堺市	市立堺病院	公立	2012年	1人	
広島県広島市	広島赤十字・原爆病院	公的	2005年	1人	
広島県広島市	広島市立広島市民病院	公立	1985年	1人	
福岡県田川市	田川市立病院	公立	1999年	1人	
福岡県飯塚市	飯塚病院	私立	1996年	1人	

手話対応可能医療機関

地域	病院名	診療科	備考
北海道美唄市	孫歯科医院	歯科	院長が手話講座講師，通訳活動
栃木県下都賀郡壬生町	君島歯科医院	歯科	院長が手話ができる
千葉県習志野市	花咲歯科医院	歯科	
東京都北区	浮間中央病院	内科，外科他	院長（外科）が区の手話講座（上級）卒業
東京都足立区	ミルディス小児科耳鼻科	小児科・耳鼻咽喉科・小児耳鼻咽喉科・アレルギー科	院長が手話通訳士，受付にも手話通訳
東京都西多摩郡奥多摩町	双葉会診療所	内科，精神科	院長が手話歴30年
東京都江戸川区	小松川医院	小児科（乳児健診，ワクチン相談，スケジュール作り）・一般内科	院長が手話で対応可
神奈川県横須賀市	聖ヨゼフ病院	内科（訪問診療）小児科（医療相談）	部長が手話歴18年
滋賀県大津市	膳所診療所	職業病外来	手話通訳同伴が原則だが，希望者には直接手話で対応
京都府	「聴覚言語障害者の医療あんしんマップ」http://www.yamauchi-iin.com/anshin.htm		
大阪府	大阪大学歯学部附属病院	障害者歯科治療部	手話で対応できる医師がいる
高知県高知市	石立クリニック	内科	院長が県の登録通訳者

「聴障・医ネット，2007」http://homepage3.nifty.com/deaf-med-net/iryoukikann.html（2015年5月14日現在）

生省）に遡ることができ，特に，1976年の手話奉仕員派遣事業は現在の市町村実施の手話通訳派遣事業のもととなるものです．手話通訳者の派遣は1976年当時は主に公共機関の申請や診察を受ける際に利用する制度として始まっていて，制度開始当初から医療通訳としての役割を担ってきました．今では全都道府県に手話通訳派遣制度が存在し，多くの市町村にも手話通訳派遣の仕組みが存在していて，多くの地域でその中心が医療に関する通訳となっています．手話通訳の専門性については平成元年に制度化された手話通訳士の資格により，より多くの人に認知され始めました．

　2002年に大阪府下43市町村を対象として実施した「手話通訳派遣制度等聴覚障害者関連事業についての調査」（大阪聴力障害者協会・大阪手話通訳問題研究会・大阪手話サークル連絡会共同）によると，大阪府下全域で市町村が実施した手話通訳派遣は9,969件でそのうち医療に関する通訳は4,628件と全体の約46％を占めていて，聴覚障害者の暮らしの中で病院通院時の手話通訳は欠かせないものになっている様子が伺えます（図4-1）．また，近年では高齢化の影響により病院受診や定期健診，介護認定調査など，ますます需要が増えています．

　ですが，現在の手話通訳派遣制度は多くの場合，利用約1週間前に予約することとなっていて，急な病気や入院時にはとても利用しづらい制度になっています．特に，入院し手術が必要なケースの場合，重要な説明に手話通訳を頼めないケースが多く，必要な情報が正確に伝わらないままに同意書にサインをするということも少なくありません．

　また，福祉制度の利用を中心にコミュニティ通訳として発展してきた制度のため，手話通訳者の多くは医療の専門的な研修を積んでおらず，経験的な知識に限定されているのが現状で，専門性の高い研修や養成が今後の課題です．

　昨今では，医療場面における手話通訳の重要性から，全国のいくつかの病院では手話通訳者を配置したり，手話のできる医療者が必要に応じて手話通訳をする病院もあります（表4-2）．

　将来的には地域のセンターとなり医療機関に手話通訳者を含めた医療通訳者が複数待機し，必要に応じて地域の医療機関に派遣されるような仕組みや夜間や救急，感染力の強い感染症患者への通訳手段として遠隔通訳の利用など多角的で冗長的な通訳体勢が望まれます．特に，テレビ電話を利用した遠隔通訳システムと手話通訳は親和性が高く，救急車などへの配備は大きな効果を上げると思われます．

【寺嶋　幸司】

2．医療通訳の医療機関での役割

1）りんくう総合医療センターの外国人診療

　りんくう総合医療センター（以下，当院）は市立泉佐野病院，泉州救命救急センター，感染症センター等の機能を併せ持つ病床388床の大阪南部泉州地域の基幹病院であり，関西国際空港の対岸に位置しています．また，近隣には大型ホテル，日本語研修施設，大学もあるため，観光客，研修生，留学生，航空会社の乗務員等の外国人がよく訪れる病院でもあります．なかでも空港は24時間発着可能なため，航空機内で発症し緊急着陸するケースが年に数件運ばれてきます．これらの外国人患者やその家族と良好なコミュニケーションを図るために，医療通訳者は重要な役割を担っています．昨年，訪日外国人観光客数は史上初で年間1,300万人を超え，今後2020年のオリンピック・パラリンピックの開催に向けてさらに加速していくと思われます．近年，それに伴い持病の悪化や疾患の急性発症，または突然の事故などで当院に搬入されてくる外国人患者が増えており，最近では特に中国語の通訳依頼が激増しています．

　訪日外国人の増加やオリンピックが後押しとなり，医療機関における外国人対応は国も問題視するようになりましたが，当院の通訳件数の8割強は実は在留外国人です．当院には泉州広域母子医療の中核となる周産期医療センターがあり，一次から三次までの産科救急を受け入れているため，ハイリスク出産やことばの通じない外国人妊婦が他市町村から紹介されてきます．日本では少子化が問題となっていますが，逆に在留外国人は多産のため，当院の通訳件数の上位は常に産科が占めています（図4-2）．

　当院では設立当初からことばの通じない外国人患者の対応に苦労していたため，2006年に国際外来を新設し，医療通訳を導入することで外国人診療に取り組み始

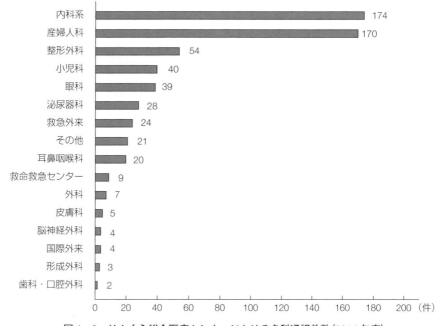

図4-2　りんくう総合医療センターにおける各科通訳件数（2014年度）

資料 4-1　JMIP 認証書

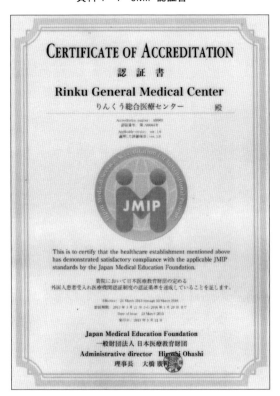

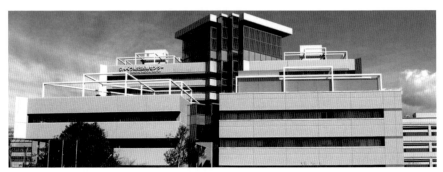

りんくう総合医療センターの外観

めました．最初は筆者と 7 人だった医療通訳者もその後増えたため，登録数が 4 言語（英語，中国語，スペイン語，ポルトガル語）で総数 50 人を超えた時点で病院は調整役の国際医療コーディネーターを起用し，「国際外来」も 2012 年に「国際診療科」と改名しました．

　こうして外国人診療に取り組んできた当院は，2013 年に厚生労働省の支援事業をもとに策定された「外国人患者受け入れ医療機関認証制度 JMIP」の国内初認定医療機関の 1 つとなり，自治体病院としてはめずらしい取り組みが評価されることになりました（**資料 4-1**）．また，昨年は厚生労働省の「医療機関における外国人患者受入環境整備事業」で，全国 10 カ所のモデル拠点病院にも選定され，目下医療通訳と国際医療コーディネーターの育成に取り組んでいます．

2）当院の医療通訳システム

　病院で複数の通訳者をパートタイムとして雇用し配置するシステムは当院独自であり，現在でもこのシフト制常駐型を採用しています．曜日によって言語別で英語，中国語，ポルトガル語，スペイン語の登録通訳者を10～15時まで常駐させ，そのシフト表は，国際診療科で毎月各自の都合を聞いて作成しています．語学力テストを経て採用された通訳者は，最初は「認定外国人サポーター」となり，その後現場経験を積みながら医療用語を習得して「医療通訳者」になるか，もしくは医療知識はあるが語学力が通訳者ほどでない場合は「メディエーター」となり，医療通訳者は責任が重すぎるという場合は「認定外国人サポーター」のままとしています（表4-3）．「医療通訳者」には，医療者と患者間の会話の内容を正確に理解し，忠実に伝えるという責務があるため，当院では各自のスキルや希望に合わせて位置づけし，皆に負荷がかからず継続して活動できるよう工夫しています．「メディエーター」や「認定外国人サポーター」は基本医療通訳者とペアで行動しますが，患者数が多いときは分かれて検査や待合室に付き添ったり，受付表や問診票への記入を手伝ったりします．当院の通訳件数で最多の言語はスペイン語で，国籍ではブラジルです（図4-3）．スペイン語話者は，ほとんどがコロンビア人またはペルー人でいずれも泉佐野市が集住地域ではありませんが，ことばの通じる医療機関がないため口コミで患者が集まるようになりました．ポルトガル語は全員ブラジル人ですが，他県

表4-3　りんくう総合医療センターの登録通訳者（2014年12月31日現在）

言　語	総　数	医療通訳	メディエーター	認定外国人サポーター
英　語	30人	14人	4人	12人
スペイン語	13人	6人	0人	7人
ポルトガル語	6人	2人	2人	2人
中国語	16人	8人	0人	8人
合　計	65人	30人	6人	29人

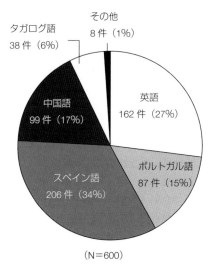

（N＝600）

図4-3　言語別通訳件数（2014年度）

から来る患者もいます．ラテン系の患者は大半が長期在住者であり，税金を納めて日本の医療保険に加入しているケースがほとんどで，なかには生活保護を受けている患者もいます．ことばや文化の違いこそあれ，医療費の支払いや制度に関しては日本人患者と同じ扱いになります．

　通訳者は外国人患者に初診受付から同行し，受診科に誘導して問診票記入を手伝い，その後患者と一緒に待つこともあれば，一旦通訳控室にもどることもあります．診察前の通訳者と患者間の会話については賛否両論であり，海外においては話すことを禁じている倫理規定もあります．患者にかかわりすぎるとさまざまな問題が生じえるため，通訳者を守る意味で規制しているようですが，医療者側としては通訳者が事前に患者と話し，少しでも情報が多い方が診察時に望ましいと考える傾向があります．診察室では患者は緊張して順序良く説明できなかったり，言い忘れたりするため，事前に通訳者が病歴を把握していれば助かるという意見と，それは通訳者の仕事の範疇を超えているという意見が対立しています．当院ではより多くの情報にもとづき，患者が得られる利益を最優先と考え，また患者の緊張を緩和するためにも通訳者が付き添うのには賛成であり，通訳者側からも，事前に患者と話すことで患者の話し方に慣れるのと信頼を得るという意味でコンセンサスを得ています．ただし，患者が希望しない場合や自ら話さないのを根掘り葉掘り尋ねることは控えるべきです．待ち時間中，患者に付き添わない場合は，通訳者は控室で病気について勉強したり，同患者の前回の通訳記録を読んで予習したりします．医療通訳者は得意分野か否かにかかわらず，呼ばれると院内どこにでも出向いて通訳しなければなりません．そのため，事前情報は重要で，内容がある程度予測できれば医療用語等の予習ができ本番の通訳もスムーズとなります．医療者が話す日本語でも難しい内容を第三者に説明するには，通訳者が完全に理解する必要があります．また，医療者は文章を適度に区切って，逐次通訳できるよう配慮すべきです．通訳者は内容を把握し，それを当該言語に忠実に変換し，正確に患者にわかりやすく伝えなければなりません．これを考えると，ことばが少しだけ話せるという人に医療通訳を頼むということがどれだけ責任重大で危険であるかということが理解できると思います．

　通訳者は診察のほかに検査，会計，薬剤部にも同行します．患者がどこでどのような検査をするのか十分に理解していなくても，通訳者が一緒であれば安心です．検査する側も説明時に通訳がいれば助かります．会計でも，現金を持ち合わせていなければクレジットカードが使えることや，分割払いも可能であることを通訳できます．外国人患者では未収金が発生すると思いこんでいる医療機関もありますが，当院では通訳が介入することで患者の理解度も向上し納得してもらえるので，在留外国人については未収がほとんどありません．あるペルー人患者で，医療費が支払えないから自分は死んでも仕方がないと手術を放棄しようとした事例では，通訳者とメディカルソーシャルワーカーが介入して高額療養費制度を説明し分割払いにしたことで，患者は毎月給料日に必ず支払いに訪れ完納しました．実は前病院に問い合わせると，この患者は医療費を全額納めておらず，本人はそこの医療費は安かったと断言していることから，病院が取り立てを諦めたのかことばが通じず説明不足で終わったのか，いずれにしても誤解があったと考えられます．訪日外国人の場合は自費診療，または海外医療保険を使用するため，最初に医療費の支払い法を確認して後のトラブル等を事前に防ぐようにしています．薬も外国人の場合は当院では院内処方にしており，薬を正しく服用できるよう，薬剤師の説明や薬袋の表記を通

訳が訳すようにしています．

　通訳者は業務が終わると控室にもどり，報告書に通訳内容を記載します．記録用ファイルは患者のIDや言語等で検索可能であり，前回の通訳内容が閲覧できるようになっています．当院のように通訳者が多いと毎回同じ患者に当るとは限らず，報告書を読むことでそれまでの状況を把握し，別の通訳者でも途中から介入しやすいようにしています．控室は通訳者同士の交流や情報交換の場となっており，いつも和気藹々としています．通常，中国語とラテン系では出会うチャンスもありませんが，ここでは20〜70歳代のそれぞれ異なるバックグラウンドをもつ通訳者たちが自分の経験談を語ったり，各国の文化や慣習を教えてくれたりと，とても興味深いので，来院日に通訳事例が発生しなくても，控室で過ごす時間は通訳者にとって楽しみのひとつのようです．そこには時々医療者も顔を出し，専門的な話をしたり皆の質問に答えたりして教育の一端を担っています．当院では通訳者が困ったときには医療者によるバックアップ体制があり，これが通訳者に安心感を与え活動を続けられる理由にもなっているようです．

3）医療通訳者の教育

　当院に応募してくる通訳者は大半が医療関係者ではなく，医療に関しては一般的な知識しか持ち合わせていない言語畑出身者が大半です．しかし，現場で活動するようになると，必要に迫られ各自が病気や検査について勉強を始めます．有志で集まり勉強会を開き，自己研鑽に努めているグループもあります．通訳者はとても熱心で，こちらが病名を伝えるとそれに関して当該言語でネット検索したり，動画で手術の様子をみたり，なかには図書館まで行って調べる人もいます．実際，医療現場に入れば責任は重大で，それが身に染みるからこそ学習にも力が入るのです．血を見るのが苦手で手術室は避けたいという通訳者でも，必要とされると頑張ってカーテン越しに通訳を引き受けてくれます．現場で経験しながら必要な知識を習得していくことは大事ですが，同時に座学による教育も重要なので，医療通訳講座を並行して毎年行っています．講座では医療保険の仕組み，薬の種類，各検査の意義と方法，解剖生理，通訳倫理，感染症等についてなど，各専門家を講師に据えて，医療通訳に必要とされる知識を提供しています．

　医療通訳者の倫理規定については，採用時に資料を渡して簡単なオリエンテーションを行っていますが，実際は活動しながら事例を当てはめなければ身に付きません．医療通訳者には冷静さと中立性が求められますが，もともと医療者教育を受けていないため，心情的には患者サイドに寄り添いがちです．そのため患者に同情してお節介をやいたり，急変時に通訳者が動転して意外な行動に出たりと，ハプニングはいろいろとあります．しかし場数を踏むことによって学習し，また医療現場の実情がわかるにつれて，その大変さに共感するようになり，医療者に対するクレームは少なくなります．医療者バッシングは，患者に付き添って外部から来院し，内情を知らないまま病院を去る通訳者に多い気がします．医療者からみて理想の医療通訳者は，両方の事情がわかり公平に判断ができ，なおかつ患者が不利益を被らないよう上手く介入できる通訳者です．患者が怒っているからと通訳者もそれに同調し感情的になっては，結果，医療者とわかり合えず患者が治療を放棄するリスクが生じます．医療通訳者の倫理規定では，患者と医療者間に誤解があり，通訳者だけがその理由を知る場合は，患者の利益を考慮して擁護目的で介入しなければならな

いとありますが，これができるのは経験豊富で，空気の読める通訳者でしょう．態度が高圧的で言い方がきつい通訳者は患者が嫌がるため，言語能力が優れていても現場では起用されにくいです．会議通訳や司法通訳と違い，通訳技術がいかに高くても気配りができないと医療通訳に適さないのは，シナリオなしの医療面接では患者と医療者間に立場の差や時間的制限があり，そのことに配慮しながら通訳しないと，円滑なコミュニケーションが得にくいからです．大切なのは一言一句を間違えずに直訳することよりも，その意図するところを正確に伝えることです．けれども，この判断を医療者でない通訳者に課すのは同時に危険でもあるため，教科書的には通訳者は勝手にことばを足したり引いたり変えたりできないルールになっています．人生経験が少ない若者が医療通訳者に推奨されないのは，この理由からです．ある意味，人生の酸いも甘いもわかっていなければ，患者の思いや状況が理解しづらく，上手な仲介役にはなりにくいからでしょう．この条件をクリアできるのは，ある意味，スーパー通訳者です．

4）医療通訳者の役割

　当院の通訳者は，外国在住経験者，語学の講師，会社員，定年退職者，主婦，介護福祉士，看護師，シスター，薬剤師，翻訳者等と多岐にわたりますが，誰もが日本語が不自由な外国人患者を手助けしたいと考えて通訳業務に参加しています．よくこれほど優秀な人たちが，薄給で責任の重い医療通訳を引き受けてくれていると思います．通訳者たちの平均通勤時間は1～2時間で大変ですが，続ける理由は控え室での多文化交流，必要時には医療者のバックアップがある安心感，医療現場で直接学べる満足感，そして何よりも通訳することによって患者や医療従事者から得られる感謝の一言が原動力となっているようです．通訳者は皆献身的で，患者が多いときには昼御飯も食べずに走り回っています．まさに，通訳者たちの崇高なるボランティア精神が，当院の外国人医療を支えているのです．

　医療通訳者をサポートするために，当院には外国語を話す国際医療コーディネーターが3人勤務しており，事前に通訳内容に関する情報を伝えたり，患者の性別や受診科に合わせて通訳者の配置を考えたり，通訳者が効率よく活動できるよう調整しています．また，スペイン語話者の看護師，中国人の保健師，フィリピン人管理栄養士，ブラジル，米国，中国の医師免許をそれぞれもつ日本人医師たちもおり，通訳も可能な医療従事者がそろっています．医療通訳者には高度なスキルももちろん大切ですが，どちらかというと当院では通訳者の思いやりの心を重視しています．医療通訳者は不安を抱える外国人患者に同伴するのであり，患者は自己研鑽のための教材ではありません．以前，ある通訳者が「せっかく難しい医療用語をたくさん勉強してきたのに，今日の通訳内容は簡単すぎてつまらなかった」と発言したことがありました．通訳のために患者がいるのではなく，患者のために通訳がいるのだということを医療通訳者は忘れないでいてほしいです．医療通訳者は外国人診療に携わる，医療チームの一員だと思っています．将来的にはプロフェッショナル化できるよう，今後の認定制度や環境整備が期待されます．

【南谷かおり】

3. 多言語医療通訳ネットワークと医療通訳の活躍

　現在，日本は，解決の難しい課題をいくつも抱えています．(ア) 少子高齢化の構造的な宿命からは今後数十年は抜け出せないこと，(イ) 世界経済のグローバル化に，多くの国々が翻弄され，今後はさらに巨大な波の中で舵を取らなければならないことです．日本政府はこのような大波に打ち勝つための突破口として，①外国人観光客の受け入れ推進，②メディカルツアーの充実，③高度医療技術や医薬品の開発，④医療システムの輸出，⑤外国人労働の受け入れ等を模索しています．

　しかし現実にはすでに，在住外国人との共生は日本全国で不十分ながらもすでに急速に広がってきています．2013年12月末の統計によると，滋賀県の外国人人口割合は約1.68％で，この値は全国の都道府県の平均的な値であり，決して高くはありません．滋賀県でも，以前は外国人人口割合が右肩上がりで増加していましたが，2008年のリーマンショックを契機に一時的に減少し，日本の経済状況により翻弄し反映していることがわかります (図4-4) (滋賀県国際協会, 2013)．しかし，外国人人口割合は同じ滋賀県内でも，地域によりその事情はまったく異なっていて，いわゆる集住地域が何カ所かあります．われわれの甲賀市の保健医療圏は甲賀市と湖南市で構成されていますが，それぞれ3.89％，2.78％と他の医療圏に比較して高値で，多数の外国出身者が住んでいます．彼らの多くは労働のために来日したので，年齢層は非常に若いです．当然のことながら，本人が病気や労働災害にあったり，妻が出産したり，子どもが病気にかかったり，医療機関を訪れることは少なくありません．筆者自身は20数年前から，外国人患者の医療に関心を抱いており，外科のみならず内科，整形外科，産婦人科や小児科など，多くの患者と接する機会がありました．病院に来ても医師の説明がまったく理解できず，なぜ自分に手術が必要なのかを理解できないままに手術を受けるなど，外国人にとってはことばの壁があ

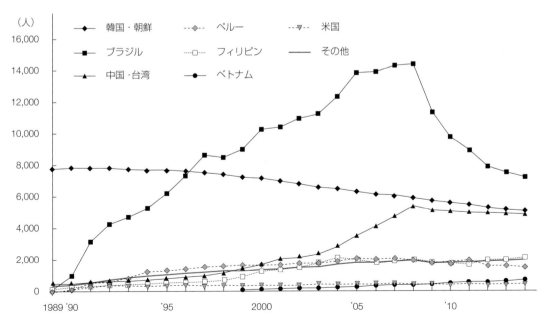

図4-4　滋賀県の国籍別人数の変化

2011年12月末までは外国人登録者数，2012年12月末以降は住民基本台帳人口による．((公財) 滋賀県国際協会, 2013)

まりにも厚い事実に，以前から筆者は心を痛めていました．しかしながら，日本の医療関係者や行政は驚くほど保守的で，医療機関の国際化はほとんど進んでいないのが実情です．当然，解決策の1つとして，医療通訳者の導入を考えていましたが，幸いにも2011年11月に滋賀県地域医療再生事業の支援を得て，2012年4月から多言語医療通訳を3病院で開始することができたので，この経験を通じていくつかの問題点を述べます．

なお，以前から若い人の重病や外傷が多いのが気になっていましたが，厚生労働省の2014年人口動態統計特殊報告（厚生労働省，2015）では，日本における外国人の総死亡数は6,727人ですが，統計的な年齢補正をして死因別にみる悪性新生物，心疾患，脳血管障害，肺炎，事故など，いずれも日本人よりその割合が高く，筆者の心配が的中したのに驚くとともに，課題が明らかになったようであります．

1）多言語医療通訳ネットワークの構築過程

滋賀県内の3病院（A病院（公立甲賀病院：以下，当院），B病院，C病院）が共同で医療通訳者の募集と研修を実施しましたが，その概略は次のとおりです．

医療通訳者の雇用までのプロセス：

①募集の広報（ホームページ，ハローワークなど）→②研修，実技評価→③面接→④採用決定→⑤研修（2週間〜2カ月）→採用後も合計3回の合同研修実施．

実際に，公募から実務につくまで少なくとも3〜4カ月必要で，この点からも医療通訳者の認証制度があれば，医療機関にとって，医療通訳者の採用が容易になると考えています．

採用後の勤務と研修：

採用人数は，A病院（3人），B病院（2人），C病院（2人）の合計7人（ポルトガル語3人，スペイン語3人，中国語1人）である．

勤務時間：

午前8時半〜午後5時．勤務日数（ポルトガル語3〜5日/週，スペイン語1〜5日/週，中国語1日/週）．

そして，毎日事例の要点を日誌に記載することを義務づけています．医療通訳者が対応する部署は，診察室のみならず，放射線検査部，内視鏡検査室，生理検査，入院，救急，医事課等など多岐にわたるために，医学全般に関する教育は不可欠です．なお，われわれの病院では，医学的基礎知識（解剖生理，検査，疾患，治療など）に関して，時間の許す限り講義や現場教育を実施しています．

2）医療通訳者介入の実績

この事業を開始してからの3病院における2年間の医療通訳者の介入件数の変化は図4-5に示すように，医療通訳の存在が周知されるにつれ，右肩上がりに増加してきました．言語別にみると，ポルトガル語6,825件，スペイン語2,127件，中国語256件，不明5件となり，総計9,213件の多くの事例を数えるに至りました．

事業開始から2014年12月までの当院における介入件数の変化は図4-6のようになり，最近では月に300件以上（平均1日に15件介入）に介入していて，日によっては20件に介入することもあります．その介入した診療科をみると，内科17％，小児科13％，整形外科11％の3診療科の利用がもっとも多く，これらの3診療科

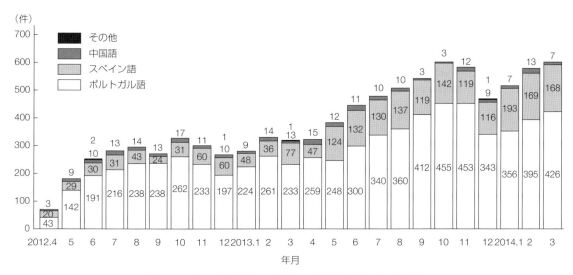

図4-5　3病院における2年間の医療通訳介入件数と介入言語

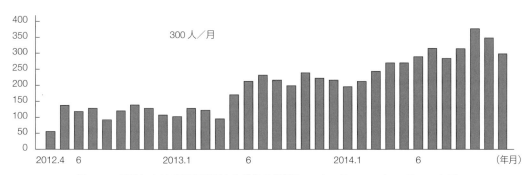

図4-6　当院における医療通訳介入件数の推移(2012年4月～2014年12月：33カ月)

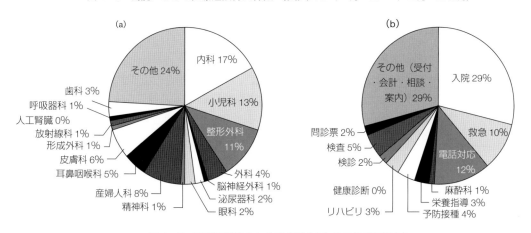

図4-7　医療通訳介入した診療科(a)とその他の部署(b)

だけで全体の41％を占めています．また，あらゆる診療科を受診していることが，図4-7aからよくわかります．また，診療科だけでなく，その他項目が24％あり，その詳細は図4-7bに示しているように入院時の説明や電話対応，救急など多くの部署で医療通訳者の対応が求められています．さらに，最近の帝王切開などの特別な事例では，安全に手術を行うために手術室内でも通訳者が対応しています．

3）医療関係者の課題

　グローバル化社会が進む中で，外国人の人びとを地域の住民であると認識する意識改革が必要です．現状をよくみると，医療関係者が考えているよりはるかに地域の国際化は着実に浸透しています．

　例えば，われわれの地域には多くの工場がありますが，そこでは地域の日本人や外国人がたくさん働いており，地域社会ではすでになくてはならない人材になっています．近い将来を考えると，日本人の労働人口も減少し，地域の産業構造が維持できなくなるのではと行政関係者はじめ，関係者は大変危惧しているのが現状です．われわれのような地域に根差した医療機関のみならず，日本の多くの地域で同じ問題に遭遇することが予測されます．したがって，医療関係者の意識改革が必要で，今からでも外国人医療の受け皿づくりをしても遅くないと思っている次第です．そのために障がいになる大きな壁は，次のようになると考えています．

①外国人医療に関して，例えば，診療報酬の中に通訳業務に対して管理加算で評価するなど，いくつかの改善が必要であり，そのためにも，診療報酬制度の中に医療通訳者の位置づけが必要である．現状ではまったくなく，病院の自助努力に任されている．そのためにも，健康保険診療報酬制度に何らかの反映をさせることが必要である．

②基幹病院から地域の医療機関に逆紹介する際，外国語対応できる開業医はほとんど皆無に近い．そのためには病院と開業医療機関をつなぐ外国語の医療ネットワークを構築することが不可欠であるが，費用が掛かるので，そのために何らかの公的な支援が必要と思われる．また，外国人医療を受けもつ病院に対して紹介率や逆紹介率計算に何らかの手直しをして，診療報酬上で評価することを熱望したい．

③仮に基幹医療機関などに理解があっても，医療通訳士を採用するために必要な医療通訳者の実力判断，採用方法，採用後の教育等のノウハウが病院に乏しい．解決策としては，まず医療通訳者の信頼できる認証制度が不可欠である．関係する学会等で医療通訳士の認証が話題になり模索されているが，一日も早い実現が待たれる．

　その他にも，外国人医療にも注ごうとしても，現状ではさまざまな障壁が存在しますが，負の面としては，医療費未収の問題が問題視されてきたことも事実です．しかし，最近では，健康保険加入者は増加しており，表4-4のように外国人受診者の支払い区分をみると，保険未加入者は受診患者の約6％と推定され，約83％

表4-4　当院における外国人受診者の健康保険加入状況（2014年）

健康保険等の利用	83%
国民健康保険	33%
後期高齢	1%
協会健保	32%
組合健保	12%
労働災害保険	5%
自賠責	3%
分娩	1%
その他	7%
自費	6%

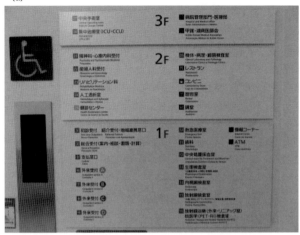

写真4-1　院内の日本語，英語，ポルトガル語表記（エレベータ入口(a)と救急受付(b)）

であることがわかります．筆者が外国人医療に関係し始めた20数年前の保険加入者率が50〜60％であった時代に比べると，著しく改善してきていることを申し添えておきます．

　最後に，当院では新病院への移転の際に，病院側の理解もあり，案内表示の一部を日本語，英語，ポルトガル語の3言語表記にすることができましたが，日本人の住民にも抵抗なく受け入れられています（**写真4-1**）．このように，小さなことであっても一歩ずつ前向きに進めていきたいと考えています．

【井田　健】

4．医療通訳サポーターとコーディネーター役割
－佐賀県における医療通訳サポーター養成の取り組み－

　（公財）佐賀県国際交流協会（以下，協会）は，県内における在住外国人の生活相談窓口として機能しています．個々の相談には協会の職員が応じていますが，高度な対応力が必要な場合には弁護士・行政書士等の各専門家につないでいます．また，通訳・翻訳の依頼に対しては，協会に登録している県民ボランティアが大きく寄与しています．その中で，医療福祉分野については，県の委託事業として医療通訳ボランティアを養成し医療・保健・福祉機関へ派遣しています．

1）佐賀県の地域性の特徴

　県内在住外国人の国籍別割合をみると（図4-8），通訳翻訳のニーズは中国語，その他東南・中央アジア各国の言語が高くなっています．さらに，アジア出身者が英語による通訳を希望することが多々あるので，相手に合わせた"やさしい英語"も時として必要です．

　ただし，国籍の数は60カ国を超えており，県内に1人～数人の方しかいないという国も多いので，よくよく注意しなければ簡単に個人特定につながってしまう恐れがあります．医療通訳者の派遣コーディネートの時点から通訳業務終了以降まで気が抜けません．一方で，中国を初め，人口割合が高いアジアの国については，同国出身者同士の濃密な人間関係が存在します．通訳者が現場に入ってみたら患者や患者の家族が通訳者の知人であった，というケースも少なくありません．通訳者がネイティブであると頻発します．あるいは初対面であっても，数回にわたって同じ患者の通訳を行っているうちに，同国出身者の情が生じてどうしても親しい仲になりがちです．医療通訳者は第三者の立場であるべきだと知っていても，現実に目の

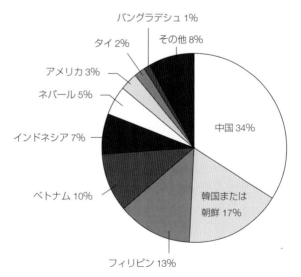

図4-8　佐賀県内の国籍別在留外国人の割合（2014年3月末）

表4-5 協会での医療通訳サポーター養成・派遣事業の取り組み経緯

- 生活相談の中で医療・福祉に関する内容の増加
- 先進地区の視察
- 2007年 医療通訳研修会
- 2008年〜毎年医療通訳ボランティア（サポーター）養成講座を実施
- 2009年 外国人患者受け入れの実態についてアンケート
    ＜医療機関8カ所，回答数76/733件＞
- 2010年 外国人住民を対象に，医療についてアンケート
    ＜回収数92/200件＞
- 2013年 佐賀県の委託事業　通訳の謝礼について，患者や病院の負担ゼロ
- 2013年 在住外国人アンケート実態調査[注1)]
    ＜有効回収数215／1,443件＞
- 2013年 第8回佐賀県ユニバーサルデザイン大賞優秀賞受賞
- 2013年1月〜通訳の謝礼は県の予算から支払，患者や病院の負担なし

注1）在住外国人アンケート調査報告書は，平成25年度多文化共生社会基盤整備事業として，佐賀県国際交流課（現在の佐賀県国際経済・交流課）の委託下で協会が実施した．詳細報告書を協会のHPに掲載している．

表4-6 佐賀県における医療通訳サポーター派遣実績

年度	件数	言語別内訳
2008年度	2件	英語1件・中国語1件
2009年度	1件	中国語1件
2010年度	6件	英語1件・中国語3件・タガログ語2件
2011年度	7件	英語4件・中国語2件・タガログ語1件
2012年度	8件	英語3件・中国語1件・韓国語4件
2013年度	29件	英語15件・中国語14件
2014年度	50件	英語41件・中国語9件

2008〜2014年度10〜12月実施コースまでに受講者は延べ人数で，英語109名，中国語35名，韓国語3名となった．その中には当初から継続して受講しているベテランも含まれる．

前にある人間関係に一線を引きづらいジレンマがあります．

　佐賀県は大都市と異なり在住外国人が散在しているので，医療機関に医療通訳者を常時配備するよりも，必要とされるときに必要とされる場所へ派遣する形が現実的です．しかし，緊急時の対応が困難です．

2）協会での取り組みの経緯

　2007年頃から，協会へ寄せられる相談の中で医療や保健に関する内容が増えてきましたが，専門知識や特別な気遣いを求められるがゆえに，多言語ボランティアも苦労していました．そこで，在住外国人の生活支援の一環として医療に特化した通訳ボランティアを育成する必要性があると捉え，模索が始まりました（表4-5）．まず，医療通訳事業の先進地区へ視察に赴き，2007年以降「医療通訳ボランティア（後に「医療通訳サポーター」に名称変更）養成講座」を毎年実施しています．また，医療機関や患者からの依頼に応じて登録者を派遣しています（表4-6）．2013年1月から派遣費用を協会が支払うことになり，患者と医療機関の負担がなくなって，依頼件数が伸びました．

表4-7 協会が主催した医療通訳サポーター養成講座実施内容

年度	内容	年度	内容
2008	基礎的な通訳技術 基礎的な医療知識 支援に必要な基礎知識 医療機関の仕組み 医療制度の基礎について	2013	医療通訳者の姿勢,産婦人科特有の課題 入院手続・支払いについて,産婦人科に関わる手続き 相談対応時のメンタルヘルス 通訳技術向上訓練 医療知識,妊娠から出産までの流れ,産婦人科で多い症例 在日外国人と医療文化 通訳技術向上訓練,電話 シナリオロールプレイ
2009	基礎的な医療知識(医療通訳ボランティアの観点から) 医療通訳者としての対人援助スキルとコミュニケーション技術 基礎的な医療知識 多文化共生について シナリオロールプレイ		
2010	多文化共生について 基礎的な通訳技術 通訳者の心得,自己管理 基礎的な医療知識 基礎的な医療機関の仕組みについて 医療通訳者としての対人援助スキルとコミュニケーション技術 シナリオロールプレイ	2014 6~7月	医療通訳の基礎を学ぶ 基礎的な医学知識, 佐賀大学留学生の健康相談対応,日中韓心理的異文化比較 好生館 院内見学 医療通訳時の院内対応プロセス(院内見学をふまえて), 社会保障制度,アドボケイトと支援者側の自己覚知,保健医療の仕組み 日本の病院で驚くこと 医療機関で使う言葉と表現 通訳技術(聞き取り,情報整理,訳出し,メモ取り) シナリオロールプレイ
2011	シナリオロールプレイのみ		
2012	医療通訳の基礎,心構え 基礎的な医療知識を学ぶ,医療機関にとっての通訳士 海外医療事情 医療機関,医療制度 通訳技術向上訓練 保険衛生に関する知識および保健所の役割	2014 10~12月	総論:医療通訳者に求められる役割,関係機関との連携, 医療通訳士倫理規程について 医療通訳の実際,及び終末期医療における支援について 健診の仕組みと重要性,日本の保険医療の仕組みとその背景 基礎的な通訳技術と自学自習の方法 医療通訳者のための基礎的な医学知識 通訳技術(聞き取り,情報整理,訳出し,メモ取り) シナリオロールプレイ

3) 医療通訳サポーター養成講座

　協会では,講座を受講した上で自ら希望した人を,協会の医療通訳サポーターとして登録しています.実際は数年にわたって受講した上で登録を希望し,また登録後も後に述べる自主勉強会などで研鑽を積む人が多くいます.講座は,おおむね2~3時間×10回前後実施し,全受講生共通の座学と,英語・中国語・韓国語の言語別で行うワークショップの2構成です.座学では,医療通訳士協議会の専門家や県内の医師,助産師,医療ソーシャルワーカー等を講師に迎え,医療通訳者に求められる倫理や知識について講座を行っています.ワークショップでは,県の国際交流員や協会職員による医療における異文化理解のためのワークショップやシナリオロールプレイを行っています(表4-7).

　ロールプレイでは患者役を在住外国人に演じてもらい,どのような通訳が望ましいのか,受診時にどのような会話をしたくなるのかという意見をシナリオに反映しています.医師役には,現役の看護師や放射線技師,作業療法士,医学部生などに協力してもらっています.医療者側の声を取り入れると同時に,このような取り組みがなされていることを医療機関に理解してもらうねらいがあります.医学部生に協力してもらうのは,ことばの壁がある患者に配慮する医師になってほしい,とい

う希望を込めた将来への投資です．

4）医療通訳サポーター派遣の仕組み

　協会では，依頼があれば，対応できる医療通訳サポーターがいる限り派遣しています．派遣先は県内の医療・保健機関を想定していますが，特に条件は設けていません．

　1件あたりの通訳時間は最長3時間までと定めており，これは予算の問題ではなく通訳の正確性が保たれるように区切っているものです．

　現在，医療通訳サポーターへの謝礼は，実働時間の長短にかかわらず，2015年4月より1件当たり3,600円，交通費別途を協会から支払っています．

5）依頼された際の派遣の手順

A：医療機関から依頼の場合
　①協会への依頼（ほとんどが電話での依頼）を担当が受ける．
　②協会担当が患者の国籍，日時，場所，診療科，内容，主治医，患者の健康保険加入状況についてクリアになっているか，考慮すべき事項などを依頼者から聞き取る．このとき，医療通訳サポーターがより効果的に準備を行うためにほしい情報（家族は同席するのか，主治医以外に栄養士や助産師などとの通訳は必要か，宗教的に配慮すべき事項があるか等）について不明な場合は，再度病院側に確認してもらうこともある．
　③該当する言語の医療通訳サポーター登録者にメールで呼びかけ（この時点では個人情報につながる情報は明記しない），基本的に最初に手をあげてくれた医療通訳サポーターに決定する．緊急の場合は電話で依頼することもある．
　④依頼者に通訳者が決まった旨の電話連絡を入れる．その際，さらに詳しい情報があれば聞き取り，今回の医療通訳サポーターへ電話もしくはメールで伝える．連絡ミスがないよう，メールで双方に内容を送る．
　⑤当日までに期間がある場合は，派遣日が近づいてきたら再度医療機関に連絡し，日時や内容に変更がないかを確認し，結果を医療通訳サポーターへ連絡する．
　⑥派遣当日，医療通訳サポーターは依頼者である医療機関の窓口（医療ソーシャルワーカー等）を訪ね，医療通訳のために来たことを告げる．窓口担当者から現場へつないでもらい，通訳業務に入る．窓口担当者が患者と医療通訳サポーターを引き合わせてくれることも多い．
　⑦通訳業務終了後，医療通訳サポーターは窓口担当に声をかけ，また協会の担当にも電話連絡を入れる．
　⑧協会の担当は，医療通訳サポーターから何か業務上支障はなかったかどうかを聞き取る．
　⑨協会の担当は医療機関の窓口担当者にも電話連絡を入れ，医療機関として同様の気付きを聞き取る．
　⑩医療通訳サポーターは報告書を協会の担当へ提出する．これは同患者が再診となった場合に次の医療通訳サポーターへ申し送りとして使用される．
　⑪協会の担当は報告書を確認し，医療通訳サポーターに謝礼金を支払う．
B：患者サイドからの派遣依頼の場合

基本的にAと同じだが，患者が受診を希望する医療機関に，協会の担当から医療通訳サポーターが同行することを連絡し，理解を求めた上で派遣している．患者のリクエストにより，受診機関を患者と相談しながら協会が探し，予約を代行することもある．

A，Bどちらも，再診の場合に同じ医療通訳サポーターを希望することができます．しかし，あくまでボランティアであるので対応できるかは保証していません．また，同じ通訳者を毎回派遣しているうちに情が湧いて個人的に依存してしまうのを避けるために，かつ1人の医療通訳サポーターに負担がかかるのを避けるために，通院が長引く場合はなるべく複数の医療通訳サポーターがかかわるようにコーディネート側として気を配っています．医療通訳サポーターは，患者と通訳現場のみの関係を保つために，連絡先を交換することはありません．あくまで協会の担当を通して連絡をします．

いずれにしても，通訳後に，あれでよかったのだろうか，もう少し役に立てたのではないだろうか，あの患者は大丈夫だろうかなど，気持ちを残す医療通訳サポーターが少なからずいます．そのような気持ちになるのは，人としてごく自然な配慮です．しかし第三者の立場を貫く医療通訳者としてはその後の活動に好ましくない影響を生じ，ひいては燃え尽きてしまう懸念があります．そこで，協会の担当は聴き役となり，たとえきっかけが些細な事柄であっても，なるべく気持ちを吐露してもらい，心身を軽くしてもらうように努めています．

産婦人科に関する依頼が多くなっています（表4-8）．県内の大学で研究生活を送る留学生が新たな家族をもつことがあるからです．出産の場合は，妊婦健診，母親学級，役所での各種手続きや準備，乳幼児健診，予防接種等，通訳内容が非常に多く，かつ文化の差が大きく現れる場面でもあります．

原則として医療通訳サポーターは口頭での通訳のみを業務とし，翻訳は行いません．その場で訳したものを文字として残し，責任をとるにはあまりにも時間が短いからです．翻訳が必要な場合は別途の依頼として対応しています．これまでに，国境を越えて転院する際に必要な医療情報提供書や，出産証明書の翻訳の依頼がありました．前者については，医療通訳サポーターが依頼元である医療機関へ出向き，院内で翻訳作業を行っています．

6）佐賀県医療センター好生館との連携

「佐賀県医療センター好生館」は，医療通訳サポーターをもっとも積極的に利用している主要医療機関です．好生館内の医療相談支援センターと協会の担当者が連絡を取り合い，よりスムーズで効果的な通訳の環境づくりを目指しています．複雑な事情を抱えた患者の通訳や多職種の中での通訳など，込み入った案件の場合は，医療ソーシャルワーカーが通訳現場に立ち会うこともあります．このことは，医療通訳サポーターの立場を確立し，医療従事者に認められるようになる，よい影響があります．これは，実際に医療通訳サポーターからの報告書や医療ソーシャルワーカーからあがった気付きです．医療通訳サポーターが現場に入ることで，さまざまな文化をもった患者にはより丁寧な対応が必要であることに対して，病院側の理解が進んだといえます．

表4-8 協会での医療通訳サポーター派遣症例

妊娠初期説明	輸血同意書
母子手帳交付・予防接種引き継ぎ	病状説明・入院費用支払いについて
産科医療保障制度の説明と手続き	CT，血管撮影検査
出産後 国保から病院へ直接払いの説明	手術前検査
助産制度申請	術前術後，麻酔／覚醒確認
糖尿病代謝内科 妊娠糖尿病に関して説明	術後経過観察
妊娠糖尿病の患者と家族へ説明と入院の手続き	術後の注意事項
妊婦歯科検診	検査結果の説明
産婦人科IC，栄養士から説明	術後の経過観察，MRI
妊婦検診，採血，尿検査，血糖検査，栄養指導	脊椎外科受診
尿検査，母親学級，Birth Planの説明と確認	皮膚科診察
出産前後の緊急時の同意書，超音波検査，助産師と話	鍼灸治療
助産制度使用に伴う保健師の自宅訪問，出産準備	乳腺外来，エコー
産後の母親のケア説明，赤ちゃんの沐浴，ミルクの作り方	結核疑いの入退院後の経過観察
出産	結核菌 減感作療法 血液検査 副作用監視の為眼科受診 薬局
出産後退院手続き，届書作成	結核接触者健診
出生届け，国民健康保険加入手続き，児童手当手続き	尿路結石の手術
子どもの医療費助成申請手続き	尿管ステントの除去手術
産後助産師と保健師の赤ちゃん訪問	MRI・避妊リング除去
乳幼児予防接種，乳幼児健診	卵巣腫瘍および虫垂炎の切除
子育てサークル，保育園，幼稚園入園手続き	子宮内膜症
入院手続き・退院手続き	性機能不全
死亡患者遺族への説明（電話）	月経不順，体重減少
入院中の諸注意	バセドウ病の定期検査
転院の諸説明・生活保護の手続き	糖尿病の治療計画と検査，入院手続き
入院中の患者に保険等の説明	陰部からの不正出血
診療情報提供書の翻訳 肝臓・胆のう・すい臓内科	痛風と保険
限度額認定申請手続き	野菜不足，栄養失調

7）異文化理解の担い手として

　医療通訳者は純粋な通訳業務のみではなく，医療従事者に異文化理解の気付きやきっかけを提供する役目を時として担うことがあります．例えば，患者が宗教上の理由から病院食や栄養指導の内容についての要望や出産直後に祈りの時間を確保したいと医療従事者に伝えたいときに，もしくは伝えなくても母国と同じであろうと期待しているときに，文化背景について事前に知識を得ている医療通訳サポーターが一言確認を入れることで，強制的な「指導」やわがままだと受け取られてしまう事態がうまく回避され，スムーズに理解を得られることがあります．また，尿検査など日本ではよく行う検査について患者がまったく知らない場合に，根気よく説明することもあります．このような気付きは，協会を通して医療者側に伝えられ，病院内で新たな配慮をするきっかけにつながっています．

8）自主勉強会

　毎月，養成講座の英語受講生による勉強会が開催されています．どのような教材を使用するかといった実質的な運営は参加者に任せ，協会の担当は参加者のメーリングリストの管理や場所の提供を行っています．現場での話や課題を共有し，自己

研鑽とモチベーション向上の場となっています．

9）今後の課題－長期継続できるシステムづくりのために－

　本事業の最終目標は，県内の在住外国人全員が不安なく医療・保健サービスを利用できるようにすることです．そのためには，今後長期にわたって本事業を継続していく必要があります．

　医療通訳サポーターに求めているのはプロ並みの力量ではありますが，実際はボランティア精神に頼るところが大きく，協会はプロ養成機関ではありません．ボランティアの力があって初めて成立している事業だからこそのメリットと難しい点があります．2015年3月現在では登録の際の試験は行っていませんが，件数が増えるにつれて検討する必要があるだろうと考えています．

　現場での課題として，書類の翻訳があります．注意書きから同意書まで多くの情報が患者に示されますが，サイトトランスレーションですべてを伝えるには通訳者にも患者にも負担が大きいものです．そこで，すでに公開されている多言語ツールを協会が収集し，医療機関には院内の書類を集めてもらい，内容をすり合わせて，翻訳が必要なものについて県内在住外国人のニーズを勘案しつつ優先順をつけたいと相談していますが，院内の文書を外部に出すのは容易ではないようです．

　医療機関への広報は継続して行っていく必要があります．医師を始め医療従事者にひと手間多くかかる外国人患者の支援へ理解を求めるのは容易ではないからです．医師の異動も多くあります．しかし，一度医療通訳を利用し，そのメリットを実感すると，その後の連携が進みやすいのも事実です．医療機関に医療ソーシャルワーカーが配置されていて医療通訳サポーターを活用する窓口になってもらうのが理想です．いずれにせよ，直接伺い，会って話をしていく必要があります．

　来日・在住外国人向けの広報も肝要です．文化が異なれば「母国と日本では制度が違うのではないか」という疑問をもつのは自然かもしれませんが，母国にない制度について「こういったサービスはあるのだろうか」とは，あまり予測しないものです．結果，患者側からニーズが出なかったという理由で，支援が必要なケースを拾えないのは残念です．今このときにも困っている潜在利用者が必ずいるはずです．日本人が当たり前と感じている医療・保健制度について，きめ細かに伝えていく必要があります．何人も等しく医療・保健サービスを受けられるのが日本の同制度の前提ですから，在住外国人もその対象であるべきだと協会では受け止めています．入管・市町・大学など，在住外国人が通る場所へパンフレットを配布し（**資料4-2**），行政と連携を図っていますが，周知に改善の余地があります．留学生の間やコミュニティの中では本サービスの口コミがある程度広がっていますが，近くに同じ言語を話す知人が少ない人にこそ，情報を届ける必要があります．また，来日する短期滞在者は団体よりも少人数もしくは1人で来る人も多くいますから，県外に向けたきめ細やかな広報が求められます．

　また近年，外国人技能実習生が職場で怪我や病気になるケースが多く，協会でも相談を受けていますが，その特異な環境のために支援をし難い現実があります．まず職場の上司が代理で住民登録等をすると，市町の担当者が本人の顔を知らないことがほとんどです．職場で怪我や病気になった場合は，雇用者側があまり公表したがらないために身内に通訳を頼むケースが多々あります．受け入れ機関や送り出し機関の関係者が通訳を行えば，雇用主と利害関係があるので公平公正な通訳が行わ

資料4-2　パンフレット

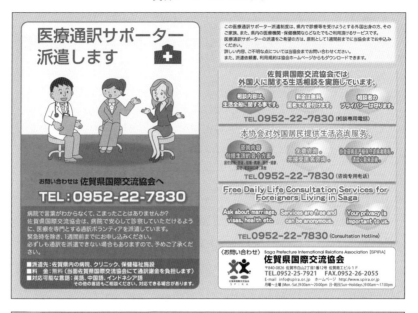

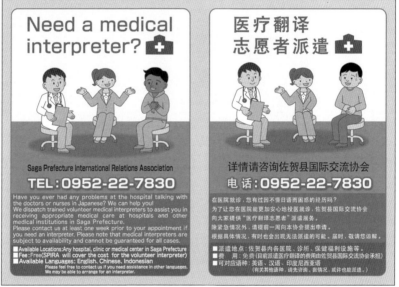

れない場合があります．

　医療通訳サポーターは，黒衣でありながら患者と家族の人生に大きくかかわります．患者が亡くなったことを本国の家族に電話で伝えなければならない心苦しい通訳を行った人もいれば，出産に立ち会って妊婦を励まし続けた人もいます．場面は違えど，患者や家族を支えている動機は同じです．日本の医療機関にかかわった外国人がその人らしく過ごせるように心を砕き，自己研鑽に励む心強い存在です．文化の違いによるミスコミュニケーションを最小限にするために，医療通訳サポーターの活動環境を整えていくことが必要です．

【戸上真由子】

5．小さな町の大きな第一歩
－医療通訳サポーター養成講座開講－

　長与町国際交流協会（以下，協会）は，世界各国の人々との教育，文化，体育，観光，ホームステイなどの交流を通して相互理解を深め，町民の国際意識を高めるとともに友好親善関係を促進することを目的として1998年に設立されました．主な事業としては，語学講座，青少年国際交流イベント，料理教室の他に，在住外国人との交流を目的としたみかん狩り（**写真4-2**）や姉妹都市交流に関する講座などを実施しています．

　これに加えて，現在までに町の多文化共生のお手伝いとして，協会の語学講座受講者が主体となり，町の観光マップを英語・中国語・韓国語の3カ国語に訳したものを町に寄贈したり，町内在住の外国人の方がファシリテーターとなって子育て中の外国人のお母さんの情報交換の場を設けたりと，少しずつ活動の幅も広がりをみせてきています．

　ここでは，2014年度に新たな取り組みとして行った「医療通訳サポーター養成講座」について，どうしてこのような事業に取り組んだのかを含めて紹介します．

1）長与町の地域性

　長与町は観光地長崎の北部に隣接する，長崎市のベッドタウンです．人口は4万3,000人弱，在住外国人は150人ほどで人口の1％にもなりません．外国人居住者数が100人を超えたのは10年ほど前ですが，当時は中国・韓国籍の方が全体の6割を占めていました．しかし，ここ数年は中国籍の方が減少し，東南アジア出身者が増加している状況です．また，長与町には長崎市内にある造船会社の社宅や，国・県立大学の教職員宿舎等もあり，中長期滞在する外国人技術者や大学関係者，および同伴する家族滞在者（夫婦ともに外国人）が増加してきています．

　現在19カ国の方が町内に在住していますが，そのうち中国・韓国籍が全体の

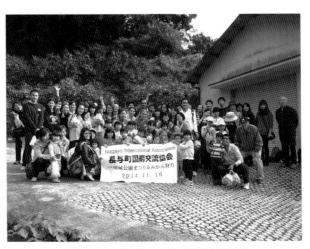

写真4-2　長与ならではの国際交流風景
みかん狩りの様子．

40％, 次いでベトナムの 17％, 米国 12％, フィリピン 6％, そして残りの諸外国（14カ国）で全対の 25％を占めており, 町内に同じ国からの出身者が他にいない人も多く, 自国の人でつくるコミュニティやネットワークもほとんどありません. また,「漢字」をベースにしない人が増えたことで, より「通訳」が必要な状況になっていると思われます.

2）医療通訳の現状

　2015年1月1日現在, 長与町内に居住する在住外国人住民の多くは若く, 平均年齢も34歳です. 若く健康であれば, 病院に行くことはあまり想定されませんが, 特に女性の妊娠や出産, そして子育ての時期には, 医療機関を訪れる回数は劇的に増加します. 長与町でも家族滞在者で妊娠・出産を経験する人や子育て中の家族の増加で, 母子手帳の交付から妊婦健診への助成制度の説明, 乳児家庭全戸訪問事業および乳幼児健診と, 通訳の出番が増えてきました. これまでは職員による英語通訳で対応していましたが, 対象者の増加および多国籍化に伴う派遣依頼件数の増加に伴い, 職員だけでの対応では難しくなってきています. また, 役場内での制度の説明や福祉部門が把握している乳幼児健診での通訳は職員での対応が可能ですが, 産婦人科や小児科, 突発的な外科等への受診, 町内の医療機関で実施している予防接種等の場合には, 外国語のできる知人が付き添って受診しているのが現状でした.
　そこで, 協会では「医療通訳サポーター養成講座」を開講し, 少しでも「医療通訳」に関しての認識を深めるとともに, 実際に医療通訳として派遣できる人材を探すことを始めました.

3）医療通訳サポーター養成講座

　協会で実施する講座は, 協会紙および広報での募集になりますが, 今回の講座では, 協会会員で語学講座受講を受講している外国語に興味のある人をはじめ, 実際に医療通訳として派遣する際に「動ける人」を探すために町の広報および「自治会回覧」を利用し,「医療通訳に興味のある」主婦層の方にも受講していただけるよう工夫しました. 講座の目的は「医療通訳とは何か, どのようなニーズがあり, 現状はどうであるのか」をより多くの方々に知っていただくためのもので, 通訳を希望する言語のレベルや経験などは問わず, 全応募者に受講してもらいました. また, 町内の医療機関にも医療通訳への理解を得たいとの思いから, 町内にあるすべての医療機関にも講座開講の案内を送付し, 病院関係者の参加を得ることができました.
　初めての試みにもかかわらず, 予想以上の応募があり, 46人の参加でスタートしました.
　講師は長崎県立大学シーボルト校の李節子教授にお願いし, 1講座2時間を3回で医療通訳の基礎的な部分を講義していただきました.
　第1回目講座では「何故医療通訳が必要か」として, ①グローバル化が進み,「医療」の分野に「通訳」が必要な時代がきている現状の紹介, ②「医療通訳」とは外国人患者と医療従事者の間で必要とされるサービスが日本人と同様に受けられるようコミュニケーションの支援を行う専門職であるということ, それに伴う「倫理規定があること」などの話をしていただきました. 第2回目は「医療通訳に求められるもの」として, ①医療機関全般に関する知識, コミュニケーション技術, 語学力

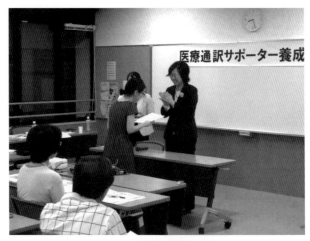

写真4-3　修了書授与の様子

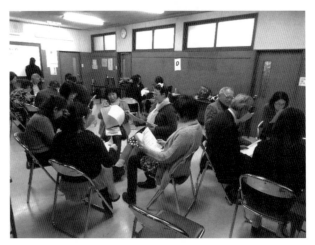

写真4-4　講座の様子
ロールプレイングの様子．3カ国語（英語・中国語・韓国語）に分かれて行った．

を磨く必要があるということ，②利用者の背景，多文化に関する知識があり理解できること，③公平性を保つことのできる倫理を有すること等に具体的な例をあげての説明がありました．第3回は「医療通訳サポーターの役割」として，①医療通訳をするための準備，②医療機関受診の流れ，③医療通訳者自身のケア，医療通訳者へのサポートの仕方等についてのお話をしていただきました．

また，第2回講座では南米での医療機関従事経験のある長崎県立大学シーボルト校より藤中節子氏に「国による医療制度の違い」に関する体験談を，第3回では（財）佐賀県国際交流協会の医療通訳コーディネーターである戸上真由子氏に「佐賀県における医療通訳取組事例」を紹介していただきました．

受講者46人のうち，2回以上受講された33人の方には講座の「修了証書」が最終日に李先生より贈呈されました．また，講座受講者にアンケートを実施し「医療通訳サポーター」への登録をお願いした結果，英語13人，中国語1人，韓国語2人の計16人の登録をいただき，協会で開催した初めての医療通訳サポーター養成講座は終了しました（**写真4-3**）．

2015年3月18日には，登録いただいたサポーターへのフォローアップ講座を実

資料4-3　講座で使用した資料の一例

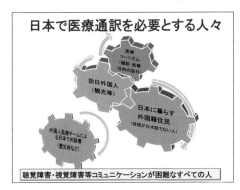

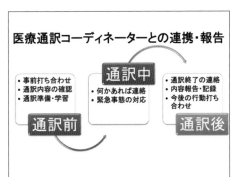

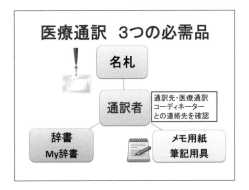

＜実際の医療通訳場面で＞	
評価の場面	評価基準内容
利用者（患者）への自己紹介	①自己紹介ができる ②通訳範囲・役割を説明できる ③患者がなぜ、受診するのか理解できる ④相手が話しやすく、落ち着いた態度で接することができる
診察室への入室・役割説明	①医師への自己紹介ができる ②通訳範囲・役割を説明できる ③適正な席・位置を確保できる

＜実際の医療通訳場面で＞	
評価の場面	評価基準内容
患者と医師との通訳	①患者の訴えを医師に正確に伝えることができる ②医師の説明や診察内容を患者に正確に伝えることができる ③必要に応じて中断・内容確認ができる ④必要に応じて辞書を引ける ⑤メモを活用できる ⑥自らの意見をはさんだり、勝手な助言などをしない

＜実際の医療通訳場面で＞	
評価の場面	評価基準内容
投薬の説明	①投薬の内容、時間、回数、量などを正確に通訳することができる ②内容の確認を医師と行うことができる
次回の予約確認	①次回の診察内容、日時、注意事項を説明することができる
診察室からの退室	①あいさつをして、診察室を退室できる ②退室後に利用者とさよならをする

やはり、、、最後は

☆困っている「人を助けたい」という情熱
　医療通訳は利用者にとって「ライフライン」

☆「痛み」への思いやり・優しさ・想像力

☆「自分の能力」を発揮できる喜び
　やりがい：世のため、人のため、我がため

施，医療通訳サポーターを早期に派遣することができるよう，「医療通訳実践こころえ」と題したロールプレイングを含む講座を行いました（**写真 4 – 4**，**資料 4 – 3**）．

4）今後の取り組み

　長与町は小さな町ではありますが，長崎市のベッドタウンであり，住環境もよく，買い物や医療サービスなど生活する上で不自由を感じることはあまりありません．しかし，外国人住民にとっては役場からのお知らせを入手する手段としての広報やホームページの多言語化がされていないことや，町内における外国人のネットワークがないことなど，「外国人フレンドリー」な町とはいえないかもしれません．一方で，小さな町であることから，行政の目も届きやすく，福祉部門の職員と母子推進員の方々の努力から，母子保健事業において，外国籍の子ども，また両親のどちらかが外国籍である子どもの乳幼児全戸訪問および乳幼児健診等で「日本語がわからないため」受診しなかった母子は現在までいませんでした．

　今後も，現在登録いただいている医療通訳サポーターへのフォローアップ講座の実施で，健康保険制度，介護保険制度等の医療保険制度の学習や医療用語や基礎的な医療知識の学習およびロールプレイによるコミュニケーション能力のブラッシュアップを図る予定です．

　今後の取り組みとしては，町内在住外国人に医療通訳サポーター制度を利用できることを周知すると同時に，依頼があった際にコーディネーターが適任者を派遣することができるようなスキームをつくり上げていく必要があると思われます．

　今回の講座では「医療通訳とは何であるか」ということをより多くの住民，医療機関の方々に知っていただくのを第 1 の目的として実施しました．協会の主幹事業である「語学講座受講者」の中から毎年のように講座を受講され，「外国語をコミュニケーションの「ツール」として手に入れた人にとって，ワンランク上のレベルで国際交流，多文化共生のために興味を持っていただきたい」と，協会設立 15 周年目にして挑戦した事業でした．今回の講座で見出すことができた，「多文化共生のための社会資源」となる医療通訳サポーターをこれから実際に派遣することができるよう努力していきたいと思うと同時に，医療通訳サポーター養成講座を通して，国際交流の在り方を再度見直すことができたようにも思えました．これからも制度，ことばの壁を越え，心通じる国際交流をめざし活動を続けていきたいと思います．

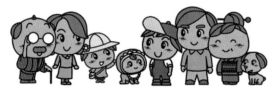

はっさく　きよみ　せとか　れいこ　ミックン　まこと　いよ　ポメロ

長与町のマスコットキャラクター
ミックンはナガヨ家の長男で 7 人と犬 1 匹の大家族．ナガヨ家の家族の名前は，長与町内で収穫される"みかん"の名前から名付けられている．

【峰　修子】

Column　長崎みなとメディカルセンター市民病院通訳奮闘記

　私が長崎みなとメディカルセンター市民病院に勤務して，約2年が過ぎました．その前の私はというと，総合病院を受診したことさえほとんどなく，日本語の病名はおろか医療の知識はまったくありませんでした．その私が医療通訳に初めて出会ったのは，長崎県国際交流協会で開催された2012年の医療通訳講座です．もともと東京の外資系企業で働いており，また英語の通訳者を養成する学校に通っていたため，通訳の経験はありましたが，医療通訳は未知の領域でした．医療通訳講座の内容はロールプレイングもあり，実践的なものでした．そのときに配布されたノートは，仕事着である白衣のポケットに入るサイズで，私は単語帳として今でも活用しています．

　医療通訳講座の9カ月後，当時の長崎市立市民病院（現在の長崎みなとメディカルセンター市民病院）で，嘱託の英語の通訳として勤務することになりました．

　勤務して10日後，通訳要請があり，出産直前の外国人に説明するために診察室に呼ばれました．ビジネスの通訳では，相手が話したことをそのまま通訳し，通訳者が自分の言葉を発するなど言語道断です．しかし，医療通訳の現場では，そのような通訳をすると，医療者と患者の間でお互いの意思疎通がうまくいかない部分が生まれ，まったく会話がなりたたないのです．

　意思疎通をするためには，誰がどのように働きかけたらよいのか，その疑問を抱いたとき，医療通訳である私の役割を見つめ直し，1人目の患者を担当したとき，医療通訳は言葉のすき間をうめ，なおかつ医師，看護師と患者の橋渡しをしなければならないと気づいたのでした．

　入院前にこの患者様は，「食事は私たちで用意するので，病院食は不要です」ということでしたが，当日急に食事をご所望なさり，また必要なときと必要ないときがあるので，その都度声をかけますと仰り，戸惑いながらも何とか出産から退院までを無事に終えることができたのでした．

　このようにして私の医療通訳の幕は開け，2015年4月で3年目を迎えます．採用試験を経て，職員として新たな歩みを進めていこうとしています．

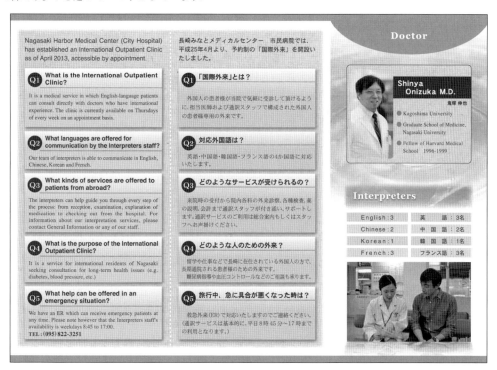

長崎みなとメディカルセンターのパンフレット

【蘇　栄恵】

6．自治体の役割と取り組みの内容－かながわ医療通訳派遣システム事業の概要と多文化共生施策における位置づけ－

　900万人を超す人口を擁する神奈川は，横浜開港以来，世界に開かれた窓として，豊かな国際性を育んできました．現在，神奈川県には約16万6,000人を超える外国籍県民が暮らしており，県民の約55人に1人が外国籍県民です．出身地は164の国と地域にわたり，多様な文化が共存する地域です．
　本稿では，神奈川県が取り組んでいるかながわ医療通訳派遣システム事業について紹介し，多文化共生施策における位置づけや事業の意義について述べます．

1）かながわ医療通訳派遣システムの事業概要

　かながわ医療通訳派遣システム事業は，協定医療機関からの派遣依頼を受け，医療通訳相談窓口のコーディネーターが医療通訳スタッフを派遣する事業です．神奈川県内の35の病院を協定医療機関とし，2015年度4月現在，スペイン語，ポルトガル語，韓国・朝鮮語，中国語，タガログ語，タイ語，英語，ベトナム語，カンボジア語，ラオス語，ロシア語の11言語で通訳サービスを提供しています．

2）これまでの歩み

　神奈川県は，1998年11月に外国籍県民かながわ会議を設置しました．この会議の委員は外国籍県民であり，「外国籍県民の県政参加を推進し，外国籍県民が自らに関する諸問題を検討する場を確保するとともに，ともに生きる地域社会づくりへの参画を進めることを目的」としています．神奈川県では，外国籍県民が地域の一員として，また，当事者として，地域社会づくりに参加する体制を整えています．
　この外国籍県民かながわ会議から出された第1期最終報告書の中で，医療通訳の必要性が提言されました．報告書は「医療通訳に対応できる人材を育成するとともに，病院と医療通訳をコーディネイトする仕組みをつくり，積極的に広報していく．」ことを提言しています．これを受け，2002年度に「かながわ外国籍県民医療通訳サービス支援モデル事業」として試行的に医療通訳事業を開始し，2003年度からは年間を通して実施しています．

3）実　績

　2002年度の試行時は，6協定医療機関，5言語で実施し，269件の通訳サービスを提供しました．2003年度には，6協定医療機関，7言語の実施で，692件の実績となり，年を追うごとに実績は増加しています．2014年度には35の医療機関で10言語の通訳サービスを提供し，5,137件の実績をあげました．（表4-9）．
　診療科別の派遣実績は，産婦人科，小児科，内科，言語別では，英語，中国語，スペイン語，ポルトガル語，タガログ語が多くなっています．

表4-9　医療通訳派遣システム事業の派遣実績(年次推移)

	協定医療機関数	実施言語数	派遣数（件）	月当たり（件）
2002 (2002.8〜2003.3)	6	5	269	22.4
2003	6	7	692	57.7
2004	16	7	1,535	127.9
2005	16	10	1,968	164.0
2006	16	10	2,161	180.1
2007	17	10	2,928	244.0
2008	17	10	2,666	222.2
2009	17	10	2,547	212.3
2010	17	10	2,879	239.9
2011	32	10	3,112	259.3
2012	35	10	3,663	305.3
2013	35	10	4,202	350.2
2014	35	10	5,137	427.3

4）事業の流れ

　まず，外国籍県民が協定医療機関を訪れ，日本語によるコミュニケーションが不十分であれば，通常，医療相談室などで，ソーシャルワーカーなどの職員が対応します．協定医療機関の職員は，通訳サービスを利用した方が円滑に診察や検査などの診療が行えると判断すると，医療通訳相談窓口のコーディネーターに電話をし，ボランティア通訳者の派遣を依頼します．コーディネーターは病院の所在地や日時はもちろん，診療科や患者の状態を斟酌し，通訳者の経験や能力も考慮に入れて，適任と判断される通訳者に打診します．

　診療科や病名がコーディネーターから伝えられると，関連する医療用語や病気の概要について事前に勉強して通訳に臨む通訳者が多いです．当日，通訳者は，医療相談室など窓口となる医療機関の職員を訪ね，患者と対面します．その後は，患者に付き添い，医師の診察や検査の場で，医師や看護師など医療従事者と患者の間に立って通訳を行います（図4-9）．

　ボランティア通訳者には，1件3時間あたり3,240円（税込・交通費込）が謝礼として支払われます．

5）事業の枠組み

　この事業は神奈川県と神奈川県内の自治体で構成されるかながわ医療通訳派遣システム自治体推進協議会（以下，自治体協議会）と特定非営利活動法人多言語社会リソースかながわ（以下，MICかながわ）との協働事業です．

　また，かながわ医療通訳派遣システム事業運営委員会（以下，運営委員会）を設けており，MICかながわや自治体協議会からの委員のほか，協定医療機関や神奈川県医師会，神奈川県歯科医師会，神奈川県病院協会および神奈川県薬剤師会からも委員が参画しています．

　自治体協議会や運営委員会では，年度ごとの事業計画や予算案の審議のほか，対応言語の拡大など，事業の展開についての協議や検討を行っており，さまざまな機

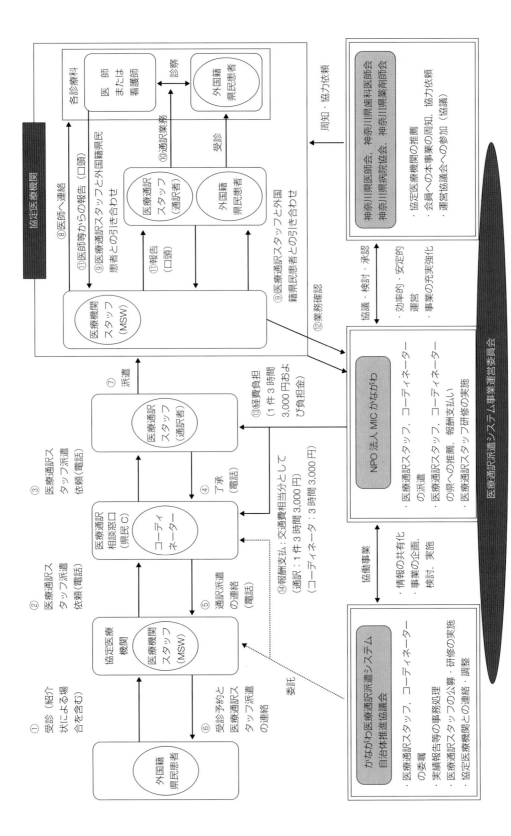

図4-9 医療通訳派遣事業 フロー図

関の協働によりこのシステムが成り立っています.

6）研修事業

　通訳サービスの質を維持し，事業を円滑に実施するため，大きく分けて，新任者養成研修と現任者研修を実施しています.

　新任者養成研修のうち，新任通訳者養成研修は，通訳者の選考も兼ねた研修です. 2日間の座学と2日間の実技の合計4日間で構成され，研修の最後には，実技を含む専攻を実施しています.

　座学は，事業の概要説明にはじまり，「医療通訳の心得」「外国人医療の現状と問題点」「医療の基礎知識」「多文化共生について」「医療現場における対人援助スキル」など，多岐にわたります. 単に言葉の置き換えができればよいというものではなく，対人援助の1つとしての医療通訳の重要性を理解した上で，現行の制度や医学知識などの幅広い知識の習得をめざします.

　実技訓練はロールプレイを主として，実際に患者役と医師役の講師を前に，通訳を行います. ここでも，医師の説明を通訳者として十分に理解できているか，患者に理解しやすい訳出ができているかなどはもちろん，座る位置や声のトーンなど，医療従事者が円滑に診療行為を行え，かつ，患者が安心して診療を受けられるよう配慮できているか確認をします.

　2015年度から，新任コーディネーター養成研修を事業として位置づけ，通訳者だけでなく，コーディネーターについても，新任者を養成する研修を設けた. これにより，新任コーディネーターも，短時間に協定医療機関からの依頼内容を把握し，より適任の通訳者を効率的に選ぶなど，より早期に，安心して，コーディネーション活動に加われるようになると考えています.

　一方，現任者研修の1つとして，スタッフ・コーディネーター全体研修を開催しています. この研修では，医師やソーシャルワーカーなどの医療従事者や一線で活躍する通訳者を招いて，講義やグループワークを実施しており，近年は「感染症の知識」「自分の通訳技術をふりかえる」「糖尿病と食事」など，医療の知識や通訳技術を維持・向上させる内容としました.

　この他にも，現任コーディネーターを対象とした研修や通訳者のための言語別勉強会なども催しています.

7）利用者の声

　年間5,000件の実績があり，協定医療機関はいずれも入院施設を有する病院ですから，通訳者が接する症例もさまざまです. 軽症の風邪とわかることもあれば，重い病気の告知を通訳することもあります. また，妊婦健診や出産に立ち会い通訳をすることもあります. いずれの場合にも，自分の症状や気持ちを母語など使い慣れた言葉で表現でき，医療従事者の説明が理解できることは，外国籍患者にとって大きな安心となります. 外国籍県民からは「自分の病気について理解することができた.」といった感謝の声が寄せられています.

　また，通訳は医療従事者と外国籍患者のコミュニケーションを仲立ちするものであり，患者だけのためのものではありません. 問診や検査の説明，インフォームドコンセントなど，あらゆる診療の場面で両者のコミュニケーションを円滑なものに

することが通訳の目的です．この事業は，医師をはじめとした医療従事者からも「患者の状態を理解し，治療方針が立てやすくなった．」といった評価を得ています．

8）事業の位置づけ

　神奈川県では，県政運営の総合的・基本的指針を示す総合計画として，『かながわグランドデザイン』を策定しています．2014年度までの計画期間を終え，公表した『かながわグランドデザイン点検報告書』では，「プロジェクト11 多文化共生の地域社会づくり」に，この医療通訳派遣システム事業の実績が記述されています．
　また，県の国際施策の全体像を示す『かながわ国際施策推進指針（第3版）』でも，「基本目標1　多文化共生施策の地域社会づくり」の中の，「施策の方向2　外国籍県民がくらしやすい環境づくり」の施策の1つとして，医療通訳派遣システム事業は位置づけられています．
　神奈川県では，外国籍県民の住まいに関する問題解決のため外国人居住支援システム事業や多文化共生イベント「あーすフェスタかながわ」の開催など，さまざまな側面から多文化共生社会の実現のために施策を実施しています．それらと並んで，医療通訳派遣システム事業は，多文化共生施策のもっとも重要な事業の1つです．

9）事業の特長と意義

　この事業の意義としてもっとも重要なことは，通訳サービスを提供することにより，外国籍県民が安心して適切な医療を受けられる環境を創出していることです．この事業は，すでに10年以上継続して実施されており，11言語，35医療機関という広がりと，5,000件を越える実績に鑑みれば，全国でも先進的な取り組みであるということができます．
　特長として，多くの関係者の協力を得ていることを強調します．行政としては，神奈川県だけではなく，神奈川県内の自治体も趣旨に賛同し，自治体協議会を構成して，協働事業者として参画しています．また，もう一方の協働事業者であるMICかながわは，理事や職員として，ソーシャルワーカーや通訳者，医師や法律家など，さまざまな分野の職務経験を有する人材が参加しているNPOです．多様な人材が参加していることで，日頃の通訳事業ではもちろんのこと，研修プログラムの企画や事業展開の検討など，事業実施のあらゆる側面で複数の視点から効果的な実施ができます．
　また，協定医療機関の協力は不可欠です．通訳者や外国籍患者と直接やりとりし，窓口の役目を果たす医療相談室のソーシャルワーカーなどの職員は，医療従事者，外国籍患者，コーディネーターおよび通訳者の間に立ってさまざまな調整を行います．医療通訳が利用できることや，利用の方法について医療機関内で周知をし，通訳サービスが円滑に進むよう業務に当たっています．そして，当然ながら，医師や看護師をはじめとした医療従事者も，医療通訳の重要性を理解し，わかりやすい説明となるよう努めたり，通訳者が逐次通訳する時間をとるなど，さまざまな協力をしています．さらに，医師会等の医療関連団体に意見を聞き，助言や承認を得られる体制をとっているので，事業を効果的に実施することができています．
　このように，神奈川県では行政やNPO，医療機関や関係団体などさまざまな機関が協力して，健康，生命に直接関係し生活の基盤である医療の分野で，通訳サー

ビスを提供しています．このことは，神奈川県が外国籍県民にとって，住みよい地域であるというメッセージとなっています．さらには，すべての県民が国籍にかかわらず，また，少数者であるか否かにかかわらず，安心して適切な医療を受け，生きがいのある心豊かな暮らしを送ることにつながっています．

10）かながわ医療通訳派遣システム事業の課題と展望

まず，通訳者の確保には継続的に取り組んでいく必要があります．依頼件数は右肩上がりであるのに対し，ボランティアとしての熱意をもち，日本語と外国語で医療の専門的な内容を扱える人材は多くありません．特に，ベトナム語，ラオス語，タイ語，タガログ語などの通訳者は不足しています．また，英語の通訳者は多くいますが，ニーズも増えており，積極的な募集と養成が必要です．

2つ目の課題として，夜間・休日における緊急対応があります．救急医療など，医療は24時間365日動いていますが，現在の事業では夜間・休日の対応は原則として行っていません．まず，緊急的な医療処置における通訳の必要性について把握する必要があり，仮に必要性がしっかりと確認できれば，医療機関が夜間・休日においてもソーシャルワーカーなどの職員を配置し，現在行っているような院内での調整を行うことができるか，ボランティアの通訳者を夜間・休日に派遣できるかなどについて，検討を進めることとなります．

3つ目の課題として，財源の確保も重要な課題です．件数が急増する中で，コーディネーターの体制を増強する必要が生じており，通訳者を派遣するために必要な諸経費も増加しています．2015年度からは，対応言語にロシア語を加えており，今後，依頼件数がさらに多くなることが予想されます．必要な言語について新任通訳者養成研修を実施し，通訳者を確保するための費用も増やす必要があります．

これらの課題については，協働事業者であるMICかながわはもちろん，行政，医療機関，関係団体と意見交換を行い，ともに検討していきたいと思います．

神奈川県は，これまで，外国籍県民が安心して適切な医療を受けられるよう，かながわ医療通訳派遣システム事業の実施に力を注いできました．2020年にはオリンピック・パラリンピック東京大会の競技会場が県内に決定しており，今後，さらなる国際化の進展が見込まれる中，地域に住まう人々の生活の基盤である医療の分野で効果的な多文化共生施策を実施すべく，関係者と協力しながら取り組んでいきたいです．

【脇　雅昭】

7. 医師からみた医療通訳養成の必要性

　医師として仕事をしていて一番うれしい瞬間は，最後に患者に笑顔で帰っていただけたときです．たとえ病気が完全には治らなくても，われわれとかかわったことで少しでも笑顔を取りもどしていただけたのなら，それはわれわれにとっては良い医療ができたことの証です．逆に医学的に完全に病変を取り除けても，それによって笑顔になれないのであれば，それは医療としては何か欠けていたのではと考えざるを得ません．そして，日本語によるコミュニュケーションが困難な患者に，お互いが納得して笑顔になれるような医療を提供するためには，医療通訳は不可欠なのです．

　ここでは，医療通訳を自ら養成するようになった経緯と，その後の周囲の変化を紹介することで，これから医療従事者はどのように外国人患者と接していくべきか，およびそのために医療通訳はどのような役割を果たしていけるかをまず考えます．そしてそのような役割を果たすべき医療通訳を，誰がどのようにして育てていくべきなのかを，地域の実情をふまえて検討したいと思います．

1）医療通訳養成に携わるようになった経緯

（1）医療通訳をめぐる背景
　国立病院機構熊本医療センター（以下，当院）は以前より国立病院機構のうちでも国際医療協力基幹施設として，数十年にわたる国際人材交流事業の実績がありました．そしてここ数年はタイの病院と姉妹病院契約を締結したこともあり，ますます人材交流が盛んとなっていたところ，その成果を日本国内での臨床に生かすべきではという声が上がるようになりました．特に当院は救命救急センターを併設し，「24時間断らない」救急体制の整備に取り組んでおり，その過程でときおり問題となる外国人急患への対応に，国際医療協力のノウハウを生かせないかと考えられました．そこで必ず問題になるのが医療通訳の確保なのですが，当初は患者やスタッフの個人的な人脈に頼るだけというのが現状でした．

（2）きっかけとなった事例
　そのような中で，病院として医療通訳を確保する必要性を痛感するような事例が生じました．ある韓国人旅行者が心不全で入院され，今後心血管カテーテル検査のような侵襲的な検査・治療を要する可能性があり，日本語を理解できない家族に説明してもらえないか，という依頼があったのです．
　幸いその患者はカテーテル検査の適応ではなく，また本人が日本語を理解できたため通訳派遣には至りませんでした．しかし，それはたまたま偶然の幸運が重なっただけであり，もし検査等の適応で，かつ患者に通訳確保のための人脈や経済的余裕がなかったら，他の日本人患者なら当然に受けられる医療を適切に提供できるだろうかという課題が，その事例をきっかけに明確に現場に浮上したわけです．

（3）医療通訳派遣契約とその問題点
　そこで院長の指示のもと，熊本市で広く国際交流事業を担当してきた熊本市国際交流振興事業団（以下，KIF）と，通訳一般を担当している団体のメディカルサポー

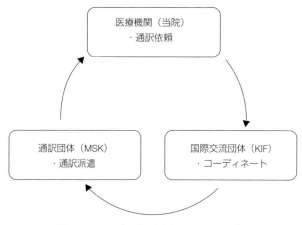

図4-10 医療通訳派遣契約のイメージ図

トくまもと（以下，MSK）との三者で，正式に医療通訳派遣契約を結ぶことになりました（図4-10）．この契約の一番の特徴は，今まで患者側負担としていた通訳費用を病院の負担とすることにより，「患者の経済的状況に関わらず」医療通訳サービスを受けられるようにする，という点でした．

そして具体的な派遣のニーズを調べていくと，外国人診療といっても国内に日本人の人脈があることの多い居住者のケースと，通訳ガイド等以外には人脈の少ない旅行者のケースは分けて考えるべきだとわかりました．そして，熊本では前者の約半数は中国語を使用し，後者の約半数は韓国語を使用しているのですが，MSKに登録されている韓国語通訳は少数であり，よりニーズの高い旅行者の医療通訳に求められる韓国語スタッフが不足している，という課題が判明したのです．

(4) 医療通訳養成事業へ

一方で通訳が必要な外国人急患は今日にでも来るかもしれないわけで，医療通訳の確保は待ったなしに求められていました．まずは院内スタッフの確保を試みましたが，英語以外の言語につき十分な人材は確保できず（のちに中国語スタッフが1人採用されました），かといって県外からの派遣は（遠隔通訳システムの存在を考慮しても）現実的ではありませんでした．翻訳ソフト等を利用したコミュニュケーションをはかる場合もありましたが，例えば重病の告知や侵襲的な検査・処置・手術といった場面ではやはり通訳による意思疎通が必要となります．そこで，そのように代替手段が存在しない場面で活躍できる医療通訳を，われわれ医療機関自身で養成していくしかない，ということになりました．

医療通訳の要請が必要だとしても，なぜそれを医療機関自身が行わなくてはならないかというと，それは病院という組織や空間には，他の場面とは異なる考え方や注意点が存在するからで，しかも医療機関ごとに若干異なることもあり自身で伝えた方が効率がよいからです．例えば，保険制度や守秘義務といった法的・倫理的問題や，現場での医療機器取り扱い・感染対策といった安全面の問題，特殊な医療用語の多い医療スタッフとのコミュニュケーションの問題などで，これらはみな医療機関での勤務経験がないと理解が難しいものでした．そこで医療通訳を養成するにあたっても，そのカリキュラムの内容は必然的に前述の点をふまえたものになりま

した．特に，今日にでも現場に来て動いてもらえるよう，その形式もロールプレイ中心の実践的なものにする必要がありました．

2）医療通訳養成を始めてから

（1）内外の人材確保

医療通訳養成を進めるにあたり，何より必要とされたのは内外の人材確保でした．例えば，医療倫理については筆者が担当しました．医療保険などの制度説明には実務に精通した事務スタッフに講義をお願いしました．また，各言語の語学面のチェックはやはりMSKを通じて指導者役のみならず患者役を担当していただいたり，現場の臨場感を出すために医師役には本物の研修医に参加をお願いしたりしました．さらに，一定のスタンダードを保つために医療通訳士協議会副会長の李節子教授に講座の監修を依頼したり，看護学生や事務スタッフが自主的に参加してくれたりと，多くの方々の協力を得ることで，より実践的な講座とすることができました（**写真4-5，表4-10，表4-11**）．

（2）院内体制の再整備

医療通訳と協力して効率的に診療していくために，院内体制を再整備する必要もありました．まずは院内の各種委員会や広報誌等を通じた周知を進めたり，通訳に必要以上に頼りすぎないためにパソコンや問診票を利用したコミュニケーション

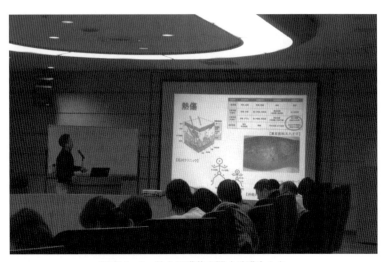

写真4-5　熱心に講義を聞く受講生たち

表4-10　第1回医療通訳ボランティア養成講座（基礎編）プログラム（全1回）の内容

内　容	時　間	主担当
医療通訳の派遣制度等現状	1時間	KIF
医療制度	1時間	国立病院　事務
医療通訳の役割	1時間	MSK
医療倫理	1時間	山口
事例紹介	1時間	国立病院　事務

表4-11 第1回医療通訳ボランティア養成講座(応用編)プログラム(全7回)の内容

回数	内容	時間	主担当
1	医療通訳総論・基礎知識	3時間	医療通訳士協議会
2	救急医療・内科編　講義	3時間	山口
3	救急医療・内科編　ロールプレイ	3時間	山口
4	救急医療・外科編　講義	3時間	山口
5	救急医療・外科編　ロールプレイ	3時間	山口
6	通訳技術及び理解度チェック	3時間	MSK
7	医療通訳講座まとめ　修了証授与	3時間	KIF

を指導したりしました．そして，総合診療部の医師に依頼して国際外来の枠を設置し，将来的に患者やスタッフを集約化するための土台づくりも始めました．さらに本人や家族が日本語を話せる場合など，本来医療通訳を必要としないようなケースにも試験的に医療通訳に診療参加してもらうことで，病院側および通訳側の双方が外国人診療に慣れてもらうような準備もしていきました．

(3) スタッフの意識の変化

そのような中で，少しずつスタッフの意識が変化していくのを見てとれるようになってきました．まず一番反応が早かったのは，普段一番現場で苦労する看護師たちで，ケースごとに医療通訳とどのように協力していけるかを，現場単位で日々検討している様子が印象的でした．また，窓口にて対応する事務スタッフは医療通訳導入に関して「待ってました」といわんばかりの協力体制で，むしろ通訳の利用をいかに適切にセーブするかに苦労するくらいでした．さらに通訳養成に参加した研修医を中心に，「適切な医療通訳の利用には，医師自身が簡単な日本語を使うなどの医療機関側の努力も必要である」などという気付きの声も，少しずつ聞かれるようになってきました．

(4) 院外環境の変化

さらに収穫だったのは，MSKやKIFなどの院外団体が独自に情報収集や人材協力をしてくれたことで，地域ぐるみで医療通訳を養成し運用していくことが可能となったことです．このような流れは地元のメディアにも感知され，新聞やテレビなどで少しずつ取り上げられるようにもなりました．また，周囲の医療機関も，当院に積極的に外国人患者を紹介するようになったり，あるいは独自で外国人診療体制を立て直そうとし始めたりと，こちらも少しずつ変化が始まりました．何よりの驚きは，講座の参加者どうしが言語ごとにまとまって，自主的に連絡網をつくったり勉強会を開いたりし始めたことで，通訳自身が自主的にスキルおよびモチベーションを維持向上していくことが可能となったことでした（写真4-6）．

(5) 災害時はどうするか

たまたま養成講座の期間中に院内で災害医療訓練が開催されていたところ，院内としても訓練をより実践的にしたいという要望があり，また東日本大震災でも外国人患者やスタッフの対応に追われた報告もあったことから，講座参加者のうち希望者に災害時の通訳トレーニングもしてもらうことになりました．

まず，災害医療・災害ボランティアの一般的な講義をした後，訓練および実際の

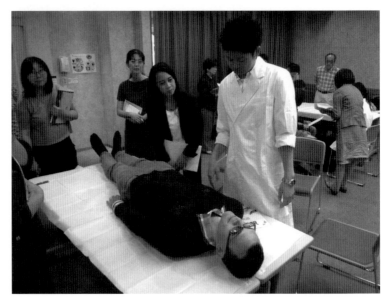
写真 4-6　ロールプレイ風景
通訳役の受講生と，医師役（研修医）・患者役（外国人）．

災害時の流れを説明し，通訳役ないし患者役として訓練の現場に入ってもらったのですが，医療スタッフおよび通訳側双方にたくさんの気付きがあったようでした．ただそれぞれの反応を整理していくと，結局のところ平時の外国人診療体制の問題に帰着し，双方ともに平時から患者と丁寧にコミュニケーションをとることがいかに大切か，実感してもらうことになりました．また筆者としても平時のカリキュラムの中で特に重要なものは何かにつき，考え直すよい機会になりました．

(6) 患者へのフィードバック

　幸いなことに 2014 年 12 月現在では，派遣契約に従い実際に有償での通訳依頼を必要とするようなケースはまだありません．ただその前段階として院内スタッフにより対応するにあたり，スタッフ不在時は院外から派遣可能であることを説明すると患者は大変安心されるようです．また，そのようなバックアップ体制があることで，初期対応に当たる院内スタッフも落ち着いて丁寧な対応ができているようで，実際にある外国人患者からは「母国ではこのようなサービスは受けられない」という最大限の賛辞をいただきました．さらに現在は，院外通訳者の on-the-job-training も兼ねて，院内スタッフの補助としてボランティアで診療に参加してもらうことも増え，将来院外通訳者が単独で業務に当たるためのスキルを現場で研鑽するとともに，患者や家族の心理社会的なサポート役を担ってもらっています．

3）今後の医療通訳養成のあり方等について

(1) 地域の実情に合わせた医療通訳養成を

　医療通訳の勤務形態としては，まず常勤と非常勤に分けられますが，当院で医療通訳を必要とするケースは 2014 年では月に数件単位であり，外国人患者の入院がなくまったくニーズがない月もあるため，現時点では常勤の通訳を雇用するのは困難な状況です．そのため内外の非常勤通訳に依頼せざるを得ないわけですが，関東

や関西などの大都市圏での通訳養成カリキュラムは専門性の高い常勤通訳向けの内容が多く，それをそのまま当院の非常勤通訳に習得させると，負担が多く実りの少ないものになってしまいます．

そのため当院で講座を開設する際には，あくまで外国人患者がときおり訪れる救急病院での業務のため，事前に予習する時間がなくかつ重要な知識やスキルに絞って，特に救急外来での業務を意識した内容としました．例えば，眼科や耳鼻科といった急患が訪れる割合の低い分野については，依頼があってから予習してもらうことにして，産科や外科などの急患の多い分野から，講座では学習してもらうことにしました．

（2）専門性とボランティアとの関係

講座を始めるにあたり，どこを最低ラインないしゴールとするかについては，医療機関の理念とも関連しており，関係者間でかなりの議論がなされました．大きくはメディカルツーリズムを見据えたプロの医療通訳を養成するのか，まず現場のニーズに対応できるレベルの通訳から始めるのかに分かれ，当院はその経過としてもまず後者から取り組むべきだという視点のもと，講座名を医療通訳「ボランティア」講座としました．

したがってここでの「ボランティア」ということばの意味は，「非常勤の有志からなる，高度の専門性よりは現場のニーズを重視した人たち」ということになり，その趣旨に従いスキルや報酬を設定することになりました．ただし決して無報酬ではなく，そもそも患者にとっては「命綱」の1つであることは変わらないため，守秘義務や利益相反といった医療倫理に関しては，プロの医療通訳に近いレベルで保ってもらうようにしています．

（3）まず顔の見える関係を確立し，信頼感・安心感の醸成を

医療通訳派遣システムの構築にあたり，院内の医療スタッフ・事務スタッフとKIF・MSKスタッフおよび通訳講座受講者のそれぞれが，何度も顔を合わせて作業を進めていく必要がありました．その過程は一見煩雑でしたが，結果として関係者それぞれの立場や事情を共有することができ，その後の電話やメールでのやりとりも比較的スムーズに進行することができるようになったと思います．

ただでさえ入れ替わりの激しい当院のような大所帯で，院外の団体とも共同して物事を進めていくことは，今後も多くの困難が伴うはずです．だからこそ，できるだけ多くの人を巻き込んで，一体感を保ちながらシステムを構築していくことが，事業の継続性を保つためにも重要なことなのではと考えます．

（4）いろいろな温度差を感じながら

ここまで前向きな話を中心に述べてきましたが，もちろん内外にいろいろな温度差を感じることもあります．

例えば，院内で通訳業務に協力してくれるスタッフに対し，他のスタッフより本来の業務の妨げになるのではという意見が寄せられることもあり，この点については院内での周知を徹底するとともに，各現場でメリットを感じられるような工夫を考える必要があると感じています．また，関連学会などでは医療通訳の介入により現場が混乱するのではという意見もありましたが，これをよく聞いてみると医療通訳システムへの理解不足のみならず，医療倫理教育への不安も含まれており，講座

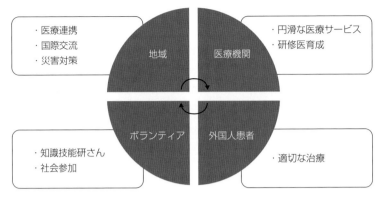

図4-11　医療通訳養成により得られるもの

内でも十分扱った内容が現場に生かされるようサポートする必要がありそうです．
　このように現状としては，医療通訳システムにつきさまざまな現場でいろいろな温度差があるわけですが，まずは患者本位の基本的な医療人としてのスタンスに従って，必要な課題からクリアしていくことになります．

（5）さまざまな副産物
　ところで講座を進めていくにつれ，当初は意図していなかったさまざまな副産物に出会うこともありました．
　例えば，医師役で参加した研修医たちのうち，実は臨床での外国人診療の経験が皆無だった人も多く，ロールプレイとはいえ本物の外国人と診療体験をする上で，普段の日本人の診療から見直す必要があることを再認識してもらう機会にもなりました．
　また，受講者の多くは，退職者や主婦・学生といった普段は社会参加の機会の少ない立場の方々であり，講座を通じて医療知識が増えていく悦びに加え，地域の医療システムの構築に参加している実感も体験してもらうことができました．
　「まず困っている外国人患者のために何かしよう」という思いで，さまざまな立場の人たちが協力するという過程の中で，思わぬ収穫があるということも，本来的な意味でのボランティアスピリッツの賜物といえるのではないでしょうか．

（6）まずは現場の声と患者の笑顔
　今，中央・官庁サイドでは東京オリンピックで盛り上がっているようで，例えば医療通訳拠点病院の指定なども始まっているようですが，地方の現場は日常業務に忙殺され「それどころではない」という声も多く，その温度差を理解しないことには，この一大国家的プロジェクトも画餅に終わりかねません．そういった点で，大都市圏では専門性に特化したいわゆる「プロ通訳」を指向しつつ，地方レベルでは当院のしたような「ボランティア通訳」から養成するといった，多面的な方向性が求められる気がします（図4-11）．
　その点でボランティア通訳レベルにおいて，当院が行ったような養成コースを全国的に標準化することは，通訳側・医療機関側双方に有益であるとともに，災害時の人員把握等にも有用であると思われます．最終的に目指すべきは目の前の患者の笑顔であり，そのためには患者に近い現場の声を大切にしてほしいと，医療スタッ

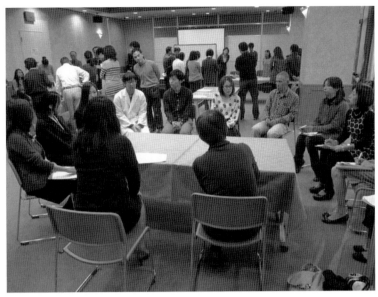

写真4-7　それぞれの立場からロールプレイを振り返る

フの一員として通訳養成に携わってきた人間としては，強く願うものです（**写真4-7**）．

　以上のように当院が医療通訳を自ら養成するようになったのは，現場のニーズに応じた止むに止まれぬ選択であったわけですが，結果としては医療機関および通訳側ともに，外国人診療体制構築のためのよい機会になりました．当院としては「24時間断らない救急体制」の一環として，日本人以上でも以下でもなく「日本人患者と同じように」外国人患者に医療サービスを届けたいと考えています．そのために医療通訳に求めることは，言語面でのサポートはもちろん，文化面・社会面さらには心理面での支えであり，具体的には「自分が海外で病気になったときに困ること」を基準に考える姿勢であって，そこには（たとえボランティアという名称であれ）一定の責任と倫理性が要求されます．
　そのような医療通訳の養成は，決して医療機関だけでできるものではなく，行政や通訳団体・NPOなどを交えて地域全体で取り組む必要があります．そうして築き上げたネットワークこそが，患者の笑顔というゴールに向けた強力な武器になることはもちろん，ボランティアを通じた市民の医療参加の機会となり，地域の活性化にもつながるでしょう．そしてもちろん，そういう「目の前の1人を大切にする姿勢」を通じて，さまざまな国や地域の人々同士が力を合わせることが，国境を越えた信頼醸成の原体験となり，平和な社会の実現・維持の土台になると筆者は信じます．

【益田　充】

Column　赤ちゃん訪問事業と医療通訳

　日本の母子保健制度は，母子健康手帳，乳幼児健康審査，予防接種等，きめ細かなサービスがあり世界に誇れるものです．その中でも生後4カ月までの乳児がいる全家庭を対象に保健師・助産師，赤ちゃん訪問支援員等が訪問し，子育て支援情報の提供や困っていることへの相談を受ける「こんにちは赤ちゃん訪問事業」は，顔の見える安心・安全の地域づくりにつながる素晴らしい行政サービスといえます．

　しかし，外国人家庭への赤ちゃん訪問には，言語や文化，習慣の壁があります．買い物等の日常会話はできても，保健分野の専門用語は難しく，行政の漢字混じりの書簡は解読できません．宗教上の食物制限や診察時の女医限定，また，母国では行政が赤ちゃん訪問を行うことがないため，本事業が外国人を差別しているとの勘違いもあります．赤ちゃん訪問事業の目的が外国人家庭に正しく理解されることで，より効果的な実施とすることが大切です．

　国際交流協会[注1)]の職員が医療通訳として保健師に同行する熊本市の赤ちゃん訪問事業について，2014年度（〜12月）に実施した約30件の事例から典型的な事例を紹介します．

事例1：予防接種

　各国により接種するワクチンの種類，定期接種と任意接種，投与方法（注射器と経口），接種スケジュールと回数，経費負担（有償と無償）が異なるため，英語・中国語版予防接種一覧表に具体的な接種計画案を書き込みながら説明します．特に，医療通訳が同行する訪問の8割を占める留学生家庭は2，3年で帰国あるいは第3国へ移動するため，滞在中の接種計画を綿密に立てる必要があります．また，留学生家庭はインドネシア，バングラデシュ等，アジア各国の出身がほとんどで英語がネイティブでないため，英語での通訳説明に加え，書面での確認作業が効果的です．

事例2：授乳

　子育て経験がある家族から離れ日本での子育ては，母親にとって不安なことばかりです．イスラム教徒の場合，動物由来成分の粉ミルクは教義上与えられません．インターネットで現地の家族に教えてもらった粉ミルクや食材は最寄りのお店でみつかりません．数種類の粉ミルクの成分を栄養士に調べてもらい英語で説明した事例がありました．また，子どもが母乳を飲まず，母親が無理矢理飲ませようとしたケースでは，母親の精神不安定が続き，医療通訳支援を継続しました．

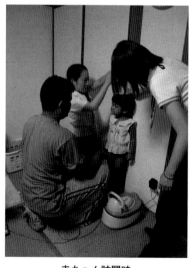

赤ちゃん訪問時
きょうだいの計測をしている．

　最近の外国人家庭への赤ちゃん訪問で，子どもの健康以上に母親の体調不良・精神不安定が多く報告されています．慢性的な睡眠不足，家事と子育てによる過度のストレス蓄積が大きな原因と考えられます．単なる言語通訳だけでなく，文化・習慣の違いをふまえ現状の課題や日本での母子保健制度を丁寧に説明し，理解してもらうことが重要です．また，外国人家庭の子育てが孤立しないように地域の子育てサークルや民生委員児童委員につなげることも大切です．さらに，外国人家庭への赤ちゃん訪問事業で訪問した家庭に，日本語教室や英語・中国語版ゴミ・資源収集カレンダー等の地域の生活情報を提供することで多文化共生社会構築を推進します．

注1）熊本市国際交流振興事業団：HP．
http://www.kumamoto-if.or.jp/（2015年3月20日現在）

【八木　浩光】

8．看護専門職と医療通訳者との連携

　りんくう総合医療センター（以下，RGMC）は関西国際空港の対岸に位置し，大阪南部，泉州地域の中核病院としての役割をもっています．また，RGMCには泉州広域母子医療センター（以下，当センター）があり，大阪南部の安心で安全な周産期医療を展開しています．当センターは，近隣市町村（貝塚市・泉佐野市・泉南市・阪南市・熊取町・岬町・田尻町）が協力して産婦人科医療の安定的確保のために設立され，既存の施設をできる限り活用し，機能分化と産婦人科医師の集約化を行い運営されています．
　RGMCでは，外国籍患者受診者数の増加に伴い，ことばや文化・制度のギャップのある患者に対し，2006年に国際外来が開設されました．2014年3月末現在，4言語で約60人の登録通訳者がいます．
　ここでは，当院の通訳者がどのように日本の医療チームの中で専門性を発揮し，コラボレーションしながら活動しているのか，看護専門職と医療通訳者との連携について紹介します．

1）泉州広域母子医療センターの概要

　当院における外国人患者数の約3割が産婦人科を受診する女性であり，通訳件数も多い診療科です．当センターは大阪府下のOGCS（Obstetric & Gynecologic Cooperative System：婦人科相互援助システム）やNMCS（Neonatal Mutual Cooperative System：新生児診療相互援助システム）により，地域からのハイリスク妊産婦や低出生体重児，呼吸器疾患，感染症などの重症新生児の受け入れを行っています．ハイリスク妊産婦は医学的ハイリスクのみならず，社会的ハイリスクも包含しています．特に外国籍妊産婦は，安心で安全な医療を受けるための母子保健関連の社会保障制度に関する情報量が日本人妊産婦に比べ圧倒的に少なく，社会的ハイリスク群と判断され当院に紹介されるケースもあります．また，産婦人科外来は周産期センター管轄になるため，外来で妊婦健診を受けていた妊婦が分娩を迎える頃には，外来で担当していたスタッフが病棟でケアすることのできる一連のケア計画がなされています．
　妊娠がわかった段階から妊婦指導や両親学級などを行っていますが，外国籍妊産婦が安心して分娩を迎えることができるよう通訳者も参画し，医療チームとして取り組んでいます．この一連のケア計画の中での通訳者の存在は大きく，通訳者が介入するポイントを当センターのスケジュールに合わせて追っていきます．

2）当センターでのケア実践

（1）分娩入院までの準備
　分娩は予定に入った帝王切開術などでなければ，基本的に緊急入院の流れになることが多くみられます．入院までに計画性をもって妊婦への説明をすることにより，夜間・土日・祝日などの時間外入院がやむを得ない状態になったとしても，妊婦およびその家族が理解した状態で分娩に臨んでいただくために，事前に備えているとスムーズであることは周知です．

資料4-4　国際診療科チェックリスト

		国際診療科チェック項目	国際診療科PHS：1011

＊国際診療科に連絡する（通訳の日の調整）
＊日勤帯に外来から入院してきた場合：病棟リーダーが国際診療科に電話連絡をする．
＊夜間，土日，祝日に入院の場合：翌平日の朝に病棟リーダーが朝，電話連絡をする．

本人　　　　　　　　　　人	日本語の理解　あり・なし（　　）
パートナー　　　　　　　人	日本語に理解　あり・なし（　　）
様　日本語の通じるキーパーソン	あり・なし　名前（　　　　）

出生日：　　　月　　　日　（　　）
退院日：　　　月　　　日　（　　）

	実施週数	実施項目	実施日/サイン
妊娠期	28週～32週まで	助産録の記入	/
		面会基準の説明	/
		出生届の提出先，枚数の確認　（　　）枚	/
		入院準備，物品説明	/
		入院の方法，電話方法確認	/
	33週～36週まで	バスの説明	/
		呼吸法，入院時の連絡方法	/
		ガスリー，聴力検査用紙を渡す	/
		ガスリー，聴力検査用紙を回収	/
		病棟の案内，入院時貸し出し物品の説明	/

	実施予定日時	実施項目	実施日/サイン
産褥期	/	会計について通訳が来る日をクラークに伝える	/
	/	ベビー出生時の診察説明（小児Drより）	/
	/	母児同室の説明	/
	/	沐浴指導（要・不要）　/　通訳（要・不要）	/
	/	退院指導（要・不要）　/　通訳（要・不要）	/
	/	調乳指導（要・不要）　/　通訳（要・不要）	/
	/	ベビー退院診の説明	/
	/	退院診察の説明（小児Drより），1か月検診予約調整	/
	/	退院日の説明	/
	/	・出生届（　　）枚 ・母子手帳（　　）枚	/
	/	・おむつ　・予約票　・目薬　・ネームバンド ・写真　・おへそ　・臍箱　・おしりふき	/
	/	退院時返却物品を預かる	/
	/	退院時処方の確認	/
	/	次回受診日の確認 ※産婦人科，小児科受診日と通訳日を調整	/
	/	保健センターの案内　※母子連絡票（要・不要）	/
	/	助産師外来の確認　（有・無） ※有の場合，通訳日と調整する．	/

　ただし，医療通訳者の介入だけで一連の過程がスムーズに運ぶというわけではありません．当院の周産期センターのスタッフは，日本人妊産婦に対して行っているスケジュールに加え，外国籍であるという「個別性」を鑑み，医療通訳者が協働する必要性があるポイントを可視化・情報共有することにより，外国籍妊産婦が安心して出産を迎えられる体制で運営しています．

　当院の産婦人科外来に分娩目的で初めて来院された場合，予定日から換算し，電子カルテ上に概算的な入院予約日が入ります．入院予約が入った時点で，外来スタッフは外国籍妊産婦であることを確認し，「国際診療科チェック項目」というチェックリストに妊娠期～産褥期に至る間に妊婦への指導スケジュールを立てます（**資料4-4**）．このスケジュールが立てられると，国際診療科コーディネーターに連絡が入り，通訳者との密な連絡を行います．

　毎回異なる通訳者がローテーションしているので，RGMCでは通訳者の記録である「通訳活動報告書」を活動後に記入しています．前回行った通訳内容と申し送り事項が記録に残しています．次回の予約日や予約時間は，国際診療科コーディネーターが電子カルテからカレンダーに記載するので，通訳者たちは事前に情報を得て，

来院日までに産婦人科分野の背景知識を学び現場に臨んでいます．

　妊産婦は24週以降，2週間に1度の割合で妊婦健診の予約が入りますが，28〜36週までに妊婦健診の予定来院日に合わせ助産師外来の予約枠で妊婦への指導を行っています．当センターの助産師外来は国籍などは問わず，妊産婦指導するのに時間を要す妊産婦に対し予約枠が設けられています．外国籍妊産婦の場合，日本スタイルの両親学級における集団指導は難しく，妊婦自体が文化の違いで疑問点がわくことも多いのです．そのため，助産師外来で妊産婦の指導を通訳介入のもと行いますが，同時に入院時に必要な助産録の記入，面会基準の説明，出生届の提出先の確認，出生届発行の確認，入院準備物品の説明，入院の方法，電話方法確認などを行っています．特に，分娩が近くなる33〜36週では，各言語に翻訳された分娩クリニカルパス（資料4-5）を用いて，入院から退院までの経過の説明を行います．この時期に主治医は，帝王切開術など十分な説明と同意の必要な処置などに関して十分な処置・手術への理解をしていただくため，翻訳書類を用い説明しています．新生児マス・スクリーニング検査（ガスリー検査）が分娩後に必要になるような内容であったとしても，産褥期で体調と精神面が不安定な時期に行うのではなく，入院までに行うことにより安全で安心して分娩を迎えることができる環境を整えています．帝王切開手術などの説明文書とその同意書が必要なものに関しては，口頭説明だけで理解するには複雑な内容のものが多く，英語・中国語・スペイン語・ポルトガル語の4言語で翻訳書類が用意しています．文章からも治療計画について理解した後，疑問点や質問などは診察室や助産師外来で通訳者を介し，妊産婦のもつ質問に応えることで，病院側と妊婦および家族側のコンセンサスのもと，同意書にサインをしていただく流れになっています．

（2）分娩入院から退院指導まで

　産褥期には入院前に行ったクリニカルパス内容を再確認しつつ指導を行っていますが，主に新生児のケア指導および保健センターの案内など，育児・保健に関する内容が主となってきます．当センターでは母児同室制を導入しており，早期より母と子が一緒に過ごすことにより母子のきずなを深め，児への育児参画ができる環境になっています．特に，分娩は医療的行為ではなく，社会的な行為ととらえている文化圏も多いため，産後すぐの褥婦の療養や育児への介入は，外国籍妊産婦の帰属する文化圏により多様性がみられます．

　戌の日の腹帯風習や臍帯を記念に桐箱に入れ両親に渡す風習は日本で当たり前ですが，外国籍妊産婦にとっては目新しく感じる方も少なくありません．そのような文化ギャップも解消すべく，当院での母児同室の概念を理解してもらうためにも，オリエンテーションDVDに言語キャプション（写真4-8）を入れたものを妊産婦および家族に視聴してもらい，母児同室への理解を深めていただいています．また，新生児のケア指導に関しては，写真と言語が併記になったカードで視覚的にも理解しやすいツールを作成し（写真4-9），赤ちゃん日記と呼ばれる新生児の健康チェックを母自身が行なう記録用紙も翻訳併記されており，母自身が使いやすいように工夫しています（資料4-6）．ケア指導に関しては，これらのコミュニケーションツールや翻訳書類などを用い理解していただいていますが，これらの言語ツールではカバーできない出身国の妊産婦に関しても，周産期センタースタッフがiPhoneなどのインターネットツールを独自に駆使し，指導に当たっています．このように対応していても，退院後の育児に関する社会制度や届け出，日本での育児

資料4-5　各言語に翻訳された分娩クリニカルパス

Vaginal Delivery : Clinical Pathway　経腟分娩クリニカルパス　英語・母児同室改訂版

For Ms. _____　りんくう総合医療センター　泉州広域母子医療センター　英語・母児同室改訂版／経腟分娩

Date: mm/dd 記入日	the details 項目	day of delivery 出産当日	1st day after delivery 産後1日目	2nd day after delivery 産後2日目	3rd day after delivery 産後3日目	4th day after delivery 産後4日目	5th day after delivery 産後5日目
MOTHER お母さん	Body temperature 体温		・Right after waking-up (6:00am) 起床時(6時)　℃ ・After breakfast 朝食後 ・After supper 夕食後	after breakfast 朝食後	after breakfast 朝食後	after breakfast 朝食後	after breakfast 朝食後
	Frequency of bowel movement 便尿回数		urine frequency 尿回数 *frequency the day before (0:00-24:00) *前日の回数 (0:00〜24:00) breakfast 朝食 lunch 昼食 supper 夕食	temp. 体温 (　　X　　X　　) bowel movement frequency 便回数(　) urine frequency 尿回数(　) meal intake 食事量 breakfast 朝食(　) lunch 昼食(　) supper 夕食(　)	temp. 体温 (　　X　　X　　) bowel movement frequency 便回数(　) urine frequency 尿回数(　) meal intake 食事量 breakfast 朝食(　) lunch 昼食(　) supper 夕食(　)	temp. 体温 (　　X　　X　　) bowel movement frequency 便回数(　) urine frequency 尿回数(　) meal intake 食事量 breakfast 朝食(　) lunch 昼食(　) supper 夕食(　) weight 体重(　) blood pressure 血圧	temp. 体温 bowel movement frequency 便回数(　) urine frequency 尿回数(　) intake of meals 食事量 breakfast 朝食(　) lunch 昼食(　) *leaving hospital in the morning ※午前中に退院
	Treatment 処置						
	elimination 排泄	・Walk to the bathroom 3 hours after delivery A nurse attends your first walk. Do not walk by yourself. 分娩後3時間でトイレ歩行します 初めての歩行はスタッフが付き添います。お一人で歩行しないでください。	・Go to the toilet every 3 to 4 hrs until you feel the desire to urinate. 尿意が戻るまでは3・4時間おきにトイレに歩行しましょう				
	Meals 食事 degrees of rest 安静度	・puerperal food 産褥食 Stay in bed for 3 hours after delivery. After that you are free to walk about. 分娩後3時間はベッドで安静にしましょう	Breast feeding will be done in the breast feeding room until the baby stays with you in the same room (Rooming-in) After "Rooming-in(24 hours with your baby)" you may breast feed your baby any time when the baby is hungry お母様の行動制限されるまでは、授乳室にてベッドで授乳してください。その後は自由です。 母児同室(24時間)が開始になれば、授乳時間に関係なく、赤ちゃんが欲しがる時に授乳します				
	cleanliness 清潔		・Shower is allowed only weekdays　9:00 to 16:45 (booking system of 15min per person)・Booking paper is prepared at Nurse Station. Fill in your name at 8:00 in the morning each day. ・Exchange pads (for discharge) ・Wash with bidet / disinfect discharge (Divide disinfected cotton into two and wipe from the upper to the lower on middle, right and left.) ・Nightclothes for rent are distributed on Mon. & Fri. 平日のみシャワーOK　9:00〜16:45(1人15分の予約制です)一覧を時間にナースステーションの前に用意していますので、当日の朝、部屋番号を記入してください ・悪露交換(パット交換)・陰部洗浄(消毒綿を二つに分けて上から下に向かって拭きます)	・Change sanitary pads properly for 2 hrs after delivery お産後2時間は悪露パット点検します(消毒綿を二つに分けて、月・金は寝衣タオル大・中・小、石鹸、シャンプーリンスの交換があります)			
	Dripping 点滴	If uterus contraction is good, needle will be pulled out. 子宮の収縮が良好であれば、点滴を抜きます					
	internal medicines 内服薬	・For pain　□Peltazon (after starting meals) is handed one by one when you are in pain, up to 4 tablets a day with more than 6 hr interval ・For constipation　□Magmitt may be taken up to 2 tablets per time 疼痛時□ペルタゾン(4錠/日まで、6時間以上あけて、痛いときに1錠ずつ渡します) 便秘時□マグミット(2錠/1回まで毎食後)					
	Checkup 検査					・urine check, blood test and blood pressure measurement 検尿・採血、血圧測定があります ・Weigh yourself at Nurse Station in the morning. 朝、助産師外来に来てください ★Midwife clinic★ Weekdays 9:00-11:00 and 14:00-17:00. Please make an appointment. Your baby will be weighed, and you may discuss concerns such as breast feeding. ★助産師外来★ 平日の9時〜11時、14時〜17時の予約制です。 赤ちゃんの体重測定や授乳のおっぱいの相談などができます	・K2 syrup is given. K2シロップを内服します
	health instruction 保健指導		・Massage nipples to soften before breast-feeding. ・Show condition of breast every feeding time. If anything wrong is found, consult about it. ・Please take these classes: ① Bathing the baby (Mon./Thurs 15:00 to 15:30 at Newborns' Room) ② Milk preparation (Tues/Fri 15:00 to 16:00 at front of room 658) ③ Life after leaving hospital (Wed/Sat 15:00 to 16:00 at Newborns' Room) ④ Shape-up exercises 乳房をほぐしてから授乳しましょう 授乳時には乳房の状態を見ておかしいことがあれば、相談してください ・授乳指導(月木15:30〜16:00 新生児室) ・調乳指導(火金15:30〜16:00 658号室前テーブル) ・退院指導(水土15:00〜16:00 新生児室) ・産後シェイプアップ体操		・Staying with your baby and breast feeding frequently will allow for further secretion of breast milk. 母児同室にし、母乳回数で母乳分泌を促しましょう		Bathing is allowed. (for trainees of bathing instruction only) 沐浴OKです (沐浴指導練習者のみ)
BABY 赤ちゃん	Nursing goals 看護目標		Prevent infection and try to recover uterine condition. 感染予防と子宮の復古に努めます				・Check-up for congenital metabolic disorders is conducted. ・Check-up for leaving the hospital is conducted. 先天性代謝異常の採血を行います 退院診察があります
	Treatment 処置	・Crawl (Eye drops is applied immediately after birth to prevent inflammation. ・K2 syrup is given in 2 hrs of birth to prevent bleeding. 出生直後にクラビットを点眼します(炎症予防) 出生2時間後にK2シロップを内服します(出血予防)	・Bathing begins 沐浴が始まります				・On the day of your discharge, bring baby's clothes to Babies' Room. ・Pick up baby right before leaving. 退院の日は赤ちゃんの衣類を新生児室までお持ちください 赤ちゃんは退院直前にお渡しします
	Cleaning 清潔	・After birth, wipe blood, etc. and dress baby clothes. 出生後、血液などを拭き取り、産衣を着せます					・Please check that you have not forgotten anything. 忘れ物がないかご確認ください
	Checkup & measurement 検査・計測	・Physical exam to measure body size, temperature, pulse, respiration and whole body examination are conducted. 身体計測、体温、心拍、呼吸、全身の観察をします	Check-up for the newborn is conducted. Check-up for the hearing test (applicants only, separately charged) will be conducted. Check-up for jaundice is conducted (everyday). ・新生児診察があります ・聴力検査の希望者(別途料金)有料を行います ・黄疸のチェックをします(毎日)				・Check-up for congenital metabolic disorder test and hearing tests) to Newborns' Room. ・Bring an application form for congenital metabolic disorder test. 採血時に代謝異常検査申込書、聴力検査申込書を新生児室までお持ちください
	Others その他	・Kangaroo care is given depending on situation. ・A picture of the baby is taken. ・Blood type is taken from umbilical code and its result is reported. 状況に応じてカンガルーケアをします 写真を撮ります 臍帯血で血液型を取りお知らせします					

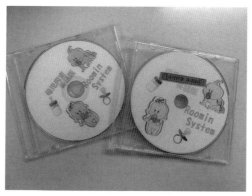

写真 4−8　母児同室の案内 DVD

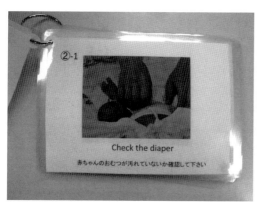

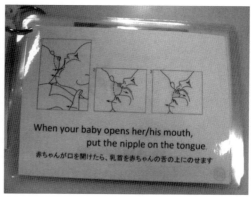

写真 4−9　初回授乳指導カード

資料 4−6　あかちゃん日記

BABY'S DIARY (赤ちゃん日記)　　**NAME :**　　**BABY**

FEEDING CHART　(Breastfeed your baby when he/she gives feeding cues)　★ Baby's normal temperature is 36.5℃ (97.7°F) to 37.4℃ (99.3°F)

DATE		0	1	2	3	4	5	6	7	8	9	10	11	12	13	14	15	16	17	18	19	20	21	22	23	24	Total
/	BREASTMILK																										times
	FORMULA																										cc
DAY	BOWEL MOVEMENT																										times
g	URINE																										times
	TEMPERATURE	1 AM ℃							8 AM ℃										5 PM ℃								

Notes:

DATE		0	1	2	3	4	5	6	7	8	9	10	11	12	13	14	15	16	17	18	19	20	21	22	23	24	Total
/	BREASTMILK																										times
	FORMULA																										cc
DAY	BOWEL MOVEMENT																										times
g	URINE																										times
	TEMPERATURE	1 AM ℃							8 AM ℃										5 PM ℃								

Notes:

DATE		0	1	2	3	4	5	6	7	8	9	10	11	12	13	14	15	16	17	18	19	20	21	22	23	24	Total
/	BREASTMILK																										times
	FORMULA																										cc
DAY	BOWEL MOVEMENT																										times
g	URINE																										times
	TEMPERATURE	1 AM ℃							8 AM ℃										5 PM ℃								

Notes:

DATE		0	1	2	3	4	5	6	7	8	9	10	11	12	13	14	15	16	17	18	19	20	21	22	23	24	Total
/	BREASTMILK																										times
	FORMULA																										cc
DAY	BOWEL MOVEMENT																										times
g	URINE																										times
	TEMPERATURE	1 AM ℃							8 AM ℃										5 PM ℃								

Notes:

生活に関する保健センターの役割に関する書類は膨大に存在し，外国籍妊産婦にとっては理解しにくく，医療通訳者と医療スタッフが協働で説明する必要があります．

3）退院時の他部門との連携

　当センターの国際診療科チェックリストには「出生届の確認」というチェック項目があります．日本の国籍法では血統を重視するため（血統主義），母が外国籍であり，父親が日本国籍でない場合，子にも日本に滞在する在留資格が必要になってきます（法務省）．出生証明書を居住自治体の役所に届け出るのみではなく，各大使館や法務局へ提出するための出生証明書が複数枚必要になる場合があります．

　前述のように，出生証明書は国籍取得のための重要な書類です．14 日以内に届け出ないと制度上，乳幼児期に必要な乳幼児健診やワクチン接種，その他，保障面での児童手当，乳幼児医療など日本の社会保障の恩恵にあずかれないケースも出てくる可能性があります．この時期を逃すと，日本における在留資格取得のためにかなりの期間を要するため，事前に出生届の必要な枚数確認を行っています．必要時は医療相談員（以下，MSW）から説明を受けるため医療通訳者が要請されますが，自治体によっては市役所や地域の保健センターなどには通訳配置や翻訳書類がないため，専門分野外になることなども，必要時は MSW との連携により制度の理解を助けるようなコーディネートも行っています．

　また，クリニカルパスによる一連の経過の流れは退院までであり，入院中に翻訳書類と通訳者が介入し，母子の 1 カ月検診や定期予防接種の案内などの説明を行い，母親に関しては周産期センター管轄になっている産婦人科外来で，新生児に関しては小児科外来でのフォローとなります．小児科外来では地域のクリニックで，身体的にも社会的にも予防接種をするには困難である乳幼児を受け入れており，当院の小児科医も地域の保健センターに赴き，地域の先生方と協働で乳幼児健診を行っていますが管轄が院外になるため，RGMC のみの取り組みでは限界があるのが実情です．

　次に，医療通訳者がチームの一員として活動する上で，起こった事例とその解決策を述べたいと思います．

4）医療通訳者とのコラボレーション事例から学んだこと

(1) 救急患者を受け入れてしまった通訳者

　12：00 頃，医療通訳者の PHS に英語で電話が入りました．電話をかけてきたのは，一度当院で出産したと名乗る外国籍女性の夫からでした．電話で慌てている様子から，通訳者は急変事態と自己判断し，「今すぐ来てください！」と答え，電話を切ってしまいました．そのため，名前や生年月日，連絡先の電話番号も確認しておらず，産婦人科スタッフは対応に困惑しましたが，診察医の手配に難渋しながらも対応に備えました．

　患者からの電話は，緊急度と重症度を電話での問診からトリアージする必要があり，通訳者のみで対応することは危険を伴います．外国籍患者からの電話の第一報は医療通訳者につながることがあるため，一旦，国際コーディネーターにつながるように，電話受付の窓口を一本化し，国際コーディネーターが医療関係者に相談し，

対応することで問題は解決しました．

(2) 急変が予測される重症患者の通訳場面

ある未明に，日本を旅行中に心筋梗塞を発症した患者がRGMCに搬送されました．その患者は病態が不安定だったのでICUに入院することになりました．医師は患者の家族に説明するため，病院に待機するよう通訳者に依頼しました．その日から連続して2日間，ICUの緊迫している環境の中で，通訳者は患者の家族に回復の見込みが低いことを通訳しました．勤務終了後も通訳者はその出来事を思い出してしまい，流涙する日が続きました．

病院環境に不慣れな通訳者は，人一倍，精神的ストレスがかかることがあります．医療通訳者は医学用語やことばはうまく通訳できても，臨床現場に慣れていない人や，社会貢献をしたいと考える志の高い人も多いです．患者のために役に立ちたい気持ちが大きい反面，患者やその家族は，ことばが通じる人に多くの悩みを訴えてくることがあります．時には経済的な問題や家族問題など，多くの問題を訴えてきます．通訳者が1人で抱えこんでしまわないように，日頃から看護師はコミュニケーションを密にとり，チームで問題解決に取り組んでいくことを通訳者に意識づけする必要があります．

5)「ことば」のツールの重要性

外国語表記が巷に広がったといえ，日本社会に存在する情報源のほとんどは日本語であり，外国籍妊産婦は日本人妊産婦に比べ，医療情報や生活情報にアクセスする機会や情報を入手する機会が多くはありません．特に「平成26年（2014）人口動態統計（確定数）」によると，2013年1月1日～2013年12月31日までに出生した新生児総数は，104万2,813人であり，そのうち2万3,016人（2.2％）は外国籍妊産婦が出生した新生児です．その死産数に至っては，全死産数2万4,528人のうち426人（1.74％）が外国籍妊産婦の新生児です（厚生労働省，2015）．少なくとも，80人に1人の割合で産婦人科の病院および助産院に来院していることになります．各医療機関の年間出生件数から考えても，多少の差はあっても産婦人科に従事するスタッフは外国籍妊産婦をケアする機会が増えているのは，誰しも感じていることです．

母子保健ニーズの提言はすでに南谷（南谷，2014）が事例で紹介しているように，日本人妊産婦でも起こりうるケースが外国籍妊産婦にも生じています．トルコ人のケースでは周産期医療にスタッフがチームとなって協働で指導に取り組むことで安心して出産されていますが，当院のシステム上から外れてしまう退院後の生活に関してまではカバーできていません．

厚生労働省が外国人患者受け入れ推進事業の一環として，2011年に「外国人患者受け入れ医療機関認証制度」（日本医療教育財団，2015）を開始し，この制度が後押しして各医療機関における外国人患者に対しても，日本人と同水準で安心・安全な医療を提供できる環境が整いつつあります．しかし，日本国内に住む，外国籍住民は生産年齢人口といわれる15～65歳に集中しており，働き盛りの世代が医療機関に訪れることは少なく（法務省，2014），働き盛りの世代は，妊娠，分娩，出産，育児というライフサイクルの最中にいる世代でもあります．

すなわち，生活基盤のある地域での保健ニーズが医療機関以上に需要は大きいと

いうことです．当院を退院してから，育児や日本で生活する上での保障制度の情報量に限界があるため，公的に保障制度のある妊婦健診やワクチン接種，乳幼児健診を受診されていないケース，また，保健センターや公的機関の相談窓口をことばの壁でうまく活用できていないため，当院に受診した際に多くの文書を持参し当院の通訳者が公的機関からの書類のサイトトランスレーション（文章を読んで口頭で訳出すること）している場面もよく目にします．当院にも小学生の百日咳患者が来院し，問診では日本に出生しているにもかかわらず，DPT三種混合ワクチン未接種でした．

　前述の問題を解決するために，「ことば」のツールを地域医療に導入する必要性があると痛感しています．乳幼児健診で通訳者を置くことにより，外国籍乳幼児健診の受診者数が大幅に改善したという報告（伊藤，2004）があり，この結果からも「ことば」のツールにより，大幅に地域保健における検診事業や予防医学効果が改善されることが予測されます．三重県の集住地域では，外国籍住民に対する保健活動をした経験のある保健師の数は多く，母子保健分野のニーズが高いことから，多言語資料などの導入は他の地域に比べ比較的進んでいるものの，保健活動実践している保健師は「ことば」のツールの充実を求めており，難渋していることが報告されています（橋下，2010）．「ことば」のツールは口頭で訳してくれる「通訳者」の存在だけでなく，翻訳書類や視聴覚教材なども含まれます．多くの場合，母子保健事業に関することは自治体管轄になるものの，ある程度内容は標準化されたものです．これらの翻訳書類と適切な通訳者の介入により大きく改善するのではないでしょうか．

　日本で就労，そして納税し，日本の国家財源に貢献している外国籍住民の多くが，日本の社会保障を享受できていません．法的には医療や保健サービス，社会保障制度は，国籍によって差別化されているものではなく，外国籍住民にも日本人と同じ保健医療サービスを受ける権利は守られています．存在するのは「ことば」や「文化」の壁であり，「ことば」のツールの導入で大きな障害は取り除かれていくと確信しています．2025年の人口問題や外国人誘致施策は今後の財政改革には必然的流れであります．外国籍住民が住みやすい日本にしていくために，多数派に少数派を併せる形の保健医療ではなく，本来医療従事者が日本人にも行っている個別性を考慮したシステムの構築が外国籍住民にも重要です．外国籍住民にとって「ことば」の壁や「文化」の壁は，個別性の一部にしかすぎません．

【新垣　智子】

9. コミュニティ通訳としての医療通訳のあり方

1）医療通訳における当事者は誰か

　何かを始めるときに，それが誰のための行動なのかを考える必要があります．
　筆者は若い頃，途上国の食糧事情を改善したいと思い，農業を勉強しなおして青年海外協力隊に参加しました．出発する前は，そこにいる人々を「助けたい」と使命感に燃えていました．しかし，現地で活動するに従って，その国にはその国の食文化があり，食生活を改善するなどということは，とても一方的で傲慢なことであり，こちらが提示した野菜の中から好きなものを選んでもらっていくつかの野菜を定着させることができればいいと考えるようになりました．料理教室で食べてもらって，最終的に彼らが選んでくれたのが青梗菜でした．この活動では，志を持つなということではなく，志を人に押し付けるなということを学びました．
　医療通訳の必要性を訴えるにあたって一番悩んだのが，これが誰かのための行動であるならば，本当にその人々が欲しているのかということです．つまり，勝手な思い込みで当事者に善意の押し売りをしてはいないか．医療通訳の制度がないことで一番困っているのはもちろん外国人患者です．また，受け入れる医療機関も困っているでしょう．この二者がこの問題の当事者であることは明らかです．しかし，在住外国人通訳をしている通訳者も実は困っている当事者なのです．それは，目の前に医療通訳を必要とする事例があるにもかかわらず，同行するのに交通費すら補填されない，保証も何もない，でも見逃すわけにはいかない事例がたくさんあるから，それに気づいて声をあげてくれる人が少ないから，通訳者も困っているのです．
　在住外国人を支援する通訳がボランティアでなく，誇りを持って働ける職業となるように，在日外国人2世・3世の子どもたちが，自分のコミュニティのために希望をもってこの仕事を選んでくれるような社会をつくると同時に，誰かのためでなく，われわれ医療通訳者自身がよりよい環境で，専門通訳に従事し，在住外国人に高いクオリティのサービスを提供できるようになるために，われわれも「当事者」として声をあげていく必要があります．医療通訳者も問題の当事者であり，何もしなければ通訳環境は良くならないということも理解しておかなければなりません．

2）コミュニティ通訳における医療通訳の守備範囲

　コミュニティ通訳（水野，2008）は，在住外国人の方が専門職と話すときに使う通訳のことをいいます．大きく分けて「司法通訳」「医療通訳」「行政通訳」「教育通訳」の分野に分けることができます．「医療通訳」はこのコミュニティ通訳の一部と位置付けられます．それは，ある人の問題を解決するためには，いくつもの分野にわたって通訳をしなければならないケースがあるからです．
　例えば，
・勾留されている被疑者がHIV患者だった場合（司法・医療）
・DV被害者が怪我をしていて治療が必要な場合（福祉・医療）
・交通事故の示談交渉の通訳をしていて，後遺症認定の通訳をする場合（交通事故・医療）
・糖尿病の治療中で働けないので生活保護を申請する場合（福祉・医療）
・労災事故で，治療がうまくいかなくて医師と話し合いが必要な場合（労働・医

療）
- 学校で子ども同士が喧嘩をして歯を折ってしまった場合（教育・医療）
- 臓器移植のために家族を呼び寄せるビザを申請する場合（在留資格・医療）

　日本で生活している以上は，病気や怪我で病院の世話になる機会が少なくありません．家族に高齢者や障がい者，小さい子どもがいればなおさらです．また病気に起因する生活上の問題もあれば，生活や仕事上のトラブルから病気になるケースもあります．

　外国人患者と家族にとっては，そこに明確な線引きはありません．医療通訳が，今まで外国人支援の一環として考えられてきたのはそのような理由があります．今でも明確な通訳分野の境界線をもたないまま，通訳をしています．ですので，医療通訳はコミュニティ通訳の一部であるという認識が大切でもあります．

　例えば，処方箋をもって薬局に行くのは医療通訳の範囲内かもしれませんが，労災を労働基準監督署に申請するためにもやはり通訳が必要です．ここで労働基準監督署に通訳がいれば，バトンタッチできます．しかし，どこの部署にも通訳者がいるとは限りません．つまり，医療通訳において，現場では，「どこまで」「いつまで」という線が引きにくいのが大前提です．医療通訳を考えるときに線引きを通訳者本人に任せると，どこまでもやらざるを得ないのが現実です．医療通訳はきれいごとではすまされないのです．そこで，コーディネーターと呼ばれるきちんと線引きをしたり，助言，評価してくれる存在がとても重要になってきます．なかには，ここまでといわれるとストレスになるというタイプの通訳者もいますが，結局すべての場面での通訳を行うことは不可能というジレンマに陥ります．通訳場所を限定する，時間を限定するなどやはり通訳指針のようなものが必要です．

　すでに，支援通訳の一環として医療通訳が成立しているのだから，特に取り立てて医療通訳のみを議論する必要はないのではないかという意見もあるかもしれません．ただ，コミュニティ通訳では福祉や法律，学校や日常生活，余暇や就労についてまで本当にたくさんのことを扱います．それこそ，年金制度から学校行事，溶接の試験，交通事故，税金，何でも通訳しています．その上に高度な医療の専門用語や日本の医療制度を通訳者自身が理解するのは，とても大変なことです．

　現実問題として，明確な線引きのない現状では，他分野から専門的な医療分野に知らないうちに話題がうつっていて，そのまま医療通訳に突入していることも少なくありません．通訳者として支援している中で，どこかの時点から「ここからは私に荷が重過ぎるので通訳できません」とはいえないのが現場です．

　通訳を使い慣れていない人には，その辺の違いがなかなかわかってもらえません．医療通訳が外国人サポートの一部であるという考えはすでに時代遅れです．医療通訳には高度な語学力だけでなく専門性が必要です．外国人支援の現場でも，「サポート」が必要なのか「専門通訳者」が必要なのか分ける必要があります．「サポート」と「専門通訳者」に必要な語学レベルは違います．コーディネーターは適切に配置する必要がありますし，通訳本人も自分のレベルと役目を知っておく必要があります．

3）医療通訳の醍醐味

　医療通訳は，毎日がフィールドワークで異文化体験です．そう考えると，なんだ

かワクワクします．とかく大変な仕事の多い医療通訳ですが，異文化交流の担い手として，好奇心を持って楽しめるくらいになりたいと思います．

医療通訳は診察現場の通訳と考えられていますが，それ以外にも薬局や検査，受付や会計，ソーシャルワーカーとの話し合いなど広い範囲で必要とされます．

先日，あるお母さんからの依頼で小児専門病院との電話を通訳しました．お母さんは，都心から離れたところに住んでいて，近所に子どもも少なく，小児科クリニックがないといいます．子どもの発育のことで以前から悩んでいて，近所の人に相談したら，この都心の小児専門病院を紹介されました．お母さんは1日がかりでも，その専門の病院にいきたいと思い必死で頼んできたのです．

早速，その病院に電話したところ，紹介状が必要という説明を受けました．まずは，近隣の病院を受診して，そこで高度医療が必要だと判断された場合に，その専門病院への紹介状を書いてもらい受診するということでした．われわれにとっては，当たり前のシステムです．でも，それがなかなかお母さんに理解してもらえません．「紹介状とはどのようなものか」「お金を出せばいいんですか」「子どもが大変なのに，どうしてまず他の病院を受診しなければならないのか」「仕事を何日も休めないので，一日ですませたい」．

ただ，すぐに命にかかわる症状ではないので，「きまりです」という説明で，それ以上は説明されませんでした．もちろん，病院からの説明以上に通訳者として付け足して説明するのはルール違反です．そこで，保健センターからできるだけ近隣の小児科をご紹介いただいてお母さんに納得してもらいました．

習慣や考え方の違いから，患者の国にない制度の説明は実はとても大変なのです．それは制度が「なぜ？」という質問に十分に答えられる合理的ものばかりではないからです．日本で子育てするなら，近所にかかりつけ医をつくることが実は大切なのだということを，理解してほしいです．通訳を通して，日本の医療制度を理解し，上手に医療機関と関係をつくれる外国人患者を育てていきたいと願っています．

4）パターナリズム^{解説1）}に気をつけて

外国人支援の活動でときどき目にするのが，当該外国人を「子ども扱い」している支援者です．「日本のことは自分の方がよく知っている」「まかせておけばいい」「病院に意見したり，逆らうと診てもらえなくなる」と本人に情報を渡さず，支援者が患者に替わってすべての判断をしてしまいます．

外国人の中には，親切にすべてやってくれる支援者が一番楽でいいという人もいます．自分で考えなくてもいいし，とにかくまかせておけば全部きちんとやってくれるからです．しかし，すべての人がそうではありません．

ただ，間違ってはいけないのは，外国人は日本語ができない，もしくは完全ではないというだけで，弱者というわけではありません．もちろん，社会的にはまだ弱者の部類になるかもしれませんが，それでも自己決定する気力も能力もあります．支援者と外国人の間で「強い」「弱い」という関係や「保護」の関係が発生するのは，本来ならおかしなことです．

医療通訳の場面においては，単なる通訳だからパターナリズムは発生しないと思われがちですが，医療通訳者は，例えば診察室で患者と医師の両方のことばが理解できる唯一の存在です．必要以上にその会話に介入することや患者を擁護することができてしまいます．だから，医療通訳者にも強い職業倫理（医療通訳士協議会，

解説1）パターナリズム
強い立場にあるものが，弱い立場にあるものに対して，後者の利益になるとして，その後者の意志に反してでも，その行動に介入・干渉することをいう．通常，親と子の関係や，医師と患者などの専門家と素人の関係，大きくは国家と国民の関係にみられるといわれている．

2011）が必要です．外国人患者の自己決定にどれだけ有効な情報を提供できるかが，医療通訳に必要な資質です．

　例えば，ありえないことですが「手術しません」と勝手に通訳者が決めてしまえば，手術のメリットや危険性，副作用などを患者に説明する機会を失うことになりかねません．本人が希望している場合は別として，そうしたインフォームドコンセントをきちんと提供するために医療通訳者という専門職が存在するのです．そのことを通訳者自身が強く自覚し，自分自身の自己覚知を行い，職権を乱用しないように自制する必要があります．

5）理解のための通訳作業

　通訳者の人たちと話していて，とても印象に残ったことばがあります．

　それは「通訳者は通訳した後は，その人がどのくらい理解してくれるかにゆだねるしかないのだ」ということばです．通訳は人のことばを訳します．文化背景や年齢，人生経験，教育レベルなど，事前にレクチャーをしてある程度は配慮しますが，すべてその人にあわすのは至難の業です．こちらが精一杯の通訳をしても，受け手側にその理解力がなければ伝わりません．医療だけでなくコミュニティ通訳の難しさはそこにあります．医療文化の通訳が大きなウエイトをしめていることも理由の1つです．そのままの専門用語で通訳しても，受け手のレベルによっては伝わらないこともあるのです．「そのまま専門用語を訳せ」といわれることもありますが，これはコミュニケーションではないと思います．「私を理解せよ」というのは傲慢です．医療通訳は伝わらなければ意味を成しません．相手に期待するだけでなく，わかってもらえるように伝えることが大切なのです．伝えたい思いは相手があってこそ，成立するものです．そのような中で通訳者はほんの一部のお手伝いができるに過ぎないのだと思います．

【村松　紀子】

10. 中国帰国者の保健医療福祉と医療通訳

1）中国帰国者とは

　中国帰国者とは，第二次世界大戦時に開拓団などで中国東北地方へ移住し，戦況の悪化で現地に取り残された日本人（中国残留邦人）のうち，日本と中国の国交が回復した1972年以降に日本への永住帰国を果たした人々とその家族を指します（図4-12）．終戦直後の混乱の中，生きるために中国人の養子や妻となり，中国文化や風習の中で何十年も暮らしてきた中国残留邦人にとって，日本への帰国は，異文化社会への移住であったともいえます．日本帰国時には壮年を過ぎていたため，日本語の習得が困難で，就労も上手くいかず，日本社会へうまく溶け込めなかった人たちがたくさんいます．2014年12月末現在の永住帰国者数は，全国に6,707人で，二世や呼び寄せ家族らを含めた総数では20,883人と報告されています．第二次世界大戦から70年が過ぎ，帰国者一世の平均年齢は75歳を超えました．高齢化に伴い，医療サービスや介護サービスを必要とする方々が年々増えており，ことばの問題とともに，大きな課題となっています．

2）帰国までの経緯

　1972年，日本と中国の国交が正常化し，終戦直後から途切れていた中国残留邦人の帰国支援が再開しました．当初は，選別に際して厳しい基準（自分が誰であるかを証明できること，日本の親族が受け入れに同意すること，終戦当時未成年であることなど）が設けられていて，国費で永住帰国できる人は限られていましたが，1981年に集団での訪日調査による肉親捜しが始まると，この様子はマスコミでも大きく取り上げられました．その後，基準が徐々に緩和され，1994年には「中国残留邦人等の円滑な帰国の促進及び永住帰国後の自立の支援に関する法律」解説2)が成立し，現在では，身元の判明・未判明にかかわらず，国が身元引受人を斡旋することによって，希望者全員に永住の道が開かれています．

解説2)
2013年の最終改正で，「中国残留邦人等の円滑な帰国の促進並びに永住帰国した中国残留邦人等及び特定配偶者の自立の支援に関する法律」に改題．

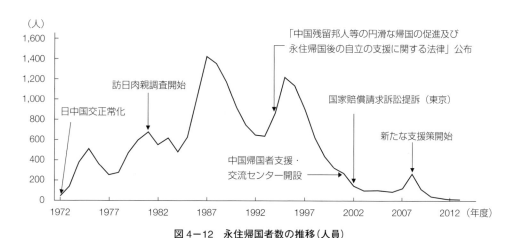

図4-12　永住帰国者数の推移（人員）
（中国帰国者支援・交流センターおよび厚生労働省の資料をもとに筆者作図）

3）帰国後の生活と公的支援

　中国帰国者に対する日本社会への定着や自立支援事業は，国家事業として厚生労働省が担当し，直接的には地方自治体によって実施されています．ことばの問題などで定職をもてなかった帰国者の多くは，生活保護を受給することで生計を立てていましたが，年金の加入期間不足や生活保護受給に伴う制約[解説3)]など，老後の生活に大きな不安を抱えていました．そして2002年，国は早期の帰国支援と帰国後の支援を怠ったとして，2,000人以上の帰国者が全国15の地方裁判所で，「祖国日本の地で，日本人として人間らしく生きる権利を！」をスローガンに，国家賠償請求訴訟を起こすにいたりました．裁判は概して原告側の敗訴に傾いていましたが，国が新たな生活支援策を打ち立て，これを原告団と弁護団が受け入れたため，訴訟は終結しました．新たな支援策には，加入期間にかかわらず国民（基礎）年金の満額給付を受けられること，生活保護に代わり生活支援金の給付を受けられること，必要に応じて住宅費・医療費・介護費などの給付を受けられること，などが盛り込まれ，これによって，高齢化を迎えた帰国者たちの経済面での不安はかなり解消されました．

　一方，ソフト面での支援として，各自治体は，中国帰国者が地域で生き生きと暮らせることを目的に，「地域における支援ネットワーク事業」，「身近な地域での日本語教育支援事業」，「自立支援通訳等の派遣および巡回健康相談支援事業」を実施しています．具体的には，医療機関受診時に通訳を派遣したり，中国帰国者支援・交流センター[解説4)]や地域のNPO等が開講する日本語教室へ通うための交通費や教材費を支給したり，資格を取得しようとする者に対して受講料や受験料を補助したりしています．しかしながら，こうした支援サービスを活用できずに地域社会から孤立している帰国者や，日本社会にうまく適応できず生活保護を受給している二世以降の呼び寄せ家族など，問題はつきません．また，高齢化に伴って医療・介護サービスを利用する機会が増加しており，自立支援通訳などの人的支援の強化が喫緊の課題としてあげられています．

4）医療現場での問題

　中国帰国者は，日本国籍をもつ人が多くいますが，言語や文化が異なる点で，外国人として認識されることが多々あります．しかし，法律によって支援制度が整備されている点は，他の外国人と大きく異なります．公的支援によって，医療費の全額免除を受けている人が多いため，保険・経済的側面で問題が発生することはほとんどありません．医療現場での一番の問題は，コミュニケーションです．国は，各自治体を通じて支援・相談員と自立支援通訳を配置し，病院などの公共機関を訪れるときの通訳派遣を無料で実施しています．支援・相談員や自立支援通訳は，日本語ができる帰国者二世・三世らも数多く活躍しており，ことばができない帰国者たちが地域社会で生活していく上で重要な役割を担っています．しかし，必ずしも保健医療に造詣の深い人たちではありません．医療現場における通訳の需要が高まる中，医療通訳には専門知識が不可欠であることがようやく認識されはじめ，中国帰国者交流センターにおいて医療通訳研修を行う地域も増えてきました．こうした行政主導の通訳者の存在は欠かせませんが，限られた人数で高齢化した帰国者全員の毎回の病院受診に付き添うことは不可能です．緊急時や術後24時間体制での付添

解説3）
特に指摘されるのは，宿泊を伴う旅行が制約されるため，中国に残してきた育ての親に会いに行ったり，墓参りに行ったりできないこと．

解説4）
中長期的視点から帰国者を支援する施設として，2001年に開設．帰国者とその家族が自立できるよう，各地域で日本語学習支援，交流事業，地域支援事業，生活相談事業などを行っている．

通訳などの対応にも限界があります．また，国の支援制度は基本的に一世とその帯同家族を対象としており，後から呼び寄せた二世や親族らに対する同様の支援はありません．二世の高齢化も進んでいる現状，彼らに対する医療通訳の問題は大きな課題の1つです．こうしたことから，行政主導の通訳に加え，現場では，地域の国際交流協会や外国人支援NPO団体などによる，市民ボランティアの医療通訳も求められています．

5）事　例

　筆者がこれまでに関与した事例について，いくつか紹介していきます．

　支援・相談員や自立支援通訳のような行政主導による通訳の場合，行政側に立って行政の意図を伝える役割が期待されていることは，これまでにも報告されています（飯田，2010）．医療通訳の研修などを特に受けていない通訳者の場合，病院側の意図に沿うことに重点がおかれてしまうことがあります．例えば，「手術はしたくない」という患者に対して，「簡単な手術だから．○○さんも，××さんもやってるよ」と説得をする通訳者がいました．医師が提案した治療方針に素直に従うことは，その場を収めるには一番良い方法かもしれません．しかしながら，医療の中心は患者であるということを，橋渡し役を担う通訳者がしっかりと認識しておくことはとても大切です．この事例では，後日，患者の意思を正直に病院に伝えたところ，「緊急性はないので今回はやめましょう．半年以内ならいつでも調整できますから言ってくださいね」ということで収まりました．

　入院中の70歳代女性の患者は，いつも病院食を半分以上残していました．担当医師は，「病院食が口に合わないのではないか．好きなものをご家族に持ってきてもらっていいから，もっと食べないと」と，大変心配していました．しかし，患者から話を聞いてみると，「中国の貧しい農村で育ったので，幼少の頃からお腹一杯食べる習慣はない．病院の食事は多すぎて食べきれない」と，語ってくれました．こうした語りの多くは，医療者－患者－通訳者の三者立ち合いのもとで聞かれるものばかりではありません．通訳者は，患者の育った環境や社会的背景を聞き取り，必要に応じて医療者に橋渡しする役目を担うこともあります．

　脳梗塞の既往歴があり，毎日数種類の薬を服用している60歳代の帰国者二世の男性に，病院でのコミュニケーションについて尋ねました．すると，「いつもかかっているお医者さんだから，行けば同じ薬を同じように処方してくれる．診察中に会話はほとんどないし，必要ない」と答えました．しかしその一方，「いつまでこんな何種類もの薬を飲み続けなければいけないのか」と，疑問を投げかけてきます．60歳代の女性は，「高脂血症の薬を処方されたけど，ほとんど飲んでいない．飲むと副作用がでるから飲みたくない．医者には伝えていない」と語ります．過去3年間の健診結果をみると，確かにコレステロール値がとても高いので，「きちんとお医者さんに相談しましょう．ご自身に合う副作用の少ないお薬が見つかるかもしれませんよ」とお伝えしました．帰国者の中には，すでに成人を迎えられている日本育ちで日本語を第一言語とするお子さんやお孫さんをお持ちの方が少なくありません．このおふたりも，入院や手術に際しては，こうした家族のサポートがあったようですが，「いつものお医者さん」への定期通院に際しては，忙しい子どもたちの助けは求めないとのことでした．

6）言語コミュニケーションを越える介入と医療通訳士倫理規程

　中国帰国者の保健医療を考えると，ことばの橋渡しだけでは解決できないことがたくさんあります．帰国者からは，それが権利と認められているとはいえ，支援を受けて生活していることからくる遠慮のようなものを感じます．加えて，ことばが通じない環境で生活することへの慣れと諦めも手伝ってか，病院に対しても，積極的に質問をしたり自分の希望や不満を率直にぶつけたりする人はほとんどみかけません．その結果として，自己判断で服薬をやめてしまったり，逆に疑問をもったまま薬を飲み続けたりする人が少なくないのでしょう．それに対して，日本の医療は，こうした患者の慣れや諦めに，甘んじてきた面があるのではないでしょうか．ことばに不自由のない日本人の中にも，自己判断で薬を飲んだり飲まなかったりする人はたくさんいます．しかし，疑問を感じたら自分で病院に行って直接医師から説明を受けることができる点で，問題の所在が異なります．中国帰国者に関していえば，本人が口にしたことばだけをそのまま相手に伝達するだけでは，適切な医療につながらないことが多々あり，彼らの生い立ちや生活環境などを踏まえて，一歩立ち入った介入が必要だと思われる場面があります．

　では，通訳者として医療の現場に立ち会う場合，言語コミュニケーションを越えた介入は，どこまで許されるのでしょうか．これは，「医療通訳士倫理規程」（資料1-1，p.12）にかかわる非常に大きな問題です．「公平性・中立性」や「正確性」の点からは，倫理を逸脱していると捉えられる場合もあるでしょうが，「権利の擁護」という点においては，必要な場合もあるでしょう．さらにこの問題は，厚生労働省が提唱する「（中国帰国者の）ニーズを踏まえながら，柔軟かつきめ細やかな支援」の実施にもかかわってきます．通訳者の介入範囲は，議論が分かれるところではありますが，患者の状況と通訳者の資質や経験などを考慮した上で，適度な柔軟性をもたせることも必要ではないでしょうか．

7）歴史・社会的背景の理解

　厚生労働省によると，2014年度の新規帰国者は1組のみで，今後の国の支援体制の中心は，これまでの帰国支援事業から，既帰国者に対するコミュニティ支援に切り替わっていくとの報告がありました．なかでも，高齢化への対応は最重要課題として掲げられています．若い医療従事者の中には，中国残留邦人や中国帰国者という存在を知らない方々も少なくありません．病棟の看護師からは，「日本人で，名前も日本名で，どうして中国語しか話せないの？」「ただ従順で何も言ってくれないから，何を考えているのか全然わからず，どう接していいのかわからない」などの相談を受けたことがあります．日中間の国境線や経済の問題は頻繁に取り上げられても，中国残留邦人や帰国者のことがマスコミの話題に上がることはほとんどなくなりました．彼らに対する日本社会の関心は急速に薄れつつあり，過去の問題として社会の片隅に置き去りにされようとしています．しかしながら，中国帰国者の高齢化の波は否応なしに押し寄せており，今後ますます，医療や介護の現場で，中国帰国者のケアに当たる機会が増えると予想されます．その際には，患者の歴史・社会的背景を思い出して，偏見なく，配慮のある対応ができるように心がけることが大切です．

【小笠原理恵】

11．医療通訳とメンタルヘルス・セルフマネジメント

1）医療通訳者養成

　現在，2020年の東京五輪に向けた外国人患者受け入れ環境の整備として，それ以前の2010年には，政府の新成長戦略における国家戦略プロジェクトとして，メディカル・ツーリズム（医療観光）が位置付けられるようになり，国も民間も訪日外国人向けの医療通訳システムや，医療通訳者養成について本腰を入れるようになりました．それに伴い，通訳養成学校や医療通訳電話サービスなど，医療のインフラ課題の解決に向けて，加速度を増して取り組んでいます．

　従来より在住外国人向けの住民サービスとして，全国でも限られた地域のNPOや自治体の国際化協会などが主催の医療通訳研修がぼちぼち実施され，そこで養成されるボランティアに近い報酬で派遣される通訳が，医療通訳者としてコミュニケーションをサポートしているのが，わが国の先進事例の通訳派遣スタイルです．

　例外的に東海地方では，南米出身の日系人通訳者が主に看護助手，兼任通訳として雇用されています．医療通訳としての専門養成や職場環境も不備なままバイリンガルというだけで，専門職の複合チームである病院に医療通訳として投入され，経験知を積むことで不安や困難を克服し，矛盾や葛藤，怒りと闘いながら活躍しています．これらの2つのスタイルが現在の日本における医療通訳者の主幹をなしています．

　医療通訳士協議会の調査によると，まったく研修を受けることなく，医療通訳を名乗っている通訳者が12.7％もいました（伊藤ほか，2012）．医療に使用されることばは医療専門用語だけでなく，日常に使用することばと違い，非医療者にはわかり難いことば，日頃耳にしないことばが数多くあります．例えば，「お小水」，「尿」「小便」あるいは「おしっこ」であればわかりますが，「お小水」は医療機関でのみ使用することばです．こういった医療従事者が使用する馴染みのないことばや，用語，略語を理解し，話者の意図するように翻訳するためには，医療知識や日本の保健医療福祉システムを体系的に学ぶことは自明の理であり，それにより初期の医療通訳者の不安や，自信のなさといった精神的負担はかなり軽減できます．また，研修を受けることで自身の通訳・翻訳能力を客観的に把握することができ，自分に必要な学習，研修は何かを知ることで次へのステップにつながります．

　医療通訳に関するフォローアップやスキルアップの研修や講習は，通訳者同士の交流，情報や意見交換の場であり，仲間づくりは大きな支えとなりますが，実施件数が少ないのが現状です．

　医療通訳は日本のことばや文化の橋渡しであると同時に，医療現場における医療従事者と患者側の橋渡しでもあります．医療側と患者側の双方が同じ理解のレベルに達すること，つまりコミュニケーションとして成功するためには，通訳が医療コミュニケーションの枠組みの中で，異文化エッセンスを加味しながら，コミュニケーションの調整役を担っているということを認識していることが必要です．これらの現場対応能力は状況に応じて対処する必要があり，経験を積みながら修正し，実践していくしかありません．

　しかし，コミュニケーションの橋渡し役を背負うあまり，仕事の種類と量，休憩，休息時間のバランスが崩れ，バーンアウト（燃え尽き症候群）してしまうこともめずらしくありません．また，病院内において他の医療専門職と協働することは，医

療専門の通訳職としてのアイデンティティを認識し，医療側と患者側との橋渡しとしてだけでなく，医療通訳の社会的認知を含めた外国人の健康に関する自立支援や，エンパワーメントなどのやり甲斐にもつながります．しかしこれも，外国人コミュニティと日本の保健医療福祉の橋渡しを背負った業務範囲外の行為であることが多くあります．

　これらの場面において，医療通訳者としての知識や技術を指導する教育的アドバイスや，通訳者の心得・姿勢を再確認させるスーパービジョンが必要となります．

　三重大学医学部附属病院では，医療福祉支援センターにポルトガル語の医療通訳者が配属されています．患者側が医療を受ける上での問題の解決，調整，援助を支援するという側面から，医療福祉支援センターの一員として医療ソーシャルワーカー，臨床心理士，難病相談員などの非医療職と協働しています．さまざまな対人援助職者との知識や経験の交流を行うことは，医療通訳としての支援技術の改善と，コミュニケーション能力の向上に役立つと思われます．実際にブラジル人医師によるスーパーバイズは行われていますが，この配置は相互的なスーパービジョン効果と精神的な支えも期待できます．

2）通訳管理者（通訳コーディネーター）

　医療側が通訳の本来の役割を理解できていない場合が少なくありません．医師が多忙であるという理由で，待合室で通訳者に説明させることや，患者側の説得を依頼する事例もあります．一方，母国語で自分の気持ちや悩みを語ることができる通訳者は，本来の業務範囲外であるカウンセラー役や，ケースワーカー役を担う事例も散見されます．このように，医療通訳はその役割を医療従事者だけでなく，患者やその家族にも理解されていない苦悩を蓄積させています．通訳コーディネーターは医療側と患者側の双方に，医療通訳の効果的な使い方と公平性という業務範囲を明確に説明する役割として，必要かつ重要な存在なのです．

　重篤度や緊急度の高い疾患，精神科，HIVの通訳は，高い知識，技術，精神力が求められます．特殊な例では，緊急措置鑑定の医療通訳がこれに当てはまります．警察署や刑務所，検察庁など，司法という医療機関以外の場所で，精神的に混乱した患者と精神科医の間に立つ通訳です．コーディネーターはこれらの難しい場面の通訳だけでなく，経験，知識，通訳者の心身状態などを客観的，総合的に判断し，派遣，対応することが望まれます．

　外国人患者にとってバイリンガルの通訳者は，異国の地で健康を害するという非日常の窮迫した状況の中では，日本における全般的な生活相談の窓口になってしまう危険性を内包しています．また，女性通訳者にとって，ドメスティック・バイオレンス（DV）や児童虐待などは，より傾聴の姿勢で臨む場面なので，通訳者自身も患者（被害者）と同様のPTSD症状を示す，いわゆる二次受傷を受けることがあります．このように，患者側が伝えたいことや心情を語ることができる情緒的支援は，信頼関係の根本をなすがゆえに，その距離感について悩むことも多くあります．また，残念ながら不幸な結果になったとき，こうすれば良かった等の自責の念や反省，辛さをコーディネーターや通訳仲間，病院職員らと話ができること，デブリーフィングの機会を設けることは重要です．コーディネーターは知識や技術，医療通訳者としての態度や姿勢などの指導はもとより，対人援助者として心身が健康な状態で現場に臨み，いかに自分という人間を活かして援助を行うのかを導く役割

もあります.

　さらにはコーディネーターがイニシアチブを取り，さまざまな事例を集積，分析し，医療通訳者の養成資料とすることや，医療側，患者側に対する啓発資料とする研究，実践として取り組むことは，医療通訳の必要性と意義を地域社会に訴えかけるアドボカシーとなると思われます.

3）自己認知

　ことばや文化的背景が異なる医療従事者と患者の間で，コミュニケーションの調整役を担う医療通訳者は，迷いや不安，矛盾や葛藤，怒りや罪悪感と闘いながら，場面ごとに即時的な判断と対応が求められます．一方，通訳者の宗教や思想・信条とは異なる場面も出てきます．例えば，自身が熱心なカトリック信者である場合，人工妊娠中絶の通訳は自己矛盾，罪悪感を抱えることになり，通訳を固辞したい心情と職務遂行の義務感の間で動揺してしまいます．通訳者である前に，1人のカトリック教徒でありたいと思う信条は否定できません．反対にいえば，自分の気質，性格，ある種のタイプ，価値観，考え方，態度・行動などを深く知り，納得して受けとめているがゆえの行動であるといえます．

　倫理的な対応を求められることもあります．正しいことが善いこととは限らず，正しい人が善い人とも限りません．しかし私たちは「善さ」だけでなく，「正しさ」をも求める傾向にあります．医療通訳を志す人は，ネイティブや日本人のバイリンガルで「ことばで困っている人を助ける仕事」に携わりたい人，いわゆる非医療者で善意にもとづく弱者支援の仕事に喜び，楽しさ，嬉しさを感じる人が多いと思います．外国人医療においては，日常，意識をしない社会正義や価値観を突きつけられる場面があります．在留資格のない感染症に罹患した非正規滞在者の通訳場面では，法令遵守という道徳観，公衆衛生，基本的人権の間で狼狽することもあります．

　そうしたとき，自分の中で起こっている感情に気づき，思いこみにとらわれないことが必要です．自分の考え方やものの見方や癖を知ることで，自分が今，どのように感じ，どのような行動を取っているかを客観視できるようになると，自分の感情を自律的にコントロールできるようになります．偏見というような感情や意見をもつことは，職務倫理上不適当ですが，その感情を否定せず，ありのままの自分として認識し受け入れることです．したがって，現場において自身の感情のコントロール維持が不可能になったときは，医療側やコーディネーターにそのことを伝えることも重要なことです．

　このように医療通訳者は心理学的な自己分析を行い，自分を対象化してとらえ，深く洞察することで，感情のコントロールが可能となりますが，さらにアサーションなどコミュニケーションの手法を学ぶことで，中立的，公平的な立場での通訳が可能となります．医療通訳の労働環境，コーディネーター導入など職場環境は，わずかながら整備されるようになってきました．医療通訳者に多くみられる休職，退職理由であるバーンアウトは，自身が自分と向き合い，自己表現が可能となる手法を身につけることで，少なからず防止できると思われます．

【伊藤　美保】

12. 外国出身者の健康をサポートする医療通訳
－NPOと自治体の連携－

　認定NPO法人IVYは，1991年末に「いのち」「ことば」「文化」をキーワードに，地域に暮らす外国人の支援活動を始めた団体です．外国出身者が地域の中に居場所を持って暮らしていけるよう，現在も通訳派遣，継承語教室，多言語相談，スピーチコンテスト等の活動を続けています（**写真4−10，写真4−11，写真4−12**）．
　日本全体を見渡せば，この10年で集住地域を中心に医療通訳のシステムが整い，養成講座用テキストはいつでも利用できるまでになりましたが，山形県にはまだ全県をカバーするシステムは整っていません．ふり返れば，山形県は民間と自治体の

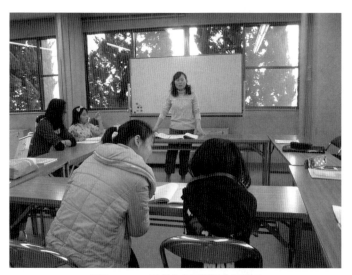

写真4−10　子ども中国語教室の様子

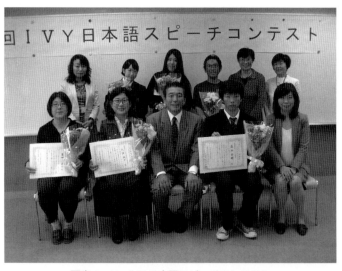

写真4−11　IVY日本語スピーチコンテスト

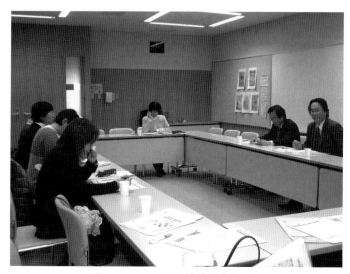

写真4-12　2011年の年金勉強会の様子

表4-12　山形県における外国人住民への医療支援活動

年	活動内容	備考
1991年	JVC山形（現IVY）に医療情報センター立ち上げ	＊携帯電話による24時間対応（年100件前後）
1994年～2001年	県医務福祉課の助成金を受け，医療通訳養成講座開催	＊県内4地域で新規通訳者登録　山形市IVY事務所で，レベルアップ講座開催
1999年	IVY　第一回中国語医療通訳学習会開催（月1回程度）	＊結果，依頼数は変わらず
2000年	IVY　4カ月という期間限定で患者負担500円にて医療通訳派遣	
2001年	IVY　県内医療機関へのアンケート実施	
2002・2003年度	IVYが山形県総合社会福祉基金助成金を受け，医療通訳養成講座とカウンセリング講座継続　また，県内4地域で保健医療ネットワーク開催	
2006年	IVYが，山形市市民活動支援補助金を受け，外国出身者を対象とした医療に関するアンケート調査実施　「山形市外国人市民多文化共生懇話会」が，市長に医療通訳システム創設を提言	
2007年	山形県歯科医師会が，診療場面の会話を多言語化（IVY，翻訳協力）　IVY，多言語問診票（7カ国語，10診療科）を県内30の総合病院に配布	＊広東語，北京語，ロシア語，韓国語，ポルトガル語
2008年	市立病院とシステム立ち上げの話が進みかけたが，頓挫　IVYが翌年3月まで医療通訳無料派遣実施　IVY，県に医療通訳について意見書送付　県より広報協力の提案あり	＊依頼数は若干増
2009年	IVYが県内医療機関を対象にアンケート実施	
2014年	県内の一医療機関が外国人のための無料医療相談会開催（AIRY, IVY協力）	

　協働で全国に先駆けて医療通訳活動が始まった地域で，いくつかの自治体や民間団体が20年もの長きにわたり，途切れることなく活動し続けてきたことは評価されてよいと思います（表4-12）．

1）山形の医療通訳のはじまり

　1985年，山形にフィリピンから数人の「花嫁」が迎え入れられて以来，県内全市町村に国際結婚の波が広がりました．国際結婚移住者と戦争によって生み出された中国帰国者（中国残留孤児・婦人）は，山形の国際化にとって欠かすことのできない存在です．

　1991年12月，JVC山形（現IVY）は，外国人医療情報センターと日本語教室の運営を2本柱として発足，県内の病院に知り合いの外国人数名を医療通訳として派遣し始めました．しかし，単にことばができるだけでは通訳として不十分であることを痛感するようになり，1994年，県の助成金を得て，医療通訳養成講座を始めました．当時，医療通訳の養成とレベルアップに尽力された医師が2人とも精神科医であったため，IVYが派遣する通訳現場もほぼ100％精神科という状況でした（2001年のアンケートによると，精神科，産婦人科，外科では外国人診療経験のある医師が100％，図4-13）．

2）患者の心理負担を軽くするための医療通訳

　精神科以外に医療通訳が広がらないのは，周知が足りないのかと思い，医師会報への医療通訳派遣の案内掲載，病院を対象とした医療通訳アンケートの実施，通訳費無料月間の設定，そのほかに医療通訳養成講座に医師会から講師を派遣していただくなど試行錯誤してみましたが，依頼数はほとんど変わりませんでした．

　県医務福祉課からの助成金で通訳養成講座自体は8年間，資金源を得ましたが，通訳報酬は助成金外であったため，今に至るまで一貫して依頼者の負担です．行政からの依頼の場合はまだしも，依頼主が個人の場合，通訳を頼む外国出身者は日本語にハンディをもち仕事に就いていない人がほとんどでしたから，お金の出所はおおむね夫となります．夫婦関係が不安定であったり，妻の不安な心理状態に理解がない夫の場合等は，通訳費を負担してもらえません．しかし，そのような方こそ通訳を付けて支援していく必要があるわけで，IVYとしても悩んだ末，払える状況に

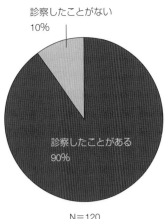

257医療機関に配布，回答120医療機関，回答率47％.
①9割の医師が外国人診療経験あり
②9割の医師が中国語患者の診察経験あり
③通訳としてきたのは，家族・友人がそれぞれ6割以上（複数回答）
　産婦人科は92％が友人，耳鼻科は89％が家族，眼科は86％が家族
④通訳を使わなかった理由
　日本語が理解できた36.7％
　探す時間がなかった35.4％
　頼む方法を知らなかった27.8％
⑤通訳は必要か
　精神科：患者が望めば必要82％
　外科：重い病気なら必要40％
⑥どうしたら通訳が利用しやすくなるか
　医師や患者が連絡しやすくなる
　通訳費が無料）

図4-13　2001年の県内医療機関へのアンケート（質問：これまで外国人の患者さんを診察したことがありますか）

なったときに支払う旨の誓約書を書いてもらい，通訳を派遣してきました．
　このような例がありました．1年間の日本での結婚生活にピリオドを打ち，離婚して本国に帰る決意をした女性が，夫に自分のこれまでの思いを話してから帰りたいと通訳依頼をしてきました．母国に対する家族の蔑視，食習慣の違いなど生活全般に疲れ，限界に達したということ等が述べられた後，「実は，結婚してから心臓と頭の具合がずっと悪かったが，ことばが通じないので病院には一度も行かなかった．国に帰ったらすぐに行く」という話で締めくくられました．もし，彼女が母国にいるときのように通院できていたら，夫婦のあり方は違っていたかもしれないと思わされたケースでした．

3）保健医療ネットワーク会議－「国際結婚は予防が大事」－

　医療機関以外に，自治体の保健師からも通訳派遣依頼を多く受けました．2001年度までは，医療機関への派遣が多かったのですが，2002年度以降は保健分野への派遣が5割以上を占めるようになりました．当初，国際結婚移住女性が多く居住したのは町村部で，町村部はサイズが小さいということもあり，地域の保健師がひとりひとりの外国人の様子に注意を払ってくださったように思います．家庭訪問をしたり，地域の利害関係者を集めて対象国の文化を学習したり，きめ細かい住民サービスを実施した自治体もありました．そのうち，ある自治体では保健師を中心に日本料理教室（お弁当づくりや郷土料理等）や座談会を頻回に開催しているのに，隣の自治体の担当者にはまったくその情報が入っていない状況がめずらしくないことに気がつき，2002年から2003年にかけて，保健医療ネットワーク会議を県内4地域で開催しました．
　1985年の国際結婚元年からすでに17年，「外国人花嫁」を想定した自治体の保健サービスは，二極分解していました．「本人たちも地域に慣れたし，先輩外国人がいるので，行政としての特別なケアは不要」という考えに転じた自治体と，まだまだ外国人特有のケアが必要と考え，実際に子育てをしている祖父母のために，外国の子育ての仕方や子育て観を学習する機会を設ける等，現場のニーズに合わせたサービスを展開する自治体です．会議である保健師が次のように発言しました．「国際結婚というのは予防が大事．来たばかりの頃は家族との間に誤解が生まれやすい．だから，はじめに通訳同伴で家庭訪問し，何かあったら役場へと相談場所を教えておくことはその後の家庭生活の安定につながる．」
　多くの外国人は国境をまたぐとき，大変な覚悟をしてきましたが，受け入れ家族の覚悟はばらばらだったように思います．ネットワーク会議でも，「どこまで支援していけばよいのか悩むことがある．もっと家族が主体的になってほしい」という声が聞かれました．近隣で活動をしながら，互いの情報交換が十分ではなかった当時にあって，この会議はとても有効だったと思います．

4）医療アンケートに寄せられた声

　国際結婚の波が収まったかにみえる現在も，外国出身者が医療機関のさまざまな場面で困っているという状況はあるのですが，往時と比べて目立たなくなっているように思います．外国人自体が，地域で目立つことを避けているせいもあるでしょう．IVYが，2001年，2006年に医療機関や外国出身者を対象に行ったアンケート

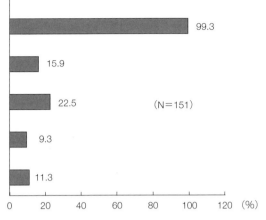

図4-14　外国人の診療で苦慮した内容（複数回答）（2009年，医療アンケートより）

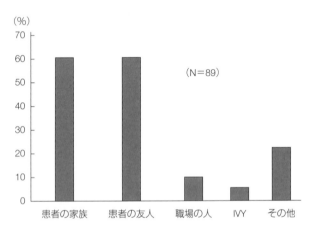

図4-15　通訳は誰でしたか（2001年，医療アンケートより）

の自由記述欄には，「専門的な訓練を経た医療通訳が必要」という医療者の声や「霧の中をさまよう」ようだと病院で医師に向かい合うときの気持ちを表現した外国出身者の声等，医療通訳への思いが寄せられました．しかし，今のところ，行政や医療機関を動かすことはできていません．医療現場では，本人の日本語力や知人の通訳で，一抹の不安を覚えながらも，何となく通じた気になっている場合もあるため，医療通訳の必要性を認識する機会を逸しているのかもしれません（図4-14，図4-15）．

5）20年を経て

2014年3月，県内のある病院が，外国人対象の無料医療相談会を開きました．外国人無料医療相談会は，行政では実施例がありますが，民間医療機関では県内初ではないかと思います．残念ながら利用者は一桁止まりでしたが，外国人が医療機関で困っているのではないかと想像力を働かせ，行動に移してくださる医療機関が現れたことは，大きな前進だったと思います．

一方で，定期的な通訳勉強会への参加や子どもの学習および継承語支援，多言語

相談員など外国出身者を多角的に支援してきた実践者が，県内各地域に複数存在するようになりました．医療通訳の依頼数が伸び悩み，経験を積む機会が限られているのが悩みですが，彼（女）たちは，いざというときに備えて研鑽を積んでいます．学習へのモチベーションを保ち続けることと，最近増えつつあるベトナム語やタイ語，その他稀少言語の通訳者を発掘し養成することが，古くて新しい山形の課題です．

　日本語住民と同じレベルの医療サービスを非日本語住民に補償することは，住民として外国人を受け入れた社会の責務だという思いは揺らいでいません．外国人人口が減少に転じているとはいえ，人権の観点から，また医療経済という観点からも，医療通訳の必要性を多くの方に理解していただくための活動を，多文化共生に包括される他のメニューと並行して進めていきたいと思います．その方が，長く歩き続けられるのではないかと思っているところです．

【西上紀江子】

文　献

聴障・医ネット：2007．http://homepage3.nifty.com/deaf-med-net/（2015 年 5 月 14 日現在）

橋下秀実：三重県保健師の在日外国人への保健活動．三重県立看護大学紀要，14（14）：19-26, 2010.

法務省：国籍 Q&A. http://www.moj.go.jp/MINJI/minji78.html#a01（2015 年 5 月 1 日現在）

法務省：在留外国人統計．2014.

飯田奈美子：中国帰国者の支援制度からみるコミュニティ通訳の現状と課題－通訳者の役割考察－．立命館人間学研究，21：75-85, 2010.

医療通訳士協議会：医療通訳士倫理規定．2011.

伊藤美保：在日外国人の母子保健における通訳の役割．小児保健研究，63（2）：249-255, 2004.

伊藤美保：外国人医療における医療通訳者の現状と課題－医療通訳者に対する質問紙調査より－．国際保健医療，27（4）：387-394, 2012.

厚生労働省：平成 26 年度　人口動態統計特殊報告　日本における人口動態－外国人を含む人口動態統計－．2015 年 1 月 29 日公表．

厚生労働省：平成 26 年度　人口動態統計特殊報告．2015．http://www.mhlw.go.jp/toukei/saikin/hw/jinkou/tokusyu/gaikoku14/dl/gaikyo.pdf（2015 年 3 月 31 日現在）

南谷かおり：外国人母子の医療ニーズ．保健の科学，56（4）：229-232, 2014.

水野真木子：コミュニティ通訳入門．大阪教育図書，2008.

日本医療教育財団：外国人患者受け入れ医療機関認証制度．http://jmip.jme.or.jp/（2015 年 5 月 1 日現在）

（公財）滋賀県国際協会：滋賀県における国籍別外国人人口．2013．http://www.s-i-a.or.jp/gaikokuseki/kanren/pdf/gaikokuseki-suii.pdf（2015 年 3 月 31 日現在）

Column 山形での多文化共生社会をめざして
― 心の健康と外国人相談員の役割 ―

　山形県で地域の足元から国際化が始まったのは，1985年に行政主導で行われた「国際結婚」に端を発します．ほとんど外国人が住んでいなかった地域に住民として暮らすわけですから，「お嫁さん」として来日した本人も，迎えた家族も，また近隣の人たちとの間にも悲喜こもごもの出来事があるのは当然のことでした．

　言葉と生活習慣を覚えるため，行政あるいはボランティアの方々を中心に多くの日本語教室が立ち上がりました．熱意あるたくさんのボランティアの方々が，地域に暮らす外国人やその家族を支えました．新たに来日する外国人が少なくなった今でも，地域の日本語教室は大切な居場所です．

　2014年12月末現在，山形県には6,023人の外国籍県民が住んでいます．その51％が永住者であり，また全体の約80％が女性であるという実態は，山形県の国際化の歴史を表しています．

　県内の国際交流の拠点である私たちの協会では，東日本大震災後，外国出身者が生活情報や災害情報等をやり取りできるような，ネットワークシステムの構築を手掛けると同時に，外国出身者がエンパワーできるような講座を開催してきました．

　また，1994年から開設している外国人相談窓口では，英語，中国語，韓国・朝鮮語，ポルトガル語，タガログ語，日本語の6言語で相談を受けています．

　私は，1996年から統括相談員として相談を受けていますが，さまざまな相談を受ける中で，迎える側である日本人の国際理解が重要であると考えるようになりました．同時に，外国の方々が日本・山形の文化や習慣を学ぶ場，特に気持ちを語り合う場の必要性を痛感しました．そこで，2001年から外国出身者やその家族が一緒に学び合い，そして率直に語り合うことを目的として「話題あれこれ話のサロン」を開催し，2015年は19回目を迎えました．テーマは，子どもの教育や健診のこと，国際結婚した夫の思い，働くこと，ハーフ・ダブルの子（親のどちらか一方のルーツが外国）の本音などの，外国出身者自身が知りたいこと学びたいこと，あるいは日本の交通ルールや，地震や災害，心肺蘇生法，新しい在留管理制度など，彼らに知っていてほしいことなどです．

　知ること，学ぶことは大きな力の源であり，外国出身者が持っている能力を発揮するきっかけにもなります．また，情報を共有することは，問題の予防になると考えます．

　あるとき，さまざまな経験を重ね，幅広く活躍している外国出身者が語ってくれました．「私は普通の生活がしたいだけ」と．自分の努力だけではどうにもならない壁にぶつかりながら，何十年と「外国人だから」と言われて暮らすことの理不尽さを突きつけられる思いがしました．

　われわれ相談員は，時に解決には至らない相談者の悩みにも真摯に向き合いながら，外国に長く暮らすことの大変さも喜びも分かち合いつつ，悩みながらもこの山形の地で，しなやかにたくましく暮らしている相談者の気持ちを受け止め，そしてお互いに励まし合えるような関係でありたいと思うのです．

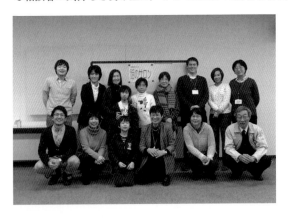

「話題あれこれ話のサロン」記念写真
2015年1月24日，「話題あれこれ話のサロン」を開催．テーマは「かしこいカードの使い方」と「くらしの中の感染対策」であった．「くらしの中の感染対策」の講師も一緒に記念撮影をした．前列，右から3番目が岡部．

【岡部　幸子】

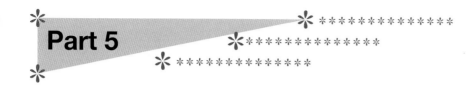

世界の医療通訳

1．米国における医療通訳と医療通訳者の職能団体 IMIA

1）公民権運動と職能団体

米国では，実質的に医療機関が患者に対し，無料で必要な言語の医療通訳サービスを提供しなければなりません．そのための法律的な根拠は，1964年に制定された公民権法（人種差別を禁じた連邦法）と2000年にクリントン大統領が発令した大統領令13166号であるといわれています．一見，法律ができたから医療通訳制度が整備されたと考えられがちですが，実はそうではありません．医療通訳の発展は，トップダウンではなく，ボトムアップのアプローチだったと考えられます．創始期の医療通訳者^{解説1)}がつくった職能団体や地域で活動する移民や難民を支援するエスニック自助団体や権利擁護（アドボカシー）団体などが連携し，州政府に働きかけて州法を制定しました．では，なぜボトムアップが可能だったのでしょうか．理由の1つは，米国が移民や難民がつくった国であり，公民権を重視する国だからです．つまり，誰でも公民権を主張できる国であるという点が重要なのです．アフリカ系アメリカ人（黒人）は，リンカーン大統領の奴隷解放宣言から100年経っても人種差別や人種隔離を受けていたことに憤慨し，公民権運動を起こしました．この運動が，1964年公民権法の制定につながり，それまで黙っていた移民や難民が公民権を主張する機運を高めました．このような背景から，移民や難民を代表するエスニック自助団体が地域で活動を始め，公民権を重視する市民団体と連携してアドボカシー運動を展開し，州政府に対して言語サービスの充実を求めました．これらの自助団体では，支援を受ける側にいた人たちが英語を習得すると，今度は支援する側としてボランティアで通訳をしていました．彼らの中で医療通訳にやりがいを感じた人たちが，医療通訳を生業とするようになり，職能団体をつくり，医療通訳発展の基盤をつくりました．1986年にマサチューセッツ州で生まれたMMIA（Massachusetts Medical Interpreters Association）は，プロフェッショナルな医療通訳者の団体としては，世界最古の職能団体でした．院内通訳者やコーディネーターたちが集う勉強会から発展し，2007年には，国際化を志向してIMIA（International Medical Interpreters Association）と改称し，今日に至りました．2,000人以上の会員が世界にいて，医療通訳の団体としては世界最大の職能団体であるといわれています．

創設以来の伝統であるアドボカシー精神は堅持され，2010年には米国連邦議会まで行き，医療通訳サービスを連邦政府が支払うように要求しました（**写真5-1**）．2008年にIMIA日本支部ができました．

> 解説1）
> 本書で言及する日本の医療通訳士と区別して，ここでは，米国の医療通訳の実践者を医療通訳者と記載する．

(a)
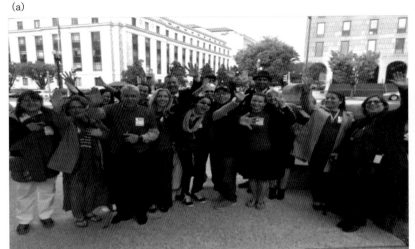
(b)
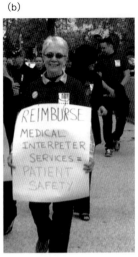

写真5−1　2015年4月23日"Interpreter Advocacy Day Rally（医療通訳者地位確立のための集会）"
(a) フアナ ホートン IMIA 会長，アニータ コエルボ ディアバーテ次期会長，イザベル イーティ デ ソウザ元会長（インタビュー参照）がそろって陣頭指揮を執った．参加者は自分の住む州の議員を訪問し，医療通訳の重要性を訴えた．
(b) 参加者が，「医療通訳サービスは患者の安全に不可欠．政府が通訳費用を負担すべき」と書いたプラカードを手に行進した．
（写真提供：The International Medical Interpreters Association）

2）院内医療通訳サービスと職能団体

　米国は，世界有数の移民・難民受け入れ国であるため，あらゆる国から来た人々が暮らしています．1970年代には，ベトナム戦争やソビエト連邦の崩壊という出来事が続き，住むところを失った難民が流入しました．ラテンアメリカ諸国からも大量の移民や難民が流入しました．このような状況下，医療機関では，ことばの通じない患者があふれ，医師は途方にくれていました．最初は必要な言語を話すなら，患者の家族であろうが，清掃係りであろうが，構わず通訳をさせていました．しかし，次第に通訳スキルを有し，文化に対する理解度が高い専門医療通訳者が必要だと気がつき，病院は医療通訳部門を設けるようになりました．前述の連邦法に加えて州法も制定され，病院は医療通訳サービスを充実する必要に迫られました．そこで，多言語のニーズに対応するため，元移民や難民の医療通訳者も雇うようになりました．調整役としてベテランの医療通訳者をコーディネーターに起用して，院内通訳者を束ね，配置業務も担当させました．しかし，第一世代の医療通訳者が，院内で認められるには時間を要しました．最初は，誰も医療通訳について知りませんでした．院内通訳者たちでさえ，医師と患者の間で何をすればいいのか知りませんでした．創始期には，第一世代の人たちが試行錯誤を繰り返しながら，すべてゼロからつくっていかなければなりませんでした．また，雇用されても，専門職としての重要性を理解されないばかりか，業務の精神ストレスや過労などの問題を抱えて孤立していきました．このような辛さを語り，互いに励まし，情報交換をするために，定期的に集うようになりました．1980年代後半，MMIAの創設者たちは，同じ病院で働く手話通訳者からアドボカシーの重要性を学びました．会議通訳出身の会員から，通訳のスキルを学びました．司法通訳の州法を制定させた公民権派弁護士団が，医療通訳の州法を制定する運動を起こしました．創設者たちは，弁護団に

頼まれて，医療現場の言語と文化障壁の深刻さの具体的事例を提示しました．職能団体を組織することにより，公の場で発言する権利を得ることができました．患者と医療従事者間のコミュニケーションの橋渡し役として，医療通訳者が重要な役割を果たしていることを社会にアピールしました．

3）職能団体の役割

　職能団体は，医療通訳者養成のための基盤をつくりました．保健福祉省は，少数民族保健局を通じて，医療機関が少数民族の言語と文化に配慮した医療通訳サービスを提供するように指導します．他方，公民権局を通じて，医療ケアへのアクセスを保障するように監督します．1964年公民権法の第6章に，「人種，肌の色，出身地などの理由により，米国に暮らす人を，排斥，拒否，差別してはならない．」と定められました．2000年に発令された大統領令13166号は，1964年公民権法を基本としましたので，患者の求める言語サービスを提供する義務が，医療機関に課せられました．スペイン語などのメジャーな言語だけでなく，希少言語の医療通訳も求められます．そこで，州政府が主導して，難民や移民に医療通訳研修コースを受講させて，多言語で対応できる医療通訳者を養成しました．また，コミュニティ・スクールや大学も，多岐にわたる養成コースを開講しました．創始期にはまだ実践者が少なかったので，職能団体の創設者たちが，養成コースの講師として招かれて後進を育てました．職能団体も，州政府や基金団体の資金を得て，会員向けの研修コースを開き，医療通訳者のスキル向上に尽力しました．現在では，研修コースは期間も短期集中から通年，また分野も基本から医療専門分野別など多岐にわたって開講されていますので，職能団体は，ホームページに開講案内を掲示して受講を促しています．ところで，医療通訳者は常勤と非常勤とどちらが主流でしょうか．実は，医療通訳者のうち，院内通訳として常勤雇用されているのは少数派です．ほとんどはフリーランスで働いているため，職能団体が年次総会やワークショップなどを定期的に開催し，会員にネットワーキングの機会を与えています．またホームページ上に，会員のプロフィールを載せ，派遣業者が新規募集する際に，プロフィールを読み会員に直接コンタクトできるようにしています．

　職能団体は，倫理規程や業務規程といった業務上不可欠な規範を定めました．これらは，創始期の医療通訳者たちが残した遺産とも呼べるもので，現在でも実践上の手引きとして利用されています．多文化，多言語，多職種のバックグラウンドをもつ医療通訳者が議論して，ゼロからつくり上げるのは並大抵のことではありませんでした．例えば，医療通訳者の役割の定義について，6年の歳月をかけてようやく合意に達したことが報告されています．IMIAの業務規程（The Standards of Practice, Massachusetts Medical Interpreters Association, 1996, 1998, 2007）の冒頭にも，多くの医療通訳者が議論を重ねた経緯が記載されています．では，なぜ，このように多くの人が長い歳月をかけなければならなかったのでしょう．それは，米国が多文化と多言語の国であることと深く関係しています．新しい職業の規範をつくるためには，人種的・文化的背景が違い，価値観や発想が異なる実践者たちが意見をぶつけ合い，その相違を乗り越えなければならなかったからです．そのような努力と熱意の結晶であるからこそ，世代を経ても色あせない規範になったといえます．

4）認定試験制度と職能団体

　早い時期から，認定試験の必要性が叫ばれました．最初に必要性を感じたのは，医療通訳者自身でした．倫理規程も業務規程も知らず，研修も受けないで実践している人たちとの差別化が必要だと感じました．また，プロフェッショナルとして社会的認知度をアップするには，認定試験制度を構築し，合格するのが有効だと考えました．2002 年には，職能団体の代表者らが集まり，少数民族局の補助金を得て，パイロットテストを始めることが決まりました．その後，紆余曲折を経て，2 つの実施団体ができました．IMIA が全国認定試験を実施したのは，2009 年のことでした．スペイン語，北京語，広東語，ロシア語，韓国語，ベトナム語で 2014 年までに 1,200 人が一次試験（筆記テスト）と二次試験（口頭試験）にパスして，認定医療通訳者（Certified Medical Interpreter：CMI）になりました．認定試験の開始当初は，医療通訳者の間でも賛成派と反対派に分かれましたが，次第に，医療機関側が認定試験合格を採用の条件にするようになり，受験する人が増えました．最近では，認定試験合格を目標とする研修コースも目立ちます．独自に認定していたオレゴン州でも，IMIA の認定試験を取り入れました．米国は州により施策が大きく異なりますが，全体として，認定試験をパスした人が優遇される機運が高まっています．

　それではここで，実際に医療通訳の歴史をつくったパイオニアたちがどのような思いで，また，どのようにして医療通訳者になったのか紹介したいと思います（Takesako et al, 2013；Takesako, 2014）．最初は，IMIA の前身である MMIA の創設者の 1 人，Margarita Christlieb Battle（マルガリータ）です．マルガリータは，1944 年にメキシコで生まれました．母親が外交官の娘だったので英語を話して育ち，フランス語の会議通訳者となり，フランスに留学し，心理学と人類学を学びました．米国人と結婚し 1976 年からボストンで暮らし，司法通訳者として働いた後，1987 年にマサチューセッツ総合病院の初代コーディネーターとなり，1998 年に引退しました．以下はマルガリータのインタビューの一部を日本語訳したものです．

マルガリータのインタビュー

　「やっと天職を見つけたの．プロとしてのスキルと人生経験を活用して，人生で初めて大きな貢献ができると感じたわ．胸がときめいたの．人として生まれてきたら，誰だって，生きている間に，何かを残したいでしょう．私の人生では，医療通訳者として働くことがそのチャンスだと直感したの．

　最初の年は，毎日 15 から 20 回も依頼がきたの．5 分ごとに，誰かが「通訳者がいる」とリクエストしてきた．私一人しか通訳者はいなかったから，軍隊をもたない将軍みたいだった．だって，苦しむ患者がたくさんいるのに通訳者が足りなかった．まるで，戦場にたった一人でいるようなものだったから，疲労困憊しちゃった！

　あの人たち（院内バイリンガルスタッフやボランティア）は，基本的なことばですら間違えるの．例えば，腎臓と肝臓を言い違える．医師がいったことの意味が分からなくても，医師が怖くてそういえないの．そして，いい加減に訳してしまう．だから，私がオフィスで座っている間に，スキルのない人たちが通訳して，患者が

死んでしまったらどうしようっていつも思っていたの.

それでね,私,ボランティアたちのために基本的な語彙集をつくったの.『通訳者と協働するため～患者・通訳者・医療従事者の三角関係』という教材もつくったの.ボランティア,通訳者,医師の研修にもその教材を使って教えたの.

医師は,通訳者が入ると時間がかかるからという理由で,英語ができない患者を拒否していたわ.秘書の中には,知らない言語で話されると嫌な顔をする人がいた.すべての患者に対して差別せず,同じ水準の医療ケアを提供するには,英語ができない患者には質の高い医療通訳者が必要だと,病院スタッフは最初考えていなかったみたい.…何年もかかったけど,院内スタッフは私がしていることの価値を認めてくれるようになった.私が目指したのは,患者の声になること.私たちの役目は,治療の過程で医療チームの一員として働くこと,そして,ただことばをそのまま訳すだけではいけないと思う.ところが,医療通訳者間でも,役割については意見が分かれていたの.例えば,(G)は,通訳者はただ訳すだけに徹して,(文化的橋渡しなど)他の役割を果たしてはいけないと言っていた.でも,私は,人類学を学んだから,医療通訳者は,絶対文化的橋渡し役をする必要があると考えていたの.だから時として白熱の議論になったわ.

(MMIAの勉強会で)辛いことを吐き出していたの.恐ろしくてどう対処したらいいかわからないような事例を語り合っていたの.そういう話をしたり,尋ねたりできる仲間をみんな求めていたの.だからみんなでMMIAをつくったの.プロとして正当な待遇を受けていないと皆こぼしていた.他の医療スタッフは仕事に見合った収入を得ているのに,医療通訳者はボランティアでいいとか,報酬は支払う必要がないと言われていたの! 私たちはとっても大事な仕事をしているのに,病院は認めてもくれないし,評価もしてくれない.だから,私たちは,医療ケアにとって不可欠な存在だと言うことを病院側に示すために,職能団体を組織しようと決めたの.MMIAの初代会長ラケル キャッシュマンは,「MMIAは,医療通訳者の医療通訳者による医療通訳者のための職能団体を目指すべきだわ.MMIAは,雪だるまみたいなもの.最初は,雪でできた小さな球だけど,転がしていくと,どんどん大きくなって,そのうち自分で動き始めるわよ.」といっていた.

(公民権派弁護士団の)リーダー(O)は,公民権法に従って,医療通訳サービスは必要だと認識していたの.(O)と私は一緒に活動したのだけど,私の役目は,彼に誤訳が治療に重大な結果を及ぼしたケースなど,患者の公民権が無視された事例について話すことだったの.(O)に頼まれて,私,州政府議会でも証言したのよ.

MMIAが研修コースを通じて会員に訓練を始めると,病院の経営者や医師たちは,院内医療通訳者をちゃんと訓練することが大事だと気がついたの.私,どんどん活動範囲を広げて医療通訳を職業としてアピールしたの.だから,私たち,創設時の会員は,まるで医療通訳の宣伝のためのロケットで,MMIAは,ロケットの発射台のようなものだった.

2000年末,長男が23歳のときに,大腸がんと診断されたの.それは,大変で辛かっ

た．でも，マサチューセッツ総合病院で働いた経験は，私に心の準備をさせてくれたのだと思う．どんなに辛くても，毎日息子に寄り添いながら最愛の看護ができたのは，医療通訳をしていたからだと思う．」

2番目は，Saly Pin-Riebe（サリ）です．サリは，カンボジアで1975年まで高校の教員をしていましたが，ポルポト政権下，夫を含め家族が殺され，一人娘を抱いて，米国に難民として到着しました．カンボジア相互支援協会の理事や移民のアドボカシー団体の要職を務めました．コミュニティ・スクールや教会や難民受け入れ団体が開く英語クラスを掛け持ちで学びました．英語を習得した後，カンボジア難民のために医療通訳をしていました．2004年から州政府の医療通訳事業のコーディネーターをしています．

サリのインタビュー

「この先何が起こるかわからなかった．身寄りもなくこの国に来て，私自身が病気になり（入院中に）娘の安否確認もできず，難民がどれくらい困るかを思い知ったの．でも，その経験が人生の転機になった．

この国で移民として生きていると，人々から偏見や差別を受け，不信の眼差しで見られることがある．肌の色は褐色だし，アクセントがひどいから，時として不快な思いもする．…英語は完璧とはいえないレベルだったけど，やっと『通訳さん』と呼んでもらえるようになり，1982年から通訳し始めて，1983年からボランティア医療通訳者，ケースワーカーの仕事をした後，難民受け入れ団体に雇用されたの．到着する難民を空港まで迎えに行くのが仕事だった．

ことばが通じないから，難民や移民が支援システムを利用できない現状を理解してもらうために，自分の経験を語ってきたの．難民支援の分野で働くようになってからは，そのときの経験を思い出して，既存の制度を改善するために尽力してきたの．難民や移民のアドボカシーをする人と，常に協働してきたわ．

補助金制度を利用して，ボストン大学でソーシャルワークの修士号を取得したの．ボストン市民病院の訓練コースも受講したの．［MMIAの創設者で初代会長でもあった］（R）が講師をした医療通訳研修コースを受講して医療通訳者になったの．」

最後は，Izabel E T de V Souza（イザベル）です．イザベルは，ブラジル人外交官の娘として日本を含む数カ国で暮らした後結婚し，米国に住むようになりました．母親が翻訳者だったので，彼女も翻訳をしていましたが，労災で障がい者になった患者の通訳をしていたとき，翻訳では味わえない医療通訳の醍醐味を知りました．彼女は，2002年にボストン大学から教育の修士号を取得し，2006年にMMIAの会長になり，2007年に国際化を提唱し団体名をIMIAに改称し，2009年に全国認定試験を開始しました．

イザベルのインタビュー

「子ども6人を養うにはお金が必要だったの．私は医療通訳をしたかったの．でも，

医療通訳より法廷通訳の方が報酬は高かった．…医療通訳は，通訳業界でも新しい職業だから理解されてはいなかった．…医療通訳が好きだったのに，収入を得るために司法通訳者に転身したことに罪の意識さえ感じていたの．医療通訳を生業として働けるような社会に変えないといけない．報酬を得るために仕事を選ばなくても済むように，医療通訳者の待遇は改善しないとならないと感じたの．MMIA が会長候補者を探していると知ったとき，これはチャンスだと思ったの．年月がたっても，認定試験がないから，まだ私たちのステイタスは低いままなのだと思ったの．誰かが行動しないとならない．私には，教育者としてのキャリアもあるし，医療通訳の経験も積んできた．報酬が少なく，研修コースが不足して，認定制度がなければ，医療通訳の仕事は魅力がなくなることは，自分の経験からもわかる．医療通訳を職業として発展させるために，会長に立候補しよう．スキルが十分でないし，研修も受けていないような人は，私たち，医療通訳者に職業的なダメージを与えかねない．だから全国認定試験は絶対必要なの．」

　日本は今ちょうど創始期から発展期に移行しつつあるように思われます．そこで，最後に，米国の発展の分析から得られる教訓に目を向けたいと思います．医療通訳をプロフェッショナルな職業として確立するためには，法律が必要だと考える人もいるでしょう．しかし，パイオニアたちのインタビューから，患者の声になりたいという強い思いから，医療通訳を生業にしたいと思う人たちが集まって職能団体をつくり，社会を変えていった事実が明らかになりました．自分たちの地位は，自らの手で獲得するという意気込みは，現在も健在です．会員の声に耳を傾けながら職能団体を主導してきたリーダーの存在が重要であったといえます．会長や理事も含め運営チームは，本来の仕事の傍ら，無償で職能団体の活動にかかわっているのが特徴です．歴代会長に焦点を当てると，創始期には，医療従事者が先導役を引き受け，次第に医療通訳者がリーダーとなって運営するようになったことがわかります．MMIA の初代会長も，2 代目会長も看護師でした．3 代目会長は，MSW でした．4 代目会長は，州政府で医療通訳にかかわるセクションの担当者でしたが，5 代目会長は IMIA に改称し国際化を推進したイザベルで，通訳者です．6 代目会長は，カナダ人の医療通訳会社経営者で，全国認定試験をカナダでも実施しました．7 代目会長（現会長）も医療通訳会社経営者です．次期会長は，院内通訳者です．地位向上のためアドボカシー活動に重点を置くのが職能団体の特徴といえますが，歴代の会長は，全国認定試験の開始など，その時々の業界のニーズを読んで運営する手腕も求められました．

【竹迫　和美】

2．オーストラリアにおける医療通訳
－多文化共生理念と医療通訳－

　オーストラリアでは，医療分野を含む公的通訳サービスが充実しており，通訳制度の先進国の1つとされています．これには，近年の多文化共生の理念や公共サービスの利用における公平性の実現を目指す政策なども影響しており興味深い点です．このような海外における医療通訳の取り組みを学ぶことは，日本における医療通訳の普及においても参考になります．ここでは，文献や資料の情報にもとづき，オーストラリアの医療通訳事情を紹介します．

1）オーストラリアの概況

　オーストラリアは，6州と1準州（北部準州），オーストラリア首都特別地域（州都キャンベラ），その他特別地域によりなりたつ連邦国家です．連邦政府による法権限は特定の事項に限られ，その他は州，準州，特別地域の権限とされています．2013年時点の人口は約2,300万人で，その約28％は海外出生者です．

　連邦政府は文化の多様性を尊重し，またそのことに高い価値をおいています．例えば，2011年には「アクセスと公平性に係る多文化政策（Multicultural Access & Equity Policy）」を発表しました．これにより，文化的・言語的に多様な背景[解説2]をもつすべてのオーストラリア人へ行政サービスを公平に提供するための取り組みが進められています．

　言語支援に関しては，移民・市民権省が40年以上[解説3]の歴史をもつ「The Translating and Interpreting Service（TIS National）」という翻訳・通訳事業を運営しています．これは，英会話が困難な人々が公共サービスや公的資金により運営されるサービスを利用する際に，翻訳支援や24時間体制の電話による通訳などを提供する事業です．TIS Nationalでは，National Accreditation Authority for Translators and Interpreters（NAATI）という翻訳者・通訳者国家認定機関の認定を受けた通訳者を優先的に選び，言語支援を行っています．

2）ニューサウスウェールズ州における医療通訳の取り組み

　ニューサウスウェールズ州（NSW州）は，国内ではいち早く，文化的・言語的に多様な背景をもつ人々を社会的に包含する政策を掲げた州です．州都をシドニーとするこの州には，国内でもっとも多くの移民（約204万人）が暮らしています．なお，2011年における移民の出身国別上位5カ国は，英国[解説4]，中国，ニュージーランド，インド，ベトナムです．

（1）医療通訳サービスについて

　NSW州保健局は，州内に5つの地域拠点を設け，「Health Care Interpreter Services（HCIS）」という医療通訳サービスを運営しています．州内の公的保健医療機関では，このサービスを毎日24時間，無料で利用可能となっています．本事業には専門能力開発委員会があり，通訳者の専門性を高めるためのさまざまな研修プログラムの運営や，ガイドラインの開発・普及に取り組んでいます．

解説2）
多文化や移住者の健康に関するオーストラリアの文献や資料では，"People from Culturally and Linguistically Diverse（CALD）backgrounds"（文化的・言語的に多様な背景をもつ人々）という用語がよく使われている．この用語は，人々の民族，宗教，精神，言語的な違いや，世代的な影響を認識し，外国で生まれた移住者だけに限らない人々を含めるものである．よって，オーストラリアで生まれた人でも，自宅で英語以外の言語を話す人も含まれる．

解説3）
連邦政府として，1958年から翻訳サービスの運営責任をもち始め，通訳については1973年に緊急電話通訳を開始．

解説4）
チャンネル諸島，マン島を含む．

州の医療通訳サービスの代表例として，シドニー西部保健行政区医療通訳サービス（Health Care Interpreter Service, Western Sydney Local Health District）は，120の言語に対応できるサービスを提供しています．運営は，約50人の職員と400人以上の契約通訳者たちにより支えられています．この保健行政区では，すべての公立医療機関の待合室にポスターが貼られており，本サービスを紹介しているそうです（**資料5-1**）．

なお，民間の医療機関（総合診療医あるいは専門医として保険診療を行う開業医を対象）では，前述したTISの電話による通訳サービスを利用することが可能となっています．つまり，連邦政府と州政府が相互に補完し合う形で，公立および民間の医療機関への通訳サービスをカバーしているのです．

（2）医療通訳に関する標準手順書

NSW州保健局は，政策指示として，「NSW Health Policy Directive PD2006_053 Standard Procedures for Working With Health Care Interpreters（医療通訳者と働くための標準手順書）」を発出し，医療通訳利用の必要性や根拠，手順などを具体的に説明しています．州内の公的医療機関は，この政策指示に従うことが義務付けられています．この標準手順書には，注目すべき点が多くありますが，代表的な事項を次に紹介します．なお，他にも，医療通訳を利用すべき場面や，通訳の利用時における医療従事者と通訳者の役割，医療従事者への研修や教育の必要性などが解説されています．

- NSWの以下の州法により，公的機関は英会話が不自由な人（聴覚障がい者を含む）へも，公平にサービスを提供する責務がある．
  州の差別禁止法（1977年制定）：文化的言語的に多様な背景をもつ人々（聴覚障がい者を含む）が，平等に医療サービスを利用できるようにする必要がある．2000年コミュニティ調整委員会及び多文化主義の原則に関する法律（後に改名，後述する）と，精神保健法（1990年制定）：保健医療システムは，文化的言語的に多様な背景をもつ人々を含む集団の特異性やニーズを考慮して，適切に対応する責任がある．
- 医療通訳を依頼する権利は，患者と医療従事者の双方にある．なお，どの患者へも医療通訳サービスの存在が周知されるよう，多言語でサービス情報を表示しなければならない．
- 通訳の利用による臨床効果は，正確な診断に役立つことをはじめ，患者の医療に対する理解や意見の表出を助け，誤解や不要な検査を防ぎ，医療従事者の診療時間の短縮につながるなど，数多くのメリットがある．こうした診療の改善により，患者の入院日数の短縮や再入院の減少，そして医療安全につながる．
- 通訳者は，医療用語の習得を含め，通訳者としての研修を受け，専門性を身につけていること，そしてオーストラリア通訳者・翻訳者協会の定めた倫理規定に従うことが求められている．
- 医療通訳の正確性や専門性などの観点から，患者の家族や通訳として認定されていないスタッフに医療通訳をさせてはならない．したがって，こうした人により通訳され得た同意書は，法的に無効となりかねない．州の保健政策指示により，インフォームド・コンセントについては，患者本人が理解できる方法で行われなければならず，プライバシーおよび個人情報保護法（1998年）などにより，健康に関する個人情報はその本人から直接収集しなければならない．

資料5-1　ポスター

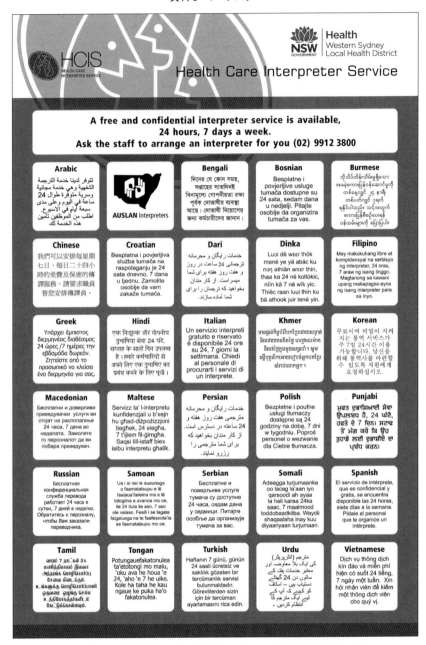

無料かつ秘密を保持する医療通訳サービスが利用できることを多言語で紹介するポスター．オーストラリアの手話通訳（Auslan）の表示もある．（©NSW Health Western Sydney Local Health District）

・原則は対面通訳を推奨し，それが実現できない場合には電話もしくはテレビ会議（テレカンファレンス）形式による通訳方法とする．

以上のように，州保健局は，医療通訳の利用こそが正しい対応であることを法的にも医療安全の観点からも明示するとともに，医療従事者が患者本人と直接対話することの重要性を示しています．

また，医療通訳を依頼する権利は医療従事者にもあるとする点は，日本にとって新しい発想といえます．医療通訳は患者だけでなく，医療従事者や医療機関も守る手段であると考えられているのです．

そして，医療通訳者の多くが翻訳者・通訳者国家認定機関（NAATI）の認定もしくは認証を受けているという点で，国家認定機関の設置自体が医療分野における通訳供給の基盤整備に役立てられています．

3）多文化法と医療通訳の関係

NSW 州保健局が医療通訳の利用を促進する法的根拠の1つに，多文化に関する法律がありました．ここでは，その法制度を紹介し，医療通訳との関係について解説します．

NSW 州政府は，1970年代後半から英語を第一言語としない人々の公共事業の利用に関する課題に取り組んできました．2001年には，「2000年コミュニティ調整委員会及び多文化主義の原則に関する法律」が制定されました．同法は，調和のとれた多文化社会づくりや，市民の平等な権利と責任の促進，誰もが公平に公共サービスを利用できるための整備などを目的としています．その後，同法律は2014年11月に「Multicultural NSW Act 2000（多文化 NSW 州法 2000）」（以下，多文化法）へ改名されました．この多文化法には，表5-1に概略を示した「多文化の原則」を守ることが定められています．

この法律には，「Multicultural NSW」という法人組織が設置されており，その最高執行官と諮問委員により構成される諮問委員会があります．諮問委員は，多様な社会背景をもつ人々により構成されることが推奨されており，多文化の課題に取り組んできた有識者・民間人や若者の代表も含まれています．「Multicultural NSW」は，多文化法にもとづき公的機関が適正に事業を運営できるようにするための支援や効果のアセスメントを行い，州の担当大臣へ政策助言を行う役割を担っています．また，同法が目指す社会の実現に向けた地域における取り組みなども促進させる役割もあります．

この多文化法の効力は，NSW 州保健局に医療通訳促進の法的根拠を与えることに留まりません．多文化法にもとづき設置される「Multicultural NSW」や関連プログラムは，さまざまな分野の公共機関に対して，言語支援の実施を促進させる要求を行うことができます．これにより保健医療分野では，公的保健医療機関へ通訳

表5-1 多文化 NSW 州法 2000 における「多文化の原則」（概略）

- 人々の言語的・宗教的・祖先に関する背景にかかわらず，州のすべての人々による国への結束した献身
- 民主主義的法規範により統治される価値観の共有
- 異なる言語・宗教・祖先から受け継がれる伝統の実践・維持の自由
- 英語を共通言語とする国の法的・制度的枠内で，すべての人々および機関による他者の文化・言語・宗教の尊重
- 州のすべての人々は，あらゆる側面の市民生活へ参加し，州政府の関連事業を利用するための最大の機会を得る
- 州のすべての機関は，人々の言語・文化財を価値ある資源として認識し，州の発展に活かす

利用の手順書を作成の上，職員がその利用手順を習得するよう要求することが可能となっているのです．このように医療分野の法制度だけでなく，多文化共生の理念をもつ法的枠組みが，医療通訳の促進にも役立てられているのです．

　NSW 州の取り組みから，医療通訳の普及において保健行政や多文化共生の法制度の果たす役割の重要性，そして多くの人々により専門性のある医療通訳の提供が支えられていることがわかります．
　これらのことは，日本の医療通訳普及のためにも，すべての人が公平に公共サービスを利用できるための政策や法律，保健医療システムに必要とされる各種整備，医療従事者への教育，患者の権利や医療安全の側面からの根拠づくりの必要性などを考える情報として，役立てられることでしょう．

【李　　祥任】

文　献

Australian Bureau of Statistics: Migration, Australia, 2011－12 and 2012－13．http://www.abs.gov.au/ausstats/abs@.nsf/Lookup/BEF8BD30A177EC39CA257C4400238EED?opendocument（2015 年 3 月 19 日現在）

Community Relations Commission for a Multicultural NSW: Community Relations Report 2013: Advancing multiculturalism in NSW．http://web2.crc.nsw.gov.au/CRR2013/#I（2015 年 3 月 19 日現在）

Department of Health, NSW: Policy Directive PD2006_053, Standard Procedures for Working With Health Care Interpreters. 2006.7.11（Review date 2011.7.11）．

Department of Immigration and Border Protection, Commonwealth of Australia: About TIS National．https://www.tisnational.gov.au/About-TIS-National（2015 年 3 月 19 日現在）

Federal Register: Presidential Documents: 50121. 65（159），2000．http://www.gpo.gov/fdsys/pkg/FR-2000-08-16/pdf/00-20938.pdf（2015 年 5 月 25 日現在）

Massachusetts Medical Interpreters Association（International Medical InterpretersAssociation）: Medical Interpreting Standards of Practice. International Medical Interpreters Association & Education Development, 1996, 1998, 2007．（英語原文：http://www.imiaweb.org/standards/standards.asp）（日本語訳：http://www.imiaweb.jp）（2015 年 5 月 25 日現在）

Multicultural NSW: State of New South Wales through the Community Relations Commission For a multicultural NSW．http://www.crc.nsw.gov.au/home（2015 年 3 月 19 日現在）

The United States Department of Justice: Title VI of the Civil Rights Act of 1964．http://www.justice.gov/crt/about/cor/coord/titlevi.php（2015 年 5 月 25 日現在）

李　祥任：オーストラリアにおける HIV 陽性移住者への支援に関する社会資源．厚生労働科学研究費補助金エイズ対策研究事業「外国人の HIV 予防対策とその介入効果に関する研究」　平成 23 年度総括・分担研究報告書，pp. 37－42, 2012．

李　祥任：オーストラリア・ニューサウスウェールズ州の多文化政策と医療通訳制度の関係に関する検討．第 55 回日本熱帯医学会大会・第 29 回日本国際保健医療学会学術大会合同大会　口演発表，2014．

Takesako K, Nakamura Y: The Professionalization of Medical Interpreting in the United States : Perspective of Early Pioneers. Journal of International Health, 28（4）：279－286, 2013．

Takesako K: Development of Medical Interpreting in the United States. Osaka University Graduate School of Human Sciences Department of International Collaboration, 2014．

Western Sydney Local Health District: Health Care Interpreter Service．http://www.wslhd.health.nsw.gov.au/Health-Care-Interpreter-Service-（2015 年 3 月 19 日現在）

Part 6 医療通訳に役立つウェブサイト

1. 医療通訳に役立つ多言語情報サイトの実際

　もし，あなたが，外国の方から「病気のことが気になっている」「病院に行きたい」「医療専門用語がよくわからない」などの相談を受けたとき，どうしていますか？
　また，日本語によるコミュニケーションが難しい外国人患者に出会ったとき，困ったことはありませんか？
　本章では，医療に関する多言語情報や医療通訳を勉強してみたいと思っている方に役立つ情報を集めました．情報にアクセスしたいときにいつでも情報を確認できるよう，タブレットやスマートフォンでアクセスできるQRコードを表示しています．

1）厚生労働省：医療通訳に関する資料・外国人向け多言語説明資料

医療通訳に関する資料

　http://www.mhlw.go.jp/stf/seisakunitsuite/bunya/0000056944.html（2015年3月6日現在）
　（QRコード1）

QRコード1

外国人向け多言語説明資料

　http://www.mhlw.go.jp/stf/seisakunitsuite/bunya/0000056789.html（2015年3月6日現在）
　（QRコード2）
　厚生労働省の2013年度医療通訳育成カリキュラムおよび外国人向け多言語説明資料作成事業を一般社団法人日本医療教育財団に委託し，多文化共生センターきょうと編集のもと，作成されたものです．一定の能力を有した専門医療通訳の育成を目指す，参考となるテキストです．誰でも自由に無料でダウンロードできます．多言語説明資料は，日本語，英語，中国語，ポルトガル語，スペイン語での問診票や同意書などを掲載しています．

QRコード2

2）神奈川県：外国籍県民に関する取り組み

http://www.pref.kanagawa.jp/cnt/f3530/ （2015年3月6日現在）
（QRコード3）

QRコード3

神奈川県では，外国籍県民相談窓口を設置しています．ホームページにも「やさしい日本語」のページを設けており，情報へのアクセスができるよう工夫されています．また，外国籍県民向け生活情報紙「こんにちは神奈川」（英語，中国語，韓国・朝鮮語，スペイン語，ポルトガル語）を年に3回発行し，医療に関する情報も掲載されています．

3）群馬県：群馬健康ネット

http://gunma-kenkonet.jp/enu/about.html （2015年3月6日現在）
（QRコード4）

QRコード4

住所や職場が変更になった場合も，「健康マイページ」で生涯にわたり一貫して管理できるシステムです．多言語対応機能を利用することで，健康状態を外国語で表示できます．総務省の平成22年度「地域ICT利活用広域連携事業」の委託事業です．

4）愛知県：あいち医療通訳システム

http://www.aichi-iryou-tsuyaku-system.com/ （2015年3月6日現在）
（QRコード5）

QRコード5

あいち医療通訳システム（**資料6-1**）は，次の①〜④に対応しています．
①医療通訳者の派遣：英語・中国語・ポルトガル語・スペイン語・フィリピン語に対応
②電話通訳：24時間365日対応で，①の5言語と韓国・朝鮮語も可
③紹介状等の翻訳業務
④多言語問診票などの外国人対応マニュアル

資料6-1　あいち医療通訳システムのWebサイト

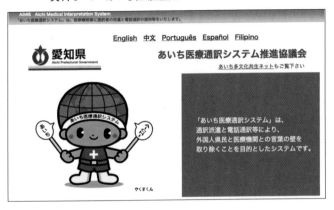

5）京都府：外国人のための医療ガイドブック 英語／やさしい日本語版

http://www.pref.kyoto.jp/kokusai/1337055449438.html（2015年3月6日現在）
（QRコード6）

外国の方が医療機関を受診する際に役立つ説明を，英語による記載だけでなく，やさしい日本語も併記したパンフレットです（資料6-2）．

QRコード6

資料6-2　京都府のWebサイト

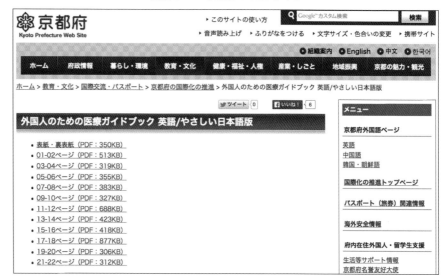

6）北九州市：メール配信サービス・ガイドブック配信

メール配信サービス

http://www.kitaq-koryu.jp/lifeinfo/#himawari（2015年3月6日現在）
（QRコード7）

外国人のための「たのしメール」を配信しています．北九州市のイベントや日本の生活など外国人に役立つ情報を英語，中国語，韓国語，やさしい日本語で毎月配信しています．

QRコード7

ガイドブック

http://www.kitaq-koryu.jp/docs/kitakyushu_guide_book.pdf（2015年3月6日現在）
（QRコード8）

また，Life in Kitakyushu／北九州で生活する外国人のためのガイドブックを発行しています．北九州の生活情報を発信しており，医療情報についても掲載しています．Web上に公開されているため，タブレットやスマートフォン等でダウンロード可能な媒体となっています．

QRコード8

【新田　祥子】

索 引

和 文

【あ行】
アウトバウンド 23
　　——渡航者 23
赤ちゃん訪問事業 130
アクセスと公平性に係る多文化政策 164
アドボカシー 149, 157
　　——活動 163
異文化理解 7
移民社会 82
医療観光 32
医療機関における外国人患者受入環境整備事業 92
医療機関における外国人患者受入れ環境の整備 36
医療通訳者と働くための標準手順書 165
医療滞在ビザ 32
医療通訳サービス 16
医療通訳サポーター 103, 104
医療通訳士 8
　　——協議会 11
　　——協議会（JAMI）研修モデル案 14
　　——・手話通訳者をめぐる利害関係者 16
　　——の教育に関するコア到達目標 14
医療通訳者 93
　　——倫理規程 11
医療通訳を受ける権利 21
インバウンド渡航者 23
インバンド 23
インフォームド・コンセント 9
遠隔通訳 8
オーバーステイ 53
オープンシステム 30
親が外国人の子ども 55

【か行】
海外医療情報サイト 28
海外在留邦人 39
外国籍県民かながわ会議 116
外国人患者受け入れ医療機関認証制度 JMIP 92
外国人患者の受入れに資する医療機関の認証制度 32
外国人女性人口 55
外国人登録法の廃止と住民基本台帳法の改正 47
外国人未払医療費補填事業 68
介護保険サービス 73
介護保険制度 71
介護保険事業状況報告 72
かながわ医療通訳派遣システム事業 116
かながわ外国籍県民医療通訳サービス支援モデル事業 116
「韓国・朝鮮」 40
熊本市国際交流振興事業団 122
クリニカルパス 133
クリントン大統領が発令した大統領令 13166 号 157
グローバル化 39
経済的，社会的および文化的権利に関する国際規約 19
健康を享受する権利 20
権利擁護 157
公民権運動 157
公民権法 157
国際医療交流 32
国際結婚 55
国際人権規約 19
国際展開戦略 32
国籍法改定と出生児の国籍 43
国民皆保険制度 2
国民皆保険制度 30
戸籍法 58
子どもの権利条約 53
コミュニケーションサポーター派遣制度 76
コミュニティ通訳 139
こんにちは赤ちゃん事業 57

【さ行】
在日外国人 40
在日外国人の疾病構造 44

在日コリアン 40
在留外国人人口 42
在留資格 70
在留邦人 39
産業保健師 78
滋賀県地域医療再生事業 98
自主勉強会 107
市民的および政治的権利に関する国際規約 19
社会権規約 20
社会保障 20
住民基本台帳法 58
　　──の一部を改正する法律 47
出入国管理及び難民認定法 58
手話通訳 88
　　──派遣事業 90
手話奉仕員派遣事業 90
情報弱者 82
職能団体 160
人口動態統計 42
人身取引 62
人身取引事案の取扱い方法（被害者の保護に関する措置）について 62
スーパービジョン 148
スティグマ 79
世界人権宣言 19
ソーシャルケースワーク 84
ソーシャルワーカー 120
祖国日本の地で，日本人として人間らしく生きる権利を！ 144

【た行】
第8回ユニバーサルデザイン大賞 48
多言語医療問診票 4
多言語生活情報 6
多文化NSW州法2000 167
多文化共生社会 45
多文化共生保育 55
多文化ソーシャルワーク 84
地域における多文化共生推進プラン 45
中国帰国者 143
中国残留邦人 143
中立性 95
聴覚障害 86
通訳コーディネーター 148

特定非営利活動法人神戸定住外国人支援センター 76
特定非営利活動法人多言語社会リソースかながわ 117
特別永住者 70
渡航医学 23
トラフィッキング 62
トラベルクリニック 24, 31
トラベルメディスン 23

【な行】
ながさき医療通訳士研究会 51
日本渡航医学会 25
日本における外国人の5歳未満総死亡数 43
乳幼児家庭全戸訪問事業 57
認定NPO法人IVY 150
認定医療通訳者 160
認定外国人サポーター 93
認定試験制度 160

【は行】
バーンアウト 147
配偶者からの暴力の防止及び被害者の保護に関する法律 62
パターナリズム 141
ビジット・ジャパン・キャンペーン 25
プライマリ・ヘルスケア 2
プロジェクト11多文化共生の地域社会づくり 120
保健師 78

【ま行】
マイノリティ権利宣言 19
無国籍状態にある子ども 56
無料医療相談会 154
メディエーター 93
メディカル・ツーリズム 32
燃え尽き症候群 147

【ら行】
リプロダクティブ・ヘルス／ライツ（性と生殖に関する健康／権利） 53
異文化理解 107

欧文

2000年コミュニティ調整委員会及び多文化主義の原則に関する法律 167
Boston Medical Center：BMC 8
Certified Medical Interpreter：CMI 160
Family Doctor 30
General Practitioner 30
Health Care Interpreter Services：HCIS 164
Information, Communication and Technology：ICT 16
International Medical Interpreters Association：IMIA 157
Japan Association of Medical Interpreters：JAMI 11
JMIP 32
KFC 76
KIF 122
Limited English Proficiency：LEP 3, 8
Limited Japanese Proficiency：LJP 3
Massachusetts Medical Interpreters Association：MMIA 157
Medical Excellence JAPAN：MEJ 33
MICかながわ 117
Multicultural Access & Equity Policy 164
Multicultural NSW Act 2000 167
NPO法人のシェア＝国際保健協力市民の会 80
NSW Health Policy Directive PD2006_053 Standard Procedures for Working With Health Care Interpreters 165
Primary Health Care：PHC 2
QRコード 169
remote interpreting 8
The Nagasaki Medical Interpreters Association：NMIA 51
The Translating and Interpreting Service：TIS National 164
Visiting friends and relatives：VFR 29

著者紹介（執筆順）

●李　　節子（り　せつこ）
現職：長崎県立大学大学院人間健康科学研究科教授
　1958年，長崎県生まれ．千葉大学看護学部卒業．1995年，東京大学にて保健学博士号を取得（論文テーマ「在日外国人の母子保健統計に関する研究」）．2007年～，長崎県立大学大学院人間健康科学研究科教授．医療通訳士協議会副会長・設立メンバー．日本グローバルヘルス研究センター所長．日本国際保健医療学会代議員，特定非営利活動法人シェア＝国際保健協力市民の会理事，特定非営利活動法人HANDS理事．公益財団法人長崎県国際交流協会評議員．

●中村　安秀（なかむら　やすひで）
現職：大阪大学大学院人間科学研究科国際協力学教授
　1977年，東京大学医学部卒業．小児科医．都立病院小児科，保健所勤務などを経験し，その後JICA専門家（インドネシア），UNHCR（アフガン難民医療）など途上国の保健医療活動に取り組む．東京大学小児科講師，ハーバード大学公衆衛生大学院研究員などを経て，現在，大阪大学大学院人間科学研究科教授，NPO法人HANDS代表理事．学際的な視点から市民社会に役立つ研究や教育に携わっている．2009年に設立された医療通訳士協議会の初代会長．

●丹羽　雅雄（にわ　まさお）
現職：たんぽぽ総合法律事務所弁護士（大阪弁護士会所属）
　2010年度大阪弁護士会副会長，大阪弁護士会貧困・生活再建問題対策本部長代行，すべての外国人労働者とその家族の人権を守る関西ネットワーク（RINK）代表，外国人人権法連絡会共同代表，移住労働者と連携する全国ネットワーク共同代表など．在日鄭商根（旧軍属）戦後補償裁判，在日裴健一入居差別裁判，在日地方参政権裁判，在日高齢者無年金裁判，大阪朝鮮高級学校運動場明渡裁判，朝鮮学校への高等無償化法不適用取り消し裁判，フィリピン母娘退去強制処分取消裁判など，社会的マイノリティの人権問題等に取り組む．

●濱田　篤郎（はまだ　あつお）
現職：東京医科大学教授，東京医科大学病院渡航者医療センター部長
　1981年，東京慈恵会医科大学卒業後，米国Case Western Reserve大学に留学し感染症，渡航医学を修得する．帰国後に東京慈恵会医科大学・熱帯医学教室講師を経て，2004年より海外勤務健康管理センターのセンター長．新型インフルエンザやデング熱などの感染症対策事業を運営してきた．2010年7月より現職に着任し，海外勤務者や海外旅行者の診療にあたっている．2011年8月からは日本渡航医学会理事長も兼務する．

●遠藤　弘良（えんどう　ひろよし）
現職：東京女子医科大学国際環境・熱帯医学講座教授・講座主任
　1980年，千葉大学医学部卒業，臨床研修の後，厚生省（現厚生労働省）入省．健康増進栄養課，医事課，国際課，結核感染症課等に勤務．また1995～1997年まで岡山県保健福祉部に出向．海外ではWHO西太平洋地域事務局（予防接種対策），WHO本部（人材育成，熱帯病対策），国連エイズ合同計画（UNAIDS）に出向．2009年，厚生労働省を退職し，東京女子医科大学国際環境・熱帯医学講座主任教授に就任，現在に至る．

●沢田　貴志（さわだ　たかし）
現職：神奈川県勤労者医療生活協同組合港町診療所所長
　1986年，千葉大学医学部卒業後，東京厚生年金病院内科勤務にて総合内科専門医取得．1991年より港町診療所勤務．内科診療全般に従事しつつ職業病・外国人医療に力を入れる．1996年，マヒドン大学公衆衛生学部修士課程卒業．シェア＝国際保健協力市民の会で国際保健協力や外国人の医療相談を行う他，MICかながわに研修担当理事として参加，神奈川県の医療通訳制度の創立にかかわる．東京大学大学院など4大学で非常勤講師．その他，JICA専門員など．

●李　　錦純（り　くんすん）
現職：兵庫県立大学看護学部看護学科准教授
　東京医科歯科大学医学部保健衛生学科看護学専攻卒業，東京女子医科大学大学院看護学研究科博士前期課程修了，大阪大学大学院人間科学研究科博士後期課程修了．看護学修士，人間科学博士．近大姫路大学看護学部講師・准教授を経て，現在，兵庫県立大学看護学部准教授．専門は在宅看護学，国際看護学．研究テーマは多文化共生社会における外国人高齢者の在宅ケアのあり方，異文化看護など．

●山本　裕子（やまもと　ゆうこ）
現職：特定非営利活動法人シェア＝国際保健協力市民の会在日外国人支援事業担当
　兵庫県立看護大学看護学部看護学科卒業．病院勤務や訪問看護ステーション，保健所等での経験を経て，青年海外協力隊保健師隊員としてホンジュラスで活動．兵庫県立大学大学院博士前期課程看護学研究科（国際地域看護学専攻）修了後，外務省NGO専門調査員として特定非営利活動法人シェア＝国際保健協力市民の会の在日外国人支援活動にかかわった後，2010年より，同会の在日外国人支援事業担当として従事．

●大川　昭博（おおかわ　あきひろ）
現職：移住労働者と連帯する全国ネットワーク
　1987年，横浜市に社会福祉職として入職．現在は保土ケ谷区福祉保健センター課長補佐．「移住労働者と連帯する全国ネットワーク」運営委員．神奈川県「多文化ソーシャルワーク講座」検討委員．

●寺嶋　幸司（てらしま　こうじ）
現職：社会福祉法人交野市社会福祉協議会
　手話通訳士．高校入学時，日本で初めて公立一般校に赴任したろう教師を恩師とし手話を始める．大学入学と同時に学内における講義情報保障通訳を始め，19歳で大阪府の手話通訳者として登録．以降，手話通訳者として活動とともに手話通訳者の養成に携わる．高等教育における講義保障の現状，大阪府における聴覚障害者の情報保障制度についての調査・分析，手話通訳制度の現状と課題等について手話通訳者の全国大会等で報告．大阪手話サークル連絡会副会長，相愛大学非常勤講師，大阪人間科学大学非常勤講師，枚方市手話通訳専門相談員を務め，2011年，医療通訳士協議会の協力を受け，枚方市に医療通訳制度を実現させるための運動を始める．枚方市は2015年度6月より医療通訳士派遣制度をスタートする．
　2003年「アジア太平洋障害者の十年最終年ハイレベル政府間会合」，2015年「平成26年度外国人の受入れと社会統合のための国際ワークショップ」等の手話通訳を担当．2014年，IMIA日本より枚方市の医療通訳制度の実現に寄与したことによりAdvocacyAwardを受賞．現在，社会福祉法人交野市社会福祉協議会で生活困窮者自立支援事業相談支援員として勤務．医療通訳士協議会理事，IMIA日本理事（手話）．聴覚障害者の妻と3匹のネコが家族．

●南谷かおり（みなみたに　かおり）
現職：地方独立行政法人りんくう総合医療センター国際診療科部長，大阪大学大学院医学系研究科国際・未来医療学講座特任准教授，大阪大学医学部附属病院未来医療開発部国際医療センター副センター長
　父親の転勤で11歳からブラジルに渡り，現地の国立大学医学部を卒業し，1988年にブラジル国医師免許を取得．1992年に帰国し，大阪大学医学部附属病院放射線科に入局．医師国家試験予備試験，国家試験を経て平成8年に日本国医師免許を取得．2006年より「りんくう総合医療センター」に新設された国際外来の担当医となり，ポルトガル語，スペイン語，英語の医療通訳も行いながら，現在60数名からなる医療通訳者の教育に携わっている．

●井田　健（いだ　たけし）
現職：公立甲賀病院顧問
　京都大学医学部卒業後は京都大学医学部附属病院と長浜赤十字病院で外科研修．京都大学医学部第一外科学で肝臓研究．島根医科大学外科学教室講師および医局長．公立甲賀病院勤務（外科部長，救急部長，医療安全室長，副院長，公立甲賀准看護婦学校校長等を歴任）．2014年4月から公立甲賀病院顧問（外科診療と医療通訳者の教育）．
　病院外団体の役職等は，日本渡航医学会評議員，全国医療通訳士協議会役員，近畿外科学会名誉評議員，びわ湖国際医療フォーラム代表，滋賀県多言語医療通訳ネットワーク協議会代表，滋賀県外科医会顧問，滋賀医科大学元臨床教授，京都大学医学部元非常勤講師．

●戸上真由子（とがみ　まゆこ）
現職：公益財団法人佐賀県国際交流協会主事
　佐賀大学大学院教育学研究科修了（教育学修士）．2003年NPO法人スチューデント・サポート・フェイス創立にかかわり，対人支援を担当．2004年より国際ロータリー財団国際親善大使として英国留学．職を通して人道支援や教育支援を行う同財団の理念に触発され，教育・福祉分野の通訳活動を開始．2013年12月より現職．在住外国人生活相談及び「医療通訳サポーター」養成講座及び派遣コーディネートを担当．県内の医療・保健・福祉における多文化共生推進のため，各機関に理解と連携を呼びかけている．

●峰　修子（みね　のぶこ）
現職：長与町国際交流協会事務局
　長崎県西彼杵郡長与町役場職員．長与町国際交流協会設立時より事務局担当．以前より町内在住外国人の乳幼児健診や就学相談時の通訳サポートをしてきたが，2011年長崎県国際交流協会主催で開催された医療通訳養成講座に参加して医療の分野での通訳の必要性を実感．2014年から長与町でも医療通訳サポーター養成講座を実施し，住民及び町内の医療機関に医療通訳の必要性と理解を呼びかけている．

●脇　雅昭（わき　まさあき）
現職：神奈川県産業労働局観光部国際観光課長
　2008年4月，総務省入省（消防庁国民保護・防災部防災課），8月，熊本県総務部市町村総室，11月，熊本県総務部財政課，2010年4月，総務省大臣官房秘書課，2011年8月，総務省自治財政局公営企業課，2013年8月，神奈川県県政局自治振興部広域連携課主幹，2014年4月，神奈川県県民局くらし県民部国際課長，2015年6月，現職．

●益田　充（ますだ　みつる：旧姓山口）
現職：日本赤十字社和歌山医療センター外科医／国際医療救援登録要員
　1975年生．東京大学法学部を卒業後，国際人権NGOにて難民支援に携わり，実践的な国際協力を志して神戸大学医学部に再入学．2012年より2015年まで，国立病院機構熊本医療センターにて，外科勤務の傍ら，国際医療協力室研究員として医療通訳養成に携わる．

●新垣　智子（しんがき　ともこ）
現職：地方独立行政法人りんくう総合医療センター外来副看護師長兼国際診療科

　1993年，大阪市立大学医学部附属看護専門学校卒業．大阪市立大学医学部付属病院小児科などで小児看護に従事．2001年，青年海外協力隊員としてメキシコ・オアハカ小児病院に派遣．2004年，大阪外国語大学外国語学部地域文化学科中南米地域文化専攻．2008年，大阪大学大学院人間科学研究科グローバル人間学専攻国際協力学で在日外国人の医療問題をテーマに研究．現在，地方独立行政法人りんくう総合医療センター外来副看護師長兼国際診療科．

●村松　紀子（むらまつ　のりこ）
現職：医療通訳研究会（MEDINT）代表

　神戸大学大学院国際協力研究科修士課程修了（政治学修士）．社会福祉士．1988年，青年海外協力隊員として南米パラグアイに派遣され，帰国後（公財）兵庫県国際交流協会で，在日外国人のスペイン語相談員として勤務．「病気になった時くらいは，母語で安心して医療を受けられる社会づくり」を目指して，2002年，医療通訳研究会（MEDINT）を設立し代表をつとめる．愛知県立大学外国語学部非常勤講師．自治体国際化協会（CLAIR）地域国際化推進アドバイザー．

●小笠原理恵（おがさわら　りえ）
現職：大阪大学大学院人間科学研究科博士後期課程

　米国アリゾナ州で看護学を学んだ後，中国上海市の外資系クリニックでマネージャーを務め，世界各国から集まった医療従事者とともに，主に上海在住外国人に対する医療サービスの提供に従事．2011年から，大阪大学大学院人間科学研究科博士課程に在籍し，言語や文化の異なる人々の保健医療に関する研究を行っている．大阪大学コミュニケーションデザイン・センター招聘研究員．医療通訳士協議会（JAMI）事務局長．

●伊藤　美保（いとう　みほ）
現職：Medical Interpreter Network Tokai 事務局長

　京都薬科大学卒業後，病院，医薬品メーカー勤務．2002年，大阪大学大学院人間科学研究科博士前期課程修了（人間科学修士）．2004年，Medical Interpreter Network Tokai（MINT）を事務局長として立ち上げる．調剤薬局勤務の傍ら，愛知県と近県の医療通訳者の育成研修を中心に，通訳者同士の情報交換，フォローアップにも力を注いでいる．医療通訳士協議会（JAMI）理事，あいち医療通訳システム推進協議会委員．

●西上紀江子（にしがみ　きえこ）
現職：認定NPO法人IVY理事・中国語通訳・相談員

　京都大学文学部卒業．中国南京大学中文系修了．民間企業，英国での教職勤務を経て，1994年より認定NPO法人IVYで，医療通訳，相談員として活動．現在，外国人支援部門担当理事．

●竹迫　和美（たけさこ　かずみ）
現職：IMIA：International Medical Interpreters Association 本部理事，IMIA日本代表，日本遠隔医療学会遠隔医療通訳分科会長

　1955年生まれ，2児の母．1979年，NHK「ニュースセンター9時」ニュースキャスター．東京外国語大学大学院国際コミュニケーション研究科通訳専修コース修了．大阪大学より博士号取得 IMIA（International Medical Interpreters Association）米国本部理事・日本支部代表．日本遠隔医療学会遠隔医療通訳分科会長．スペイン語・英語会議通訳者・医療通訳者専門トレーナー．IMIAの全国認定試験を日本で実施するため準備中．医療通訳者のプロ化に貢献．

●李　祥任（り　さんいん）
現職：独立行政法人国際協力機構（JICA）人間開発部保健第二グループ特別嘱託，日本グローバルヘルス研究センター

　看護師として大学病院に勤務後，（認定）特定非営利活動法人シェア＝国際保健協力市民の会や独立行政法人国際協力機構（JICA）などで国際保健協力に従事．タイやベトナムなどの東南アジアの保健プロジェクトや，日本における外国人への健康支援に携わってきた．
　オーストラリアニューサウスウェールズ大学医学部公衆衛生・地域医療大学院で移住者の医療アクセス支援の研究を行い，公衆衛生学修士号を取得（2012年）．

●新田　祥子（にった　さちこ）
現職：長崎県立大学看護栄養学部看護学科助教

　山口大学医学部保健学科看護学専攻卒業．2009年，聖路加看護大学大学院修士課程ウィメンズヘルス・助産学専攻上級実践コース（看護学修士）修了．2012年から長崎県立大学看護栄養学部助教，2015年から長崎県立大学大学院人間健康科学研究科母子看護学専攻担当．2012～2014年まで日本助産学会国際委員．2014年長与町医療通訳サポーター受講修了生．多文化共生における外国人女性と医療職向け周産期インターフェース構築に関する研究を行っている．

2015年8月20日　第1版第1刷発行

医療通訳と保健医療福祉
―すべての人への安全と安心のために―
定価（本体2,500円＋税）　　　　　　　　　　　　　　　　　　　　検印省略

　　　　　　　　　　　　　編　著　李　　節子
　　　　　　　　　　　　　発行者　太田　康平
　　　　　　　　　　　　　発行所　株式会社　杏林書院
　　　　　　　　　　　　　　　　　〒113-0034　東京都文京区湯島4-2-1
　　　　　　　　　　　　　　　　　Tel　03-3811-4887（代）
　　　　　　　　　　　　　　　　　Fax　03-3811-9148
©S. Ri　　　　　　　　　　　　　　http://www.kyorin-shoin.co.jp

ISBN 978-4-7644-0535-6　C3047　　　　　　　　　三報社印刷／川島製本所
Printed in Japan
乱丁・落丁の場合はお取り替えいたします．

・本書の複製権・翻訳権・上映権・譲渡権・公衆送信権（送信可能化権を含む）は株式会社杏林書院が保有します．

・JCOPY ＜（一社）出版者著作権管理機構　委託出版物＞
　本書の無断複製は著作権法上での例外を除き禁じられています．複製される場合は，そのつど事前に，（一社）出版者著作権管理機構（電話 03-3513-6969, FAX 03-3513-6979, e-mail：info@jcopy.or.jp）の許諾を得てください．